高等院校数字化课程创新教材

供高职高专护理、助产等相关专业使用

社 区 护 理

（第二版）

主　编　刘　勇　李国平

副主编　刘国莲　张淑艳　任素琴

编　者（按姓氏汉语拼音排序）

李　菲　（广西医科大学）

李国平　（岳阳职业技术学院）

刘　勇　（毕节医学高等专科学校）

刘国莲　（宁夏医科大学）

任素琴　（中国人民解放军总医院）

宋莉娟　（上海健康医学院）

宋新跃　（铜陵职业技术学院）

辛小林　（承德医学院）

薛成芳　（内蒙古医科大学附属医院）

张淑艳　（鹤壁职业技术学院）

支红霞　（周口职业技术学院）

科 学 出 版 社

北　京

内 容 简 介

本教材共 12 章，内容主要包括社区护理概述、流行病学与卫生统计学在社区护理中的应用、社区健康教育和健康促进、社区健康档案的建立与管理、以家庭为对象的社区护理、社区环境与健康、传染病的社区护理、社区灾害与紧急救护、社区重点人群的保健与护理、社区慢性非传染性疾病的保健与护理、社区康复护理、社区临终关怀。内容丰富，实用性强。

本教材适用于高等职业院校的护理、助产专业学生，也可供护理专业教师和临床护理工作者使用及参考。

图书在版编目（CIP）数据

社区护理 / 刘勇，李国平主编. —2 版. —北京：科学出版社，2018.1
高等院校数字化课程创新教材
ISBN 978-7-03-055276-1

Ⅰ. 社… Ⅱ. ①刘… ②李… Ⅲ. 社区–护理学–高等学校–教材 Ⅳ. R473.2

中国版本图书馆 CIP 数据核字（2017）第 277643 号

责任编辑：魏亚萌　孙　曼 / 责任校对：张凤琴
责任印制：李　彤 / 封面设计：张佩战

科学出版社 出版
北京东黄城根北街 16 号
邮政编码：100717
http://www.sciencep.com

北京虎彩文化传播有限公司 印刷
科学出版社发行　各地新华书店经销

*

2013 年 5 月第 一 版　　开本：787×1092　1/16
2018 年 1 月第 二 版　　印张：13
2023 年 7 月第十二次印刷　　字数：308 000

定价：35.00 元
（如有印装质量问题，我社负责调换）

前　言

党的二十大报告指出："人民健康是民族昌盛和国家强盛的重要标志。把保障人民健康放在优先发展的战略位置，完善人民健康促进政策。"贯彻落实党的二十大决策部署，积极推动健康事业发展，离不开人才队伍建设。党的二十大报告指出："培养造就大批德才兼备的高素质人才，是国家和民族长远发展大计。"教材是教学内容的重要载体，是教学的重要依据、培养人才的重要保障。本次教材修订旨在贯彻党的二十大报告精神和党的教育方针，落实立德树人根本任务，坚持为党育人、为国育才。

随着卫生职业教育的发展和社区卫生服务体系的不断健全及完善，以及社区卫生服务工作的不断深入，社区护理作为护理领域中的一门重要学科，成为社区卫生服务的重要组成部分，其重要性日益突出。社会经济的发展使广大人民群众对健康的需求、对卫生服务的需要越来越高，同时科学技术的进步和医疗卫生服务改革的不断深入，对护理人才的数量、质量和结构都提出了更高的要求。为贯彻《国家中长期教育改革和发展规划纲要（2010—2020）》《高等职业教育创新发展行动计划（2015—2018）》和《教育信息化十年发展规划（2011—2020）》的精神，落实教育部最新《高等职业学校专业教学标准（试行）》要求，科学出版社拟与各高等卫生职业院校携手推动教育信息化资源及课程建设，启动高等院校数字化课程创新教材。

本教材遵循了教育信息化资源及课程建设教材的编写思路，充分发挥了自有的"爱一课"互动教学平台、医学教育多媒体资源库的技术与资源优势，探索和开发了"互联网+教育"模式，实现了卫生职业院校教育教学改革优质成果更快传播。本教材还注重素质培养，强化专业素质、人文素质和职业精神的融合教育。教材内容紧紧围绕工作岗位的需求，培养学生解决实际问题、主动学习的能力，体现实用性，使学生理解"为什么学""怎样做"。教材内容丰富、生动，有利于学生探究，并提出观察、实验、操作、调查、讨论的建议。

本教材以社区护理概述、流行病学与卫生统计学在社区护理中的应用、社区健康教育和健康促进、社区健康档案的建立与管理、以家庭为对象的社区护理、社区环境与健康、传染病的社区护理、社区灾害与紧急救护、社区重点人群的保健与护理、社区慢性非传染性疾病的保健与护理、社区康复护理、社区临终关怀为主体结构进行编写，并通过"案例""链接""目标检测"等板块编排内容，引入相关知识的最新动态，使教材具有一定的先进性和创新性，可以更好地开阔学生的视野，激发学生学习兴趣。

本教材共有12章，其中第一、四章由李国平编写，第二章由刘勇编写，第三、十二章由宋莉娟编写，第五章由张淑艳编写，第六章由支红霞编写，第七章由宋新跃编写，第八章由李菲编写，第九章由任素琴、薛成芳编写，第十章由刘国连编写，第十一章由辛小林编写。各章根据内容安排了适当的实践项目，可由使用学校根据实际情况选择开展实践教学。本教材主要适用于护理、助产专业学生，其他专业可作为选修或培训教材使用。

　　本教材的编写是在科学出版社组织的专家组指导下进行的，得到了各学校的大力支持，在此深表谢意。

　　由于编者水平有限，编写时间较短，本教材难免有一些欠妥之处，恳请广大师生在使用教材的过程中发现错误后给予批评指正。

刘　勇
2023 年 7 月

目 录

CONTENTS

第一章 社区护理概述

1978 年国际初级卫生保健大会强调初级卫生保健应当先从个人、家庭和社区开始。此后，社区卫生服务开始在世界范围逐步广泛推行。社区护理是社区卫生服务的重要组成部分，而社区护理学则是开展社区护理服务的重要工具。社区护理学是涵盖了护理学、临床医学、公共卫生学、康复医学等相关学科理论的一门应用学科。

国外社区护理起步早，广泛得到大家的认同。然而我国的社区护理步伐慢，范围小，发展不平衡。随着我国人口老龄化的进程加快、医疗费用的不断增多，社区护理显得尤其重要：一方面减轻了人们的经济负担；另一方面节约了医疗资源。近年来随着医护人员的不断增多、社区护理的完善，部分地区已初步形成了大病进医院、小病进社区的状态。因此社区护理的发展势不可挡。

第 1 节 社 区

● 案例 1-1

根据同学们所生活的社区，请大家讨论对社区概念的理解，进一步形成社区护理的初步印象。

问题： 1. 什么是社区？社区有哪些构成要素？

2. 社区有哪些类型？

3. 社区护理的发展趋势是什么？

一 社区的概念

"社区"（community）一词源于拉丁用语，为共同、团体的意思。许多学者从不同的角度及层面解释了"社区"的内涵。

德国的学者汤尼斯（F.Tonnies）在 19 世纪时提出"社区是以家庭为基础的历史共同体，是血缘共同体和地缘共同体的结合"。

美国学者戈派格（Goeppinger）认为，"社区是以地域为基础的实体，由正式和非正式的组织、机构或群体等社会系统组成，彼此依赖，行使社会功能，以满足社区各类人群的需要"。

世界卫生组织（World Health Organization，WHO）认为，"社区是由共同地域、共同价值或利益体系所决定的社会群体。其成员之间相互认识，相互沟通及影响，在一定的社会结构及范围内产生及表现其社会规范、社会利益、价值观念及社会体系，并完成其功能"。

我国社会学家费孝通根据我国的具体情况，将社区定义为"社区由若干社会群体（家庭、氏族）或社会组织（机关、团体）聚集在某一地域里所形成的一个生活上相互关联的大集体"。

20世纪80年代中期，社区的概念在我国社会生活中得到了广泛应用，不再仅仅是一种管理上的探索，更重要的是演化为一种关于国家与社会关系、城市基层体制的社会实践运动。从社会学角度看，社区兼有人群与地域两大要素，社区就是一个小社会，或是一个社会的组成部分。2000年11月，中共中央办公厅、国务院办公厅在转发《民政部关于在全国推进城市社区建设的意见》中，根据社会学理论和我国的实际情况对社区统一定义为，社区是指聚居在一定地域范围内的人们所组成的社会生活共同体。其具体指在一定地域发生各种社会关系和社会活动，有特定的生活方式，并且具有成员归属感的人群所组成的一个相对独立的社会实体。社区是构成城市和社会的基本单元，也是反映社会文明程度的重要窗口。

随着社会的发展与进步，社区的定义和概念不断地被赋予新的内涵。

 社区的构成要素

社区至少包含以下几个方面的构成要素。

1. 人群　社区的存在必须以人群为基础，这是构成社区的第一要素。社区人群一般表现为有相似的风俗习惯和生活方式的人居住在一起。社区的人口数各国的标准不尽相同，WHO认为一个有代表性的社区，人口数在10万～30万；以我国按社区卫生服务指导中心的服务覆盖范围看，在3万～10万。

2. 地域　社区范围大小不定，可按行政区域划分界限或按其地理范围来划分。这种区域性并不完全局限于地理空间，它同时也包含一种人文空间，即社会空间与地理空间的有机组合。世界卫生组织指出一个有代表性的社区，面积在5000～50 000平方千米。我国目前所称的社区在城市一般指街道，在农村则指乡、镇或自然村。

3. 特有的组织机构、道德和行为规范　每一个社区都有其特有的管理机构、规章制度和社区道德标准等，以行使其社会功能，保障社区正常的秩序。

4. 社会服务资源　社区内有一定的社会服务机构，以满足社区居民的需求，如社会咨询服务、健康服务、生活服务、通信服务、交通服务、安全保护性服务及公共娱乐场所等。

5. 共同的需要和问题　聚居在同一社区的居民常有着共同的利益，面临着某些共同的问题，具有共同的需要。

社区中的居民在政治、文化、精神及日常生活中相互联系，相互沟通，相互影响，产生了各种社会活动和各种互动关系，从而形成了不同形态的社区。社区护士应对其管辖的社区深入了解，掌握社区居民的基本需要，做好社区护理工作，以促进社区居民的健康。

 社区的分类

1. 地域性社区（geographic community）　按地理界限划分的社区。一个城市、小镇、村均可是个社区，在此区域内有政府及有关机构、学校、医院、卫生所、商店、工厂、家庭等，并由这些机构形成一个较为复杂的网络。

2. 共同兴趣（或目标）的社区（common-interest community）　由具有某些共同兴趣或目

标的人群组成。人群可以居住在不同的地区，但为了某些共同兴趣或目标，在特定的时间聚集在一起。因此，任何具备了社区基本构成要素的社会团体、机构均可构成一个社区。

3. 解决某项共同问题的社区（community of solution） 具有某些共同问题的人群也可组成社区。该社区中的人群可能既不居住在同一地区，学习、工作也可能不在一起，但他们具有急需解决的共同问题。例如，河水污染问题造成流域内若干县或乡受到影响，为了彻底治理污染设置专门机构，由几个地区派出人员共同工作，以控制上游水源的清洁、沿途工厂排污处理及城市净水供应等问题。

四 社区的功能

社区功能的发挥需要社区内居民的共同努力，解决其共有问题，满足共同需要并行使其功能，为满足社区成员的需要，一般应具备以下功能。

1. 经济生活功能（economic life function） 即生产、分配、交换和消费功能，社区内部分人群从事生产的活动，经过分配过程，产品由消费者使用消耗以刺激再生产。担负这一功能的主要是社区的各个经济组织，这是社区对居民生活需要满足的功能。

2. 社会化功能（socialization） 社会化指自然人成长为社会人的过程，社区所有成员在参加社区各项活动中受到教育，不断社会化，相互影响，形成本社区的风土人情，人生观、价值观，促进社会发展。

3. 社会控制功能（social control） 社会控制具有把维护社会稳定的任务落实到基层社区的功能，社区通过社会化来实现其对成员的内在控制，通过各种组织及其规章制度来实现它对成员的外在控制，以维护社会秩序，如对外来车辆、外来人口的管理等，具有维持社会秩序和保护本社区居民的作用。

4. 社会参与功能（social participation） 社区是居民生活交往的场所，也是社会成员直接参与社会事务活动的地方。社区有各种组织，并举办各种活动使居民能相互往来，如社会活动、文化娱乐活动、体育活动等，人们可以通过这些活动，满足自我实现的需要。

5. 相互支持功能（mutual support） 也称为社会保障功能，社区邻里相互帮助，以协助社区成员的需要得到满足，特别是当社区成员处于疾病或经济困难时，能提供援助，社区可根据本社区居民的需要与民政局、医疗单位联系，如设立托儿所、老人护理院、卫生站等，以满足社区居民需要。

第2节 社区卫生服务

社区卫生服务是提高社区居民健康水平的一个重要途径，也是解决社区居民健康问题的重要保障。

链接

中国社区卫生服务中心（站）数量

20世纪90年代，我国大力推广社区卫生服务，社区卫生服务中心（站）数量也不断增长。依据国家统计局相关数据，2016年末全国共有社区卫生服务中心（站）3.5万个，同比2015年增加了412个，同比2012年增加了1354个。

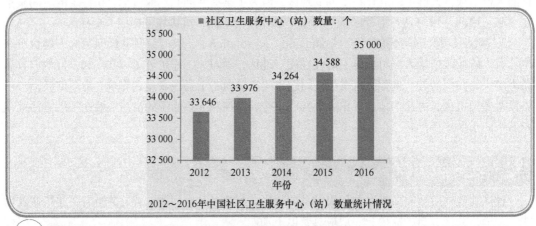

2012～2016年中国社区卫生服务中心（站）数量统计情况

一 社区卫生服务的概念

社区卫生服务（community health service）是卫生服务体系的重要组成部分，也是社区发展建设的重要组成部分。合理调整城市卫生资源配置，建立完善医院和社区卫生服务组织互相分工、密切配合的卫生服务体系，积极发展公共卫生事业和社区卫生服务，是建设和发展具有中国特色、符合社会主义市场经济要求的卫生体系的首要任务，也是我国 21 世纪经济改革发展的重要保障。社区卫生服务是以人群和基层作为着眼点的，目前不论发达国家或发展中国家都推行社区卫生服务。

在 1999 年 1 月国务院十部委联合下发的《关于发展城市社区卫生服务的若干意见》中，明确将社区卫生服务定义为：社区卫生服务是社区建设的重要组成部分，是在政府领导、社区参与、上级卫生机构指导下，以基层卫生机构为主体，全科医生为骨干，合理使用社区资源和适宜技术，以人的健康为中心、家庭为单位、社区为范围、需求为导向，以妇女、儿童、老年人、慢性病患者、残疾人等为重点，以解决社区主要卫生问题、满足基本卫生服务需求为目的，融预防、医疗、保健、康复、健康教育、计划生育技术服务等为一体的，有效、经济、方便、综合、连续的基层卫生服务。

二 社区卫生服务的特点

社区卫生服务以提高社区全体居民的健康水平和生活质量为最终目标。其特点包括以下几个方面。

1. 服务对象的广泛性　社区卫生服务的对象是社区全体居民，包括有健康问题的人和健康人群，其重点服务对象是妇女、儿童、老年人、慢性病患者、残疾人和精神障碍患者等。

2. 服务对象的综合性　针对社区各类不同人群的需要，其服务内容由预防、医疗、保健、康复、健康教育和计划生育技术服务（指导）等综合而成，并涉及生物、心理、社会各个层面，因此具有综合性。

3. 服务过程的连续性　社区卫生服务开始于生命的准备阶段，结束于生命的终点，贯穿生命全程的各个周期及疾病发生、发展的全过程。

4. 服务能力的可及性　社区卫生服务的性质决定了社区卫生服务在时间、地点、服务内容、服务水平、服务价格等各个方面要符合服务对象的需求，是一种以人为中心的个性化服务。

5. 工作人员的协调性　社区卫生服务是在政府领导、社区参与、上级卫生机构指导下，以全科医生和社区护士为核心力量，合理使用社区资源去解决社区主要卫生问题，以满足居民基本医疗卫生服务需求。因此，协调各部门之间、各类人员之间的相互关系，密切合作，以保证社区各种卫生服务活动的实施，是社区卫生服务工作的主要内容之一。

三　社区卫生服务的工作内容

1. 预防服务　包括传染病、非传染病和突发事件的预防。

2. 医疗服务　社区医疗服务是面向社区内各种患者，特别是为居家的慢性身心疾病的患者，开展家庭治疗、家庭康复、临终关怀等医疗服务。

3. 康复服务　社区康复服务是面向社区内病、伤、残者，提供全面、经济、有效的康复服务，以减轻这类人群身心或社会功能障碍的程度。

4. 保健服务　社区保健服务是根据人类生命周期不同阶段的特点及特殊人群的需求，对社区居民进行保健合同制管理，并定期提供相应的健康服务。

5. 健康教育服务　健康教育是实施传染病、非传染病和突发事件预防的重要手段，很多卫生问题要通过健康教育工作得以纠正。

6. 计划生育技术指导　社区计划生育技术服务是根据国家计划生育的基本政策，向社区居民提供计划生育咨询和适宜的技术服务。

四　发展社区卫生服务的必要性

社区卫生服务是卫生改革的关键，实施国家基本公共卫生服务项目是促进基本公共卫生服务逐步均等化的重要内容。

1. 医学模式及健康观的转变　现代大健康观与医学模式的转变促使医疗卫生事业从医疗型转向医疗预防保健型，主要实施全方位的、连续性、综合性预防保健康复工作。

2. 疾病谱和死亡谱的变化　生物因素、自然环境和社会心理环境、行为和生活方式及卫生服务制度等多种因素影响人群健康，疾病流行学特征发生明显改变。疾病谱由以感染性疾病为主转变为以心脑血管病、恶性肿瘤等慢性非传染性疾病为主，慢性非传染性疾病管理及预防等基本卫生服务的需求急剧增加。

3. 人口老龄化进程加快　随着科学技术的发展和人民生活水平的提高导致人口结构的变化及人口老龄化，直接导致人们对卫生服务的需求日益增加。

4. 医疗费用快速上涨　医疗技术的不断发展进步、生活水平的不断提高和人们对健康需求的变化等使综合型医疗资源紧缺和费用迅速上涨，导致看病难、看病贵。因此，对合理安排和使用卫生资源提出了更高的要求。

五　社区卫生服务组织模式

（一）国外社区卫生服务组织模式

国外学者主要根据不同国家的社区卫生服务发展现状研究了不同国家不同的发展模式和方式，经过梳理国外学者研究的国外城市社区卫生服务的管理模式，大致可分为以下三种类型。

1. 英国的国家全管模式　英国的社区卫生服务各项经费全部来自于政府的统一拨款，医院和社区卫生服务机构都是直接由政府建设，社区卫生服务机构工作人员实行政府聘用；社区医务人员通过与政府签订协议，将社区医务人员的工资与他们服务患者的数量和质量挂钩。政府对于城市社区卫生服务发展具有主导性作用。

2. 美国实行私营主体管理模式　由于美国健康保险制度发展较完善，美国社区卫生服务主要是建立在完善的健康保险基础之上，由政府通过市场手段来提供的。

3. 澳大利亚国家总体规划、私人诊所提供社区卫生服务运行模式　在澳大利亚，本国公民参加社会保险的人较多，公民首先参加社会保险，而社会保险单位将提供社区居民的基层医疗服务通过签订协议委托于私人诊所的医生，私人诊所医生根据内容给予社区居民应有的卫生服务。

（二）国外社区卫生服务组织模式

我国常见的社区卫生服务模式主要有以下几种。

1. 四级网络模式　城市社区卫生服务四级模式主要是指由家庭、社区卫生服务站、社区卫生服务中心和区域内大型医院（专科）构成的社区卫生服务网络。目前这种模式主要存在于经济社会发展环境较好、医疗卫生资源较多、医疗服务水平高的国内一线城市，如：广州、深圳、上海、北京等城市。

2. 三级网络模式　城市社区卫生服务三级模式是指城市社区卫生服务机构主要是在卫生管理部门指导下，二级、三级医院通过其业务优势直接在社区内建立社区卫生服务中心（站），这样就形成了由二级、三级医院社区卫生服务机构和家庭组成的三级社区卫生服务网络。目前这种发展模式主要存在于大型医院（专科），一级、二级优质医院比较缺乏的三线城市。

3. 资源互补模式　政府通过集中整合所管区域内已有的医疗资源，并在其基础上，按照社会实际需求建设社区卫生服务机构。这种发展模式主要是政府将本应该为社区卫生服务中心的功能（公共等方面）交由当前区域内发展较成熟的大型国企下属企业医院或疾病预防机构，共同来满足社区居民的卫生服务需求。

4. 转型管理模式　这种发展模式主要集中于我国经济比较落后的地方，由于本地区的政府财政资金比较缺乏，无法按照国家标准来建设新社区卫生服务中心，为了尽快给社区居民提供相应的卫生服务功能，当地政府将区域内已有的门诊、卫生所等直接转型为社区卫生服务机构，这种做法一定程度上解决了当前的燃眉之急。但是我们也要时刻注意这种发展模式的弊端，加强对其的监管和完善。

（三）我国社区卫生服务体系

我国社区卫生服务体系根据《国务院关于发展城市社区卫生服务的指导意见》（国发〔2006〕10号）确定的目标是，到2010年全国地级以上城市和有条件的县级市要建立比较完善的城市社区卫生服务体系。文件指出要建立健全以社区卫生服务中心和社区卫生服务站为主体，以诊所、医务所（室）、护理院等其他基层医疗机构为补充的社区卫生服务网络。

1. 社区卫生服务中心　一般以街道办事处所管辖范围设置，覆盖3万～10万人，步行15～20分钟。

社区卫生服务中心以辖区每万人口至少配备2～3名全科医师，1名公共卫生医师，全科医师与护士和预防保健人员比例按1:1配置。

2. 社区卫生服务站　以社区居民需求为导向，作为对社区卫生服务中心因各种原因无法覆盖区域的补充，服务人数一般为1万～1.5万人。

社区卫生服务机构主要通过调整现有卫生资源，对政府举办的一级、部分二级医院和国有企业事业单位所属医疗机构等基层医疗机构进行转型或改造改制设立。由于现有卫生资源不足，应要按照平等、竞争、择优的原则，统筹社区卫生服务机构发展，鼓励社会力量参与发展社区卫生服务，充分发挥社会力量举办社区卫生服务机构的作用。

第3节 社区护理

 社区护理的概念

社区护理（community health nursing）是社区卫生服务的一个重要组成部分，是对社区内个体、家庭和群体进行综合性的护理服务，以达到促进和维护社区人群健康的目的。社区护理来源于公共卫生护理（public health nursing），有其特定的理论、概念、工作范围及方法。

依据我国国情对社区护理定义为：社区护理是将公共卫生学及护理学的知识与技能相结合，借助有组织的社会力量，以社区为基础，以社区人群为服务对象，对个人、家庭及社区提供服务，以提高社区人群的健康水平。其服务内容包括促进健康、预防疾病、早期诊断、早期治疗、限制残障等服务。社区护理属于全科性质，不局限于某一年龄组或某一种疾病，而是针对整个社区人群实施的连续、动态的健康服务。

二 社区护理的特点

社区护理除具有公共卫生学和护理学的一些特点外，还具有以下几个方面的特点。

1. 以健康为中心 社区护理是以促进和维护人群的健康为中心的，预防性服务与医疗护理性服务在社区护理中同等重要，是社区护理的工作重点，目的是提高整个人群的健康水平。

2. 强调群体保健 护理的对象是社区全体人群，包括健康人群和患病人群。社区护理的工作就是要收集和分析人群的健康状况，也要掌握群体的生活方式、工作环境、文化程度，然后解决这个人群中主要的健康问题。

3. 以预防保健为主 社区护理的服务宗旨是提高社区人群的健康水平，以预防疾病、促进健康为主。按照我国传统医学"未病先防、已病防变、病后防复"的预防思想，相对医院护理工作特点而言，社区护理工作应该通过二级预防的途径做好社区预防保健工作。

4. 有高度的自主性与独立性 社区护士工作范围广，涉及内容多，要运用流行病学方法找出容易出现健康问题的高危人群，采取预防保健措施，促进人群健康，因而其工作更自主。到个人或家庭中访问护理往往是一个人，故应具备一定的辨认问题和解决问题的能力，以及处理突发事件的能力，因而独立性较强。

链接
常用社区卫生服务机构标识

5. 多学科多部门协调性服务 社区中影响居民健康的因素可能涉及多个部门才能解决，如采暖不足，就需要与锅炉房、供暖公司、市政等部门沟通，所以社区护士除要与同事密切合作之外，还要与当地行政、福利、教育、厂矿等很多人员联系，只有通力合作，才能做好社区卫生工作。因此，社区护士需要善于交流和搞好人际关系，尊重别人的意见，主动与有关部门和人员合作，以充足的人力、物力、财力资源提供各种有益于健康的服务。

6. 社区护理的长期性、连续性和可及性 长期性和连续性是指在不同的时间、空间范围提供连续的、一系列的整体护理。可及性服务是社区护理的显著特点，因社区护理服务站就设在居民区内，社区居民可随时随地得到护理服务，这种服务在地域、时间、心理及经济等方面对于社区居民来说都是便利的。

 社区护理的工作内容与方法

社区护理的工作主要是保护人们脱离可致病的危险因素，预防疾病与残障的发生，促进整个社区人群的健康。社区护理的工作内容如下。

1. 健康教育和保健指导　通过对居住环境、个人卫生、生活习惯的干预性教育，达到预防疾病、控制感染、自我保健，最终建立和形成有益于健康的行为和生活方式的目的。

2. 预防保健护理　以社区人群中的老年人、婴儿和孕产妇为重要服务对象，由于他们正处于人生特殊阶段，面对的健康问题较多，通过社区护理可为他们提供以预防保健为主要内容的服务。

3. 社区环境卫生与健康　环境因素如空气、水、土壤、噪声、光线、放射物质、垃圾等的污染问题直接影响着人们的健康，社区护士在社区收集资料（社区诊断）时均应做出正确的评估，并致力于做正面的宣传，培养社区公众的环保意识，以达到人人爱护环境，积极治理、控制环境中有危害健康的因素，保护和促进社区人群健康的目标。

4. 家庭医疗护理　随着社区卫生工作的开展，大量不需要特殊仪器和技术处理的疾病，均可通过社区和家庭服务来满足患者的需要。以家庭为单位，采用家庭访视等方法协助家庭成员预防、应对和解决家庭各个发展阶段的健康问题及家庭突发事件。

5. 常见病、多发病、慢性病的防治管理及康复训练　社区护士不仅要对这些疾病患者提供预防和促进健康服务，同时还给予治疗、护理，并且提供咨询、转诊、护送出入院、家庭和社区中心的康复训练服务，以减少疾病的复发、减少住院次数，减轻社区居民的经济负担，提高其生活质量。

6. 院前急救护理　社区护理中除了利用健康教育为老百姓普及急救知识外，还需要社区护士懂得专业急救知识并有熟练的急救技能，以便及时施救，降低患者和意外伤害者的死亡率、致残率。

7. 康复护理　由于社区人口老龄化问题比较突出，加上人们对生命质量的期望越来越高，社区康复护理的需求日益增长。社区护理应重点服务处于相对稳定状态的残疾人、慢性病患者、老年人，其目标是使他们最终在身体、心理、社交及职业等方面获得最大潜能，提高生活质量，融入社会。

8. 临终关怀服务　为社区临终患者及家属提供全面的整体护理，减轻临终患者精神和肉体上的痛苦，在生命最后阶段提高其生命质量。

9. 社区健康档案的建立与管理　为所管辖的社区居民（个人、家庭、社区）建立各种相关的健康资料档案，并保持资料记录的准确性和完整性，也是社区护理工作的重要内容。同时，还可与服务对象签订各种健康合同书，以利于提供持续性护理服务。

社区护理的具体工作方法：①护理程序；②健康教育；③家庭访视；④居家护理。

四　社区护理发展的现状

（一）国外社区护理发展现状

1. 社区护理机构　发达国家的社区护理工作很多年前已初具规模，如今形成了比较完善的服务体系和科学的组织管理机制。各个国家均有系统和规范的社区护理机构，如美国、韩国和日本，各地区均设立了保健所、保健中心和保健诊疗所。另外在日本，由于老龄化现状，政府为了分担家庭养老负担，设立了老人保健所和康复机构。对于想在家庭居住的老人，还有专门的家庭护理援助机构等。日本社区护士规模庞大，保健护士已达 2 万余人。英国是社区护理服务的发源地，目前，英国卫生保健系统大致由"家庭-初级保健-院外治疗-院内治疗"组成，而初级卫生保健是整个卫生服务和社区服务系统的重要组成部分。

2. 管理措施 很多国家的社区卫生服务的管理措施和制度较严格，有明确规范的收费标准、服务项目和相关的法律条文作保障，并逐步形成了"医院-社区护理机构-家庭护理机构"一条龙服务。如英国，实行的是国家统一计划管理的社区服务制度，其组织结构、保健服务制度较完善。英国的国家保健服务制度分为三部分：医院服务、通科服务和家庭保健，其中后两者又称为社区保健。澳大利亚具有独特的质量管理机制，采取垂直管理和投诉管理等措施，提高护理人力资源配置效率并保证护理质量和安全。德国有明确的社区护理人员资格认证体制，根据法律规定，只有在医院工作 5 年以上，具有丰富临床护理经验的护理人员才能从事社区护理工作。荷兰的健康保险制度较为全面，将社会健康保险和私人投保相结合，成为社区卫生服务体系的经济保障，在其资助下，荷兰的社区护理服务基本达到全覆盖。

3. 社区护理的服务模式和主要方式 国外社区护理模式较为成熟，目前有很多应用较多的社区护理服务模式，如安德逊的"与社区为伙伴"的模式、怀特的"公共卫生护理概念"模式、斯坦诺普与兰开斯特的"以社区为焦点的护理程序"模式等。不同的模式适用人群与强调的环节不尽相同。例如，安德逊的"与社区为伙伴"的模式适用于对社区特殊人群如老年人、妇女、儿童等实施护理保健；"以社区为焦点的护理程序"模式则突出强调社区护理程序的流程与评价的步骤。在悉尼，由于城市较大，且大部分居民分散居住，社区护士通常驾车家访患者，所有护士配置一辆汽车和一部手机。工作手机主要用于与患者、全科医生、理疗师、作业理疗师、社会工作者及护理中心等联系。在荷兰，除急诊外，患者看病必须先到自己固定的社区医生处。另外，社区医生也会随时进行家庭访视，以及时发现居民现存的和潜在的健康问题。

4. 社区护理的服务内容 国外社区护理服务内容多元化。美国的社区护理包括家庭健康服务、临终关怀、家庭急救、社区精神健康服务和社区养老服务等内容。英国目前广泛实施的社区服务主要有家庭护理、术后护理、患者出院护理、保健中心护理、健康访视及对学校的学生进行健康筛检和健康促进等内容。澳大利亚的社区护理内容主要包括慢性病护理和特殊人群的护理，如糖尿病患者、慢性肺部疾病患者、癌症患者、临终关怀患者、残疾人、老人、小孩和妇女等。另外还有伤口护理、导管护理、用药指导和注射、帮助患者联系各类社区卫生工作人员等工作。

（二）国内社区护理发展现状

20 世纪 80 年代末期，国内的社区护理随着社区卫生服务的开展而发展起来。从 1983 年起恢复高等护理教育，尤其是在 1990 年后，高等护理教育迅速发展，并在专业课程设置中相继开设社区护理理论和实践课程。1997 年首都医科大学首先设立社区护理专科并同时开始招生。2000 年 7 月，卫生部科教司制定了《社区护士岗位培训大纲》，全国各地的社区护士岗位培训工作正式开展。目前我国的社区护士实行双轨式培养：一是从院校培养社区护士；二是转型培训，即执业护士经过 3～6 个月的社区护理专门训练，考核合格后成为社区护士。

1997 年，《中共中央、国务院关于卫生改革与发展的决定》中明确提出发展社区卫生服务，改革城市卫生服务体系。截止到 2005 年底，基本形成了社区卫生服务组织和服务网络。2006年 2 月，国务院又发布了《发展城市社区卫生服务的指导意见》，进一步具体规定了发展社区

社 区 护 理

卫生服务的指导思想、基本原则和工作目标，提出了推进社区卫生服务体系建设的具体指导方法。目前，社区护理已在全国逐步展开，服务的对象和服务的范围也随之扩大。

随着国家社区卫生服务政策的引导，基本公共卫生服务和社区护理也在不断发展，并将在以下几个方面不断健全和完善。

1. 社区护理的不断推广、完善及发展　随着我国医疗保健事业的不断发展及人民生活水平的不断提高，人们不再满足于患病治病，而要求高质量的卫生保健护理。

2. 政府的宏观调控及组织管理将得到加强　社区卫生将会纳入整个社区统筹计划中，政府将对社区卫生进行统一的规划、组织及管理，并制定相应的政策、法规及制度，给予一定的政策及财政支持。

3. 社区护理教育体制将进一步完善　社区护理人员的培训及教育将采取多渠道、多形式、多层次的方式。一方面将对目前的社区护理人员进行相应的系统培训，以适应目前社区护理发展的需要；另一方面各护理院校系在专业设置中将增加社区护理专业，系统地培养社区护理人员，专业设置中将注意硕士、本科及专科社区护理人员的比例问题，以培养社区所需要的不同层次的护理人员。全国从事社区护理人员将会有统一的认证资格考试。

4. 社区护理管理的科学化、规范化、标准化及计算机网络化　社区护理的管理将逐步走上正轨，相应的政策、法规及管理标准将逐步形成及完善。社区护理质量监督及控制将全部采取统一的标准。社区护理管理的资料将通过计算机联网，以便为社区服务提供及时、准确、完整的信息，并有利于社区健康资料的及时传递、交流、分析及评价，以合理应用资源，并减少资源的浪费。

5. 多层次社区卫生保健体制的建立　社区保健服务中心将由护理、医疗、心理、营养、理疗等方面的专家，社区的社会工作者，地方性的社团及组织，以及社区居民的参与共同完成，并会根据社区居民的年龄及保健需要，建立预防、治疗、护理及康复等不同层次的卫生保健服务。

第4节　社区护士

社区护士是指在社区卫生服务机构及其他有关医疗机构从事社区护理工作的护理专业技术人员。

一　社区护士的角色

社区护士（community nurse）的工作环境是在社区，也就是说他的活动范围是社区；服务对象是社区人群，包括个人、家庭及社区团体；工作目标包括启发及培养社区人群的保健意识，协助疾病的早期发现、早期治疗及促进健康，指导及督促公众养成健康的生活方式，提高整个社区人群的健康水平等。社区护士由于其工作环境、对象、目标等诸多方面的特性，他们在工作中就要以多种不同的角色出现，完成着多种功能。其主要角色如下。

1. 健康意识的唤醒者（rouser）　社区护士有责任唤醒社区人群的健康意识，促使人们积极主动地寻求医疗保健，改变不良的行为生活方式，注重生活质量的提高。

2. 照顾者（care provider）　这是社区护士的基本角色，即为那些需要护理服务而自己无法满足的人群提供护理服务。例如，社区护士为本社区内需要照顾的慢性病患者或康复期患者提供护理。

3. 初级卫生保健者（primary health care） 社区护理的中心是健康而不是疾病。护理的首要任务是帮助人们避免有害因素，预防疾病，维持及提高人们的健康水平。社区护士工作在最基层的卫生保健单位，且常进行家庭访视，与社区居民的接触最多，是实施预防保健工作的最佳人选。

4. 社区健康代言人（community health prolocutor） 社区护士需了解最新国际及国内有关的卫生政策及法律，及时发现威胁社区居民健康的环境及其他问题，采取积极措施予以解决，或上报和求助于有关部门协同解决。社区护士是特殊服务对象弱势人群的代言人，应为这些人群争取所需的健康服务，促成制定相关的卫生政策并立法，支持、创造和维护健康社区。

5. 健康教育者和咨询者（educator and consultant） 通过有效而及时的健康教育提供相关健康知识，唤醒和提高社区居民的健康意识，促使人们积极主动寻求和参与医疗保健，改变不良行为生活方式，建立健康观念和良好的行为生活方式，提高生活质量。

6. 协调者与合作者（collaborator） 一个成功的社区健康计划需要多个专业部门共同配合与执行，社区护士要活动于这些集体与人员之中，就必须有较好的人际交流和协调工作的技巧。同时，社区护士需要与很多部门相互配合，以发挥最大功能。社区护士要从整体观念出发，在工作中采取主动，才能团结一致，达到工作目标。

7. 卫生业务的执行者、组织者和管理者 社区卫生的组织形式有多种，社区护士要担当组织者与管理者的角色，不仅要做好人员的组织与管理，还要做好物品的管理，并且要具体执行操作。例如，组织养老院中养老护理员的培训或餐馆人员消毒餐具的指导等，这些都需要社区护士具有一定的组织管理技巧。

8. 观察者与研究者（observer and researcher） 在做家访时，要敏锐地观察到每一个家庭成员的异常情况，做到早发现、早诊断、早治疗。社区护士还要主持或配合一些专题研究，以更深入地了解各种与健康有关的问题、行为及影响因素等，进一步促进社区的健康水平。

二 社区护士的职责

社区护士的职责与角色是分不开的。根据其角色，社区护士主要有以下职责。

（1）了解国内外卫生组织和卫生政策。

（2）做好社区生命统计工作。

（3）协助改进社区环境卫生工作。

（4）实施社区健康教育。

（5）从事妇幼卫生工作。

（6）协助维护公共安全与加强传染病管理。

（7）做好家庭访视及护理工作。

（8）开展心理卫生指导与执行医嘱。

（9）开展社区居民健康巡回服务。

（10）做好社区健康管理，保存正确记录。

三 社区护士的能力

要使社区护理工作适应我国未来社区护理发展，每个社区护士必须具备多方面的知识和能力，这不仅是现实工作的需要，更是我国未来社区护理发展对人才的需要。总结起来社区护士应重点培养以下几方面能力。

1. 具有丰富的护理知识、护理经验和护理技能　由于社区卫生服务广泛，工作性质相对独立，护士不仅要了解各种疾病的临床转归及预后，特别应熟练掌握急救、家庭抢救等多项技术操作，而且也必须对疾病开始流行等情况保持高度的敏感性；传染病传播速度快，危害大，护士还要熟知和掌握常见的传染病类型及最新疫情，传播方式、预防及控制方法等；熟悉流行病学、统计学、身体评估及心理评估等知识，以便及时发现问题，及时采取措施，防止疾病蔓延。所以社区护士必须有一定的临床经验，必须参加"社区护士岗位培训"，并参加统一考试而且考试合格者方能上岗。

2. 有良好的职业道德，较高的慎独修养，强烈的责任感　社区护理的主要目标是启发及培养社区人群的保健意识，指导及督促公众养成健康的生活方式，提高整个社区人群的健康水平等。所以，必须以促进社区健康为己任，积极为社区奔走、服务；对工作热忱，有同情心，树立良好的公众形象；而且社区护士经常上门服务，采取"一对一"服务方式，必须有较强的慎独精神。

3. 较强的人际沟通与协调组织能力　社区护理的内容及对象决定社区中影响健康的因素可能涉及多个部门才能解决，如采暖不足，需要与锅炉房、供热公司、市政等部门沟通。帮助社区居民营造良好的健康环境，组织和协调社区居民，建立起一个和睦、愉快的社会环境等，社区护士必须有较强的能力，才能做好这些工作。所以要专门组织训练人际关系技巧，护士之间互相交流经验，取长补短，通过角色模拟、情景模拟，提高社区护士的各种能力。

4. 必须有健康的身体　社区护士需经常外出完成各种卫生服务，以及长期照护的服务，经常访视于家庭、工厂、社区、学校及其他场所开展卫生宣教等。应减轻社区护士的工作压力，因为持续压力会使机体内用以适应和调节压力的能量和精力耗尽，造成机体平衡失调，导致身心疾病。要为护士提供一个既有动力又轻松愉快的工作环境，劳逸结合；护士应多参加体育锻炼，平时要注意调整她们的心态，开展丰富多彩的业余活动。

5. 预见能力　主要应用于预防性的服务，而预防性服务是社区护士的主要工作之一。社区护士有责任在问题发生之前，找出其潜在因素，从而提前采取措施，避免或减少问题的发生。

6. 自我防护能力　社区护士的自我防护能力主要包括两个方面，即法律的自我防护及人身的自我防护。社区护士常在非医疗机构场所提供有风险的医疗护理服务，如在患者的家里进行静脉输液等，社区护士应加强法律意识，不仅要完整记录患者病情，还要在提供一些医疗护理服务前与患者或家属签订有关协议书，以作为法律依据。

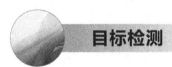

目标检测

一、选择题

A₁型题

1. 世界卫生组织指出一个有代表性的社区，人口数在（　　）

A. 1万~3万　　　　B. 1万~10万

C. 3万~10万　　　D. 10万~30万

E. 20万~30万

2. 构成社区的最基本要素是（　　）

A. 人群和地域

B. 人群和生活服务设施

C. 地域和生活方式、文化背景

D. 人群和生活制度、管理机构

E. 地域和生活服务设施

3. 下列有关社区护理特点的叙述，不正确的

是（　　）

A. 以健康为中心

B. 以个体为主体

C. 有较高的自主权和独立性

D. 与多部门合作提供综合服务

E. 社区护理的长期性、连续性和可及性

4. 下列各项，不属于社区功能的是（　　）

A. 生产消费　　　B. 社会参与

C. 社会控制　　　D. 相互支持

E. 服务设施

5. 下列哪项不属于社区护士的角色（　　）

A. 照顾者　　　B. 组织者

C. 领导者　　　D. 观察者

E. 咨询者

二、填空题

1. 社区的基本要素应包括_____、_____、_____、_____、_____。

2. 社区的分类有_____社区、_____社区、_____社区。

3. 社区卫生服务的特点为_____、_____、_____、_____、_____。

4. 社区护理的工作方法有_____、_____、_____、_____。

三、简答题

1. 社区卫生服务的工作内容有哪些？

2. 社区护士在社区卫生服务中应承担哪些角色？

（李国平）

第二章 流行病学与卫生统计学在社区护理中的应用

流行病学是研究人群中疾病和健康状态的分布及其影响因素，根据研究结果提出预防控制疾病和促进健康的对策与措施，并评价其效果的一门方法学。统计学是应用概率论和数理统计的基本原理及方法，阐述统计设计的基本原理和步骤，研究资料或信息的收集、整理与分析的一门学科。社区护理的主要目的是从群体的角度预防及控制疾病，做好社区居民的健康教育及健康管理，维护和促进社区居民健康。因此，社区护士要熟悉和掌握流行病学常用的基本知识，能够通过调查和统计分析，对社区内人群的健康状况做出评估，制定社区护理计划，评价社区护理效果。因此，掌握一定的流行病学方法和统计知识对社区护理工作有着重要的意义。

第1节 流行病学概述

● 案例 2-1

2014 年 2~4 月，某地发生了人感染禽流感 H7N9 事件。此次疫情该地累计报道 H7N9 病例 25 例，其中死亡 8 例。主要分布城郊，发病人群多为家禽饲养、宰杀、销售加工业从业者，其中发病年龄最小 22 岁，最大 68 岁，平均发病年龄为 51 岁。发病最多的为 50~60 岁年龄组，占病例总数的 44%。经过当地政府和卫生行政部门的努力，4 月底后，没有新发病例，疫情已基本控制。

问题：1. 如何描述此次疫情？

2. 这次疫情是否可以根据调查数据计算该病的发病率、死亡率、病死率等指标？

流行病学历经了 100 多年的发展，在科技进步的推动下，近 60 余年发展非常迅速，其领域内的各种研究方法仍然需要在医学各学科的实践中不断完善与发展。

一 流行病学的概念

流行病学的定义是随时代的发展和医学模式的转变而发展的。目前普遍公认的流行病学定义是："流行病学是研究人群中疾病（含伤害）和健康的分布及其影响因素，并研究预防控制疾病及促进健康的策略与措施的科学"。这个定义的基本内涵包括：①研究对象是所关注的具有某种特征的人群；②研究内容不仅包括各种疾病，而且包括健康状态；③研究重点是疾病和健康状态的分布及其影响因素；④研究目的是为控制和消灭疾病及促进健康提供科学的决策依据。

 流行病学的研究内容

由于医学领域内各学科发展的需要，流行病学原理和方法的迅速发展，其研究范围和内容不断扩大，已经深入到医疗卫生事业的各个领域，概括起来包括以下几个方面。

（一）描述疾病与健康状态的分布

从健康到疾病是一个动态的、连续的发展过程。描述疾病与健康的分布是流行病学研究的起点和基础。疾病与健康的分布是以疾病的频率为指标，描述疾病在地区、时间和人群中高发或低发，有何规律和特点等，是疾病的人群现象，简称疾病的"三间"分布。研究疾病与健康的分布，有利于揭示疾病流行的规律，为疾病的诊断和治疗提供信息，并可为制定疾病预防控制策略与措施及评价预防控制措施的效果提供科学依据。

（二）研究疾病病因和影响疾病流行的因素

了解疾病的病因或发病的危险因素是疾病预防控制、健康促进卫生实践中的一项重要工作。流行病学研究可用来探讨疾病的病因，建立、检验及验证病因假设，探讨疾病的相关因素。应用流行病学方法研究和探讨疾病病因与流行因素的成功案例已有很多，如 John Snow 关于霍乱致病因子与传播途径的研究证明了霍乱是通过被污染的饮用水传播的；1972 年上海市对由桑毛虫毒毛引起的大规模皮炎流行进行的研究等。

（三）研究疾病自然史

疾病的自然史是指疾病从发生到结局的自然发展过程，包括个体疾病自然史和人群疾病自然史。个体疾病自然史是疾病在个体中的自然发展过程，如传染病的自然史一般包括潜伏期、前驱期、发病期和恢复期；慢性非传染性疾病的自然史一般包括发病前期、发病早期、症状明显期和康复期等。人群疾病自然史指疾病在人群中自然发展的规律。

要了解疾病的自然史就必须用流行病学方法进行研究，只有这样才能揭示疾病的"冰山现象"，提高疾病的预防控制水平。

（四）研究疾病预防控制的策略和措施

研究流行病学的根本目的是预防疾病、促进健康，体现在流行病学对疾病预防策略和措施的研究。策略是根据具体情况而制定的工作方针，如基本原则、主要策略和组织机构等；措施是实现预期目标所需采取的具体行动方法、步骤和计划。策略着眼于全局，措施立足于局部，两者密切相关。只有运用流行病学原理和方法对疾病预防控制的策略和措施进行广泛深入的研究，才能制定出科学的、合理的疾病预防策略和措施，达到研究流行病学的根本目的。

（五）疾病监测

疾病监测是公共卫生监测最为重要的组成部分，是预防和控制疾病的一项重要措施，是流行病学的研究内容之一。在制定和执行疾病的预防控制策略和措施时，必须进行疾病监测，将监测资料加以科学分析，以便恰当地评价预防策略和措施，提出修改意见，使疾病的预防控制措施更加完善，从而提高疾病预防控制效率和水平。疾病监测包括传染病监测和非传染病监测，以及所有疾病和健康状态的监测。目前我国已建立了全国传染病监测系统和某些非传染病监测系统，如对恶性肿瘤、心血管疾病、出生缺陷等非传染性疾病的监测。

（六）疾病预防控制效果的评价

通过卫生行政主管部门从流行病学调查资料中对人群的疾病和健康状况的描述，可更清晰地了解疾病及其流行因素所引起的危害和后果，有助于对预防及保健项目进行规划，使卫生资源发挥出最高的效益。疾病预防控制和健康促进效果的评价以人群研究结果为依据，建立在科学的流行病学研究基础之上。例如，接种甲型H1N1流感疫苗后，人群甲型H1N1流感的发病率是否下降、下降了多少，需要用实验流行病学的方法进行研究评价。

三　流行病学研究方法

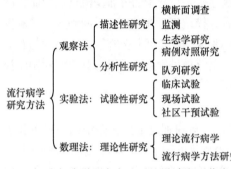

图2-1　流行病学研究方法（按设计类型分类）

常用流行病学研究方法包括观察法、实验法和数理法，以观察法和实验法为主（图2-1）。以下介绍几种常用的流行病学研究方法。

（一）描述流行病学

描述流行病学又称描述性研究，是利用现有的日常记录资料或特殊调查资料，真实地描述疾病和健康状态的"三间分布"特征，并在此基础上提出病因假设，是流行病学研究的基本方法，主要包括现况调查和筛检。

1. 现况调查　也称为现况研究，因所收集的有关特征、疾病和健康的资料都是调查当时的实际情况而得名，又因现况调查所用的指标主要是患病率，故又称为患病率调查或患病率研究，从观察时间上来讲，由于其所收集的资料是在某一时间点或一个短暂时期内发生的情况，所以又称为横断面调查或横断面研究。

（1）现况调查的目的：①描述疾病与健康状态的"三间分布"特征；②提供疾病致病因素的线索，建立病因假设；③进行疾病监测，评价防治措施及效果；④了解人群的健康水平，为卫生保健工作的计划和决策提供科学依据；⑤确定高危人群，达到早发现、早诊断和早治疗的二级预防目的；⑥确定各项正常生理指标及其正常值范围。

（2）现况调查的方法

1）普查：是在特定时间对特定范围内人群中的每一个成员进行全面调查或检查。特定时间指在某一时间段，一般为1～2天或1～2周，大规模的普查最长不应超过2～3个月。特定范围指某个地区或某种特征的人群。普查的目的是为了早期发现患者、了解疾病和健康状态的分布。

注意事项：①该病的患病率不能太低；②有简单而准确的检查手段或方法；③对查出的病例有切实可行的治疗方法；④需考虑成本-效益分析的问题。

优缺点：①与抽样调查相比较，普查的设计和资料分析比较简单，没有抽样误差；②实施时工作量大，工作不易做得细致、质量难以控制。因此普查不适用于发病率较低的疾病。

2）抽样调查：指从研究的全部对象中随机抽取有代表性的一部分人群进行调查，根据调查结果估计该人群某病的患病率或某些特征的情况。这是一种以局部推导整体的调查方法，即样本估计总体的调查方法。研究的总体称为目标人群，调查的对象称为样本人群。只要有抽样，抽样误差就不可避免。由于生物个体差异的存在，在随机抽样过程中产生的样本指标和总体参数的相差，称为抽样误差。

注意事项：①抽样调查不适用于患病率低的疾病，也不适用于个体变异较大的疾病；②遵循随机化抽样原则，保证样本具有代表性；③根据研究目的和所调查疾病的患病率确定合适的样本量。

优缺点：①与普查相比，优点为节省时间、人力、物力，调查的范围小，工作易做得细致等；②缺点为不适用于变异过大的资料，设计、实施、分析时影响因素比较复杂，存在抽样误差，研究结果容易出现偏差。

常用抽样方法：①单纯随机抽样，也称为简单随机抽样，是从总体中采取抽签、掷币法、随机数字表、电子计算机等方法随机抽取调查单位的方法，它是最简单、最基本的抽样方法；②系统抽样，也称为机械抽样，是按照一定顺序，机械地每隔若干单位抽取一个单位的方法；③分层抽样，是先将调查的总体按照不同的特征分成若干层（次级总体），然后在每层中进行随机抽样的方法；④整群抽样，是将总体分成若干群体，从中随机抽取部分群体作为观察单位组成样本的方法；⑤多级抽样，又称为多阶段抽样，是将上述方法综合运用的方法，是大规模调查时常用的一种抽样方法。先从总体中抽取范围较大的单元，称为一级抽样单元（如省、自治区、直辖市），再从每个抽样的一级单元抽取范围较小的二级单元（如县、区、街道），最后抽取其中部分范围更小的三级单元（如村、居委会、学校）作为调查单位。

（3）现况研究的设计与实施

1）明确调查目的：研究者应充分了解国内外研究现状，明确立题依据和研究目的。

2）确定调查人群：调查人群可以是社区居民，也可以是工人或学生，需根据研究目的确定。选择调查的人群应考虑其代表性，是否有足够数量的个体或调查对象，调查人群对调查的可接受程度等。

3）计算样本量：如果是抽样调查需计算样本量。

4）暴露的测量：暴露即所研究的因素，它可以是研究对象的某些特征，如性别、年龄、职业；也可以是影响研究对象的某些因素，如吸烟、放射线辐射等。暴露必须有明确的定义和测量尺度，如对吸烟的调查，在调查之前应对吸烟做出明确的规定，如"平均每天吸一支或以上，连续半年者定为主动吸烟"。在现况研究中，暴露的测量主要通过问卷调查来完成，有时需结合实验室检查。

5）疾病的测量：指对调查疾病的诊断。原则上，疾病诊断应该采用国际或全国统一的标准。现况研究中疾病的诊断方法需根据研究目的具体决定，通常采用简单、易行的诊断技术和灵敏度高的方法。

6）设计调查表：调查表的设计直接关系到一项现况研究能否达到预期目的。调查表一般包括两部分，第一部分是一般项目，主要包括姓名、年龄、性别、文化程度、职业、民族、宗教信仰等基本项目；第二部分是调查项目，是根据调查目的拟定的调查内容。调查表提问的方式有开放式和封闭式两种。

开放式提问不给备选答案，由被调查者根据具体情况回答，如血压、年龄、身高、体重等。另外，当答案不易确定时，也可采用开放式提问。

封闭式提问一般在问题后列出若干互斥的备选答案，让被调查者回答。如要了解被调查对象的性别，可列出男女两个备选答案，选择其一。若用于可选多个答案的情况时，最好在问题后用醒目的字体标明"此题可多选"字样。

7）资料的收集：一项研究正式开始之前应该进行预实验，以发现可能遇到的各种问题，并修正调查表。现况调查需要对调查员进行培训并考核，对调查员的要求主要有：①诚实、不弄虚作假；②掌握一定的访谈技巧，不能有诱导性的语言；③不能主观臆断。在调查的过程中，应进行质量控制，以保证调查的准确性和完整性。

8）资料的整理与分析：可按下列步骤进行资料的整理和分析。①检查、核对原始资料，对可疑调查表进行修正或复查；②设计数据库，将调查所得数据录入计算机，录入时需核查，保证数据的准确性；③将研究对象按不同特征分组，描述各组的构成比；④计算患病率，比较组间患病率的差异；⑤根据以上分析结果，提出病因线索或病因假设。

2. 疾病筛检　是运用简便、快捷的检查方法，从表面健康的人群中发现可能患有某病或缺陷者的方法。筛检并非诊断，仅是一个初步检查，对筛检阳性者必须进一步确诊。

（1）筛检的目的

1）确定高危人群，以便采取一级预防措施。

2）早期发现某病的可疑患者，做到"早诊断、早治疗"。

3）了解疾病自然史，进行疾病监测。

4）新技术的评价。用"金标准"衡量新技术检查结果的真实性和可靠性。

（2）筛检的评价：对筛检的评价，主要从试验的真实性、可靠性及效益三个方面进行综合评价。

1）真实性：又称为准确性或效度，指测定值与实际值符合的程度，即将正常人和患者正确区分的能力。主要的评价指标包括灵敏度、特异度和约登指数。

2）可靠性：又称为精确度、信度或可重复性，指在完全相同的条件下，重复进行某项试验时获得相同结果的稳定程度。影响可靠性的因素主要有三个方面：①受试对象的生物学变异；②试验方法或仪器本身的变异；③观察者的变异。

3）效益：主要评价筛检的经济效益和社会效益，效益易受到一些因素的影响，主要有：①疾病的现患率；②早期发现病例对预后的改善程度；③灵敏度和特异度。

（二）分析流行病学

分析性研究包括病例对照研究和队列研究。

1. 病例对照研究　是通过选择患有某特定疾病的患者人群作为病例组，未患该病的人群作为对照组，调查两组过去对各种可能危险因素的暴露情况，测量并比较病例组与对照组中各因素的暴露比例，推断某个或某些暴露因素与该病是否相关及相关程度大小的一种观察性研究方法。由于病例组和对照组的暴露比例往往通过研究对象的回顾而获得，故又称之为回顾性研究。

（1）病例对照研究的结构模式：如图 2-2 所示。

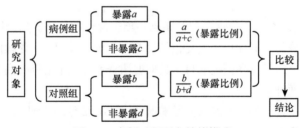

图 2-2　病例对照研究结构模式

（2）病例对照研究的应用范围

1）疾病病因学研究：对于病因未明的疾病，可以通过病例对照研究从众多的相关因素中，寻找和筛选与该疾病具有显著性联系的因素，从而确定疾病的危险因素或致病因素；也可以针对已经建立的某疾病的病因假设，做验证性研究分析，以评价该因果联系假设是否成立。

2）疾病预防性与治疗性研究：如通过对某传染病的一组患者及一组正常人进行回顾性调查，了解他们预防接种史等情况，比较分析两组预防接种的暴露率，从而对预防接种措施的效果做出评价。临床上对某病的各种治疗方案的总结、遴选和评价等也可采用病例对照研究的方法，如将某病的所有经治患者，按临床治疗是否有效分为"病例组"和"对照组"，通过询问患者或查询病案资料，确定所采用的治疗方法，进行比较分析，从中筛选出有效的治疗方法或方案。

3）疾病预后评价研究：病例对照研究可用来筛选和（或）评价影响疾病预后的因素，如将罹患某种癌症者按其生存期长短分为"病例组"和"对照组"，回顾调查他们的病程、年龄、社会经济水平及曾经接受的治疗方法等个体因素，进行对比分析，确定影响其生存期长短的主要因素，进而指导临床实践。

（3）病例对照研究的分类：可分为成组病例对照研究、匹配病例对照研究和巢式病例对照研究三类。根据研究目的、病例组和对照组人群的特征、可能存在的干扰因素、暴露因素等实际情况选择合适的研究方法。

（4）病例对照研究的设计与实施：包括以下步骤。①明确研究目的。在制定研究计划前，应明确是以探讨病因为目的还是以检验病因假设为目的。②确定研究类型。根据研究目的确定研究类型，如成组病例对照研究、匹配病例对照研究、巢式病例对照研究。③确定研究对象。④研究因素的选择。研究因素的选择直接影响研究的质量，应根据研究目的慎重选择。⑤样本量估计。取决于研究因素在人群中的估计暴露率、研究因素估计相对危险度（RR）或比值比（OR）、统计学检验的显著水平（α）、检验的把握度（1-β）四个因素。⑥资料整理与分析。

（5）病例对照研究的优缺点：①优点，适用于罕见病和慢性病的研究；研究成本较低；可同时对多种危险因素的作用进行研究。②缺点，不适于研究人群中暴露比例很低的因素；无法验证因果关系；收集的是过去的暴露资料，准确性难控制；无法判断暴露和疾病在时间上的先后顺序。

2. 队列研究　又称为前瞻性研究和随访研究，是将研究对象依据暴露和未暴露于某种因素分为两组人群，随访并比较两组发病结局的差异，判断暴露因素与发病有无因果关联及关联大小，是一种分析性研究方法。例如，某医院对本院 150 名男性吸烟医生进行随访观察 20 年，其中 50 人自动戒烟，100 人继续吸烟，最后分析两组研究对象的肺癌发病与死亡情况。队列研究的基本原理见图 2-3。

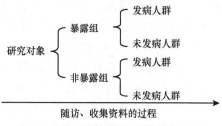

图 2-3　队列研究的基本原理示意图

所谓队列，是指具有某种共同特征的人群（如上述介绍的对某医院 150 名男性吸烟医生进行的追踪调查），根据进入队列的时间，可以分为固定队列和动态队列。固定队列是指一组研究对象同时或在一个较短的时间内进入队列，随访追踪开始后不再加入新的研究对象。动态队列是指观察随访开始后仍允许新的研究对象进入队列。

（1）队列研究的目的：检验病因假设、描述疾病的自然史及评价预防效果。

（2）队列研究的类型：包括前瞻性队列研究、回顾性队列研究及双向性队列研究三种。

（3）队列研究的设计与实施

1）明确研究目的与病因假设：队列研究最主要的目的是检验病因假设。病因假设应建立在描述性研究或病例对照研究的基础上。

2）确定研究的队列：根据研究目的确定研究人群，即暴露组和非暴露组。暴露组和非暴露组之间必须有较好的均衡性，尽可能突出研究因素的作用，减少其他因素的影响。根据研究目的和研究条件的不同，可选择一般人群和特殊人群。

3）资料的收集与随访：是研究具体实施的过程。队列研究需要收集三个方面的资料，包括基线资料、结局变量的测量资料和一些可能对研究结果有影响的外部变量资料。

4）资料的整理和分析：除基本同病例对照研究外，还可通过计算发病率或死亡率，进行显著性检验和相对危险度的计算，分析暴露因素与疾病之间的关系。在研究过程中，应及时对每次随访后的资料进行收集与核查，以便随时发现问题并予以纠正。队列研究资料整理的格式见表2-1。

表2-1　队列研究资料整理表

特征	发病数	未发病数	合计	发病率
暴露组	a	b	$a+b$	$a/(a+b)$
非暴露组	c	d	$c+d$	$d/(c+d)$
合计	$a+c$	$b+d$	$a+b+c+d$	$(a+c)/(a+b+c+d)$

（4）队列研究的优缺点：①优点，所得资料相对准确；可以直接估计暴露与疾病有无联系及联系强度；可以评价暴露因素与多种疾病的关系；可对研究对象进行动态观察，有助于了解疾病的自然史；在时间指向性上是先因后果，能确定因果关系。②缺点，所需样本含量较大；观察时间较长，容易出现失访，产生结果慢；不适用于发病率较低的疾病；所需费用较大。

（三）实验流行病学

实验流行病学又称为实验性研究，是指将符合条件的来自同一总体的研究对象，按照一定的标准随机分为实验组和对照组，对实验组施加干预措施，观察随访一段时间后，比较两组人群的发病或死亡情况，从而对干预措施的效果做出判断。实验流行病学与描述流行病学相比，对研究设计的要求较高，在实施过程中的难度更大，属于一种前瞻性研究。

1. 实验流行病学的目的与用途

（1）评价药物或治疗方法的效果：新的药物或治疗方法推广应用之前，必须进行严格的临床试验，以评价和观察其临床疗效及各种不良反应。

（2）评价干预措施在疾病预防中的作用：一项干预措施在疾病预防中是否有效、作用大小及能否被居民接受均需要进行评价，如疫苗接种的效果、社区健康教育与健康促进的效果等。

（3）病因研究：在观察性研究的基础上，如果已经发现了某些危险因素与疾病之间的关系，就可以应用实验性研究进一步确定两者之间的联系。将暴露于危险因素的研究对象分为两组，对实验组施加干预措施，对对照组不施加任何干预措施，如果实验组疾病的发病率较对照组明显降低，则可进一步确定危险因素与疾病之间的联系。

2. 实验流行病学的类型　包括临床试验、现场试验及社区试验。

（1）临床试验：又称为治疗试验，是以患者群为研究对象，将研究对象随机分为实验组和对照组，来检验或确定某种药物或治疗方法的安全性和有效性。

（2）现场试验：也称为人群预防试验，其研究对象是未患所研究疾病的人群。将他们随机分为实验组和对照组，评价干预措施对疾病预防的效果，探讨对健康人群实施一定的干预措施，能否预防某些疾病的发生。

（3）社区试验：也称为社区干预试验，其研究对象是以社区未患所研究疾病的人群作为一个整体进行试验观察，评价预防措施的效果，可以看作现场试验的扩展。

3. 实验流行病学的设计与实施　实验流行病学由研究因素、研究对象和效应指标三个基本

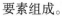

要素组成。

（1）研究因素：是根据研究目的而施加的干预措施，干预措施应明确、具体。如对社区居民开展某项健康教育干预时，就应对健康教育的方式、时间、内容、次数等做详细的规定，并在整个实施过程中严格执行。

（2）研究对象：是根据研究目的确定的研究群体，应有明确的诊断、纳入和排除标准。现场实验的研究对象若是某种疾病的高危人群，则应对某些危险行为做出明确的定义。

（3）效应指标：研究因素作用于研究对象，可以通过效应指标显示出来，常用指标有有效率、治愈率、病死率、生存率、保护率等。

4. 实验流行病学的优缺点

（1）优点：①干预措施是人为施加的，能够精确测量和控制；②分组随机化，可以保证实验组和对照组的可比性。

（2）缺点：①研究设计比较复杂，工作难度大，花费人力、物力多，时间长；②某些药物或治疗方法的实验研究，干预措施可能会威胁受试者健康。因此，应该注意伦理学问题。

第2节 流行病学在社区护理中的应用

流行病学作为预防医学的一门基础学科和重要的方法学，是社区护理工作开展的前提和保证，为社区护士的工作实践、卫生调查、预防保健及健康促进提供了技术上的支持，是以预防任务为导向的社区护理不可或缺的知识和技能。

一 进行社区护理诊断

社区诊断是制定合理有效的卫生项目计划的前提条件，也是收集卫生信息的重要途径。用流行病学的方法分析社区整体存在的健康问题，以此来确定社区卫生保健工作的重点，并确定优先解决问题的顺序。

通过流行病学调查，可以得知哪些是危害居民健康的主要疾病，如调查高血压、糖尿病、慢性支气管炎、骨质疏松、恶性肿瘤等在社区人群中患病率的排序，从中发现主要社区护理问题，作为防治的重点，制定优先解决方案；调查疾病的相关影响因素，如生活方式、环境因素、经济状况及医疗卫生服务保障等，可以明确具体防治措施，有效地开展疾病的三级预防；除了解人群的疾病状况外，应用流行病学方法还可以对居民卫生服务需求、居民卫生习惯、生活方式、科普知识及健康知识的掌握与普及程度等进行评估。只有收集到真实、有效的流行病学基础资料，才能针对社区存在的健康问题，科学地制定社区卫生服务计划、措施并保证实施。例如，根据我国实行的世界银行贷款"卫生Ⅵ项目"所进行的8省妇幼保健状况基线调查的结果确定，各省卫生工作的重点是降低孕产妇死亡率、婴儿死亡率、5岁以下儿童发病率和死亡率。

二 发现高危人群

流行病学是根据疾病在不同特征人群、不同时间和不同地点人群中的分布差异，来探明疾病的病因或危险因素。按现代流行病学观点，所有疾病的发生都可以归因于致病因子、宿主、环境三个方面的问题。健康时，这三者保持平衡，一旦它们之间失去平衡，就引起疾病。不同的疾病，这三者中每一个所起的作用不同，它们又都是可变的，流行病学欲研究疾病发生中哪个因素是起决定性作用的，从而得出哪些人群正处于某种疾病的高度危险因素中，即发现疾病的高危人群，如孕妇的哪一时期最易出现健康问题，不同年龄、性别、职业的人容易患哪种疾病。以高血压为例，高危人群可能有下列一个或多个特征：35 岁以上、脑力劳动、肥胖、吸烟、有家族史、A 型性格、从事紧张作业、缺少体育锻炼、不良饮食习惯（高盐、高脂、高热量）等。

不同的疾病通常有特征性的高危人群，对其认识、保护和定期监测可以实现早期发现、早期诊断、早期治疗的三级预防的目标。

三 评价护理干预措施

在社区卫生服务的实践中，各种疾病的防治措施和健康促进的方法与手段不断增多，某种干预措施只有当被证实有效果时，才具有推广应用的价值。例如，对糖尿病患者进行饮食控制干预及健康教育干预是否有效的证实；对脑卒中偏瘫的患者，进行肢体康复性护理措施中，哪一种方法更加有效的探讨。在社区护理工作中，这些都是常见的流行病学方法的应用。

常用的效果评价方法包括：①比较实施干预措施前后的发病率及正确行为采纳率；②采用"自然对照"的方法；③与文献报道的结果进行比较；④进行现场试验。

第3节　社区护理常用的卫生统计学知识

卫生统计学（health statistics）是运用概率论和数理统计的原理及方法，对卫生领域的研究数字资料进行收集、整理、分析与推断的一门学科。

统计资料可分为计量资料和计数资料。计量资料是指能用测量方法可以获得的数据，如血红蛋白含量、体重、身高等。计数资料是指按照某种性质和特征或属性分组（如男性与女性、满意与不满意、阴性与阳性等），然后清点各组中观察单位的个数，一般计数资料没有单位。

一 计量资料的统计指标

对于计量资料的统计描述包括集中趋势指标和离散趋势指标，常用的集中趋势指标有算术平均数、几何平均数、中位数。

（一）算术平均数

算术平均数简称均数，是将各观察值相加后除以观察值个数所得的商，用 $\bar{x}$ 表示。当观察值间数据相差不大、频数分布对称或近似于正态分布时，用算术平均数作为计量资料。计算方法有直接法和加权法。

1. 直接法　即当变量值个数不多时，直接将各变量值相加后除以变量值的个数。式（2-1）为：

$$\bar{x} = \frac{x_1 + x_2 + \cdots + x_n}{n} = \frac{\sum x}{n} \tag{2-1}$$

式中，$\bar{x}$ 为样本均数，x_1，x_2，$x_3 \cdots x_n$ 为各变量值，$\sum$ 为求和符号，n 为变量值个数。

例：对 8 名健康人测定血压，其中舒张压分别为 82 mmHg（1mmHg=0.133kPa）、72 mmHg、

69 mmHg、78 mmHg、85 mmHg、69 mmHg、80 mmHg、77 mmHg，求算数平均数。

$$\overline{x} = \frac{82+72+69+78+85+69+80+77}{8} = \frac{30}{8} = 76.5 (\text{mmHg})$$

2. 加权法 当变量值个数较多（$n \geq 100$）或变量值为频数表资料时，需要用加权法计算均数。

（二）几何平均数

几何平均数又称为几何均数，是指将 n 个变量值 x 的乘积开 n 次方所得的根（或各观察值 x 对数值均值的反对数），用 G 表示。用于观察值呈倍数关系或部分观察值偏离过大时的偏态分布的计量资料。常用的计算方法有直接法和加权法。

1. 直接法 当变量值个数不多时，直接将 n 个变量值 x_1，x_2，$x_3 \cdots x_n$ 的乘积开 n 次方，式（2-2）为：

$$G = \sqrt[n]{x_1 \cdot x_2 \cdots x_n} = \lg^{-1} \left(\frac{\sum \lg x}{n} \right) \qquad （2\text{-}2）$$

2. 加权法 当变量值个数较多或变量值为频数表资料时，需要用加权法求几何均数。式（2-3）为：

$$G = \lg^{-1} \left(\frac{\sum f \lg x}{\sum f} \right) \qquad （2\text{-}3）$$

式中，$\sum f \lg x$ 为各变量值的对数与相应频数乘积之总和，$\sum f$ 为频数的总和。

（三）中位数

中位数是指将一组变量值按照大小顺序排列，位次居中的变量值即为中位数，用 M 表示。用于资料呈偏态分布时的计量资料，包括正偏态和负偏态。常用的计算方法有直接法和频数表法。

1. 直接法 当变量值个数不多时，可以直接由原始数据计算中位数。首先将变量值按照大小顺序排列，然后根据变量值是奇数还是偶数选择计算公式。

当变量值个数为奇数时的计算公式，见式（2-4）：

$$M = x_{\left(\frac{n+1}{2}\right)} \qquad （2\text{-}4）$$

当变量值个数为偶数时的计算公式，见式（2-5）：

$$M = \frac{x_{\left(\frac{n}{2}\right)} + x_{\left(\frac{n}{2}+1\right)}}{2} \qquad （2\text{-}5）$$

2. 频数表法 当变量值个数较多或为频数表资料时，可用频数表法。

二 计数资料的统计指标

了解社区内疾病分布的情况，是做出正确社区诊断的基础。测量社区人群中的疾病或死亡情况、发现高危人群、确定需要优先解决的问题及评价干预措施的效果，最重要的是要掌握能准确描述疾病分布的指标，那么疾病率、构成比和相对比就是这样一些指标。

（一）率

率表示在一定条件下，某现象实际发生数与可能发生总数的比值，用以说明某现象发生的频率或强度，又称为频率指标。常用百分率、千分率、万分率、十万分率表示。在计算时，应考虑保持整数部位不为零，即至少应保留一位整数。计算公式见式（2-6）：

$$率 = \frac{某现象实际发生的观察单位数}{该现象可能发生的观察单位总数} \times K \qquad (2\text{-}6)$$

式中，K 为比例基数，如 100%、1000‰等。

（二）构成比

构成比表示事物内部某一部分观察单位数与同一事物各部分观察单位总数之比，用来说明事物内部各组成部分所占的比重或分布，计算公式见式（2-7）：

$$构成比 = \frac{事物内部某一部分观察单位数}{同一事物内部各部分观察单位总数} \times 100\% \qquad (2\text{-}7)$$

构成比有两个特点：①各部分构成比的总和应为 100%（或 1）；②事物内部某一部分的构成比发生变化，其他部分的构成比也相应地发生变化。

（三）相对比

相对比是两个有关联的计数指标之比，用以说明一个指标是另一个指标的几倍或百分之几。两个指标性质可以相同，也可以不同；可以是两个相对数之比或两个绝对数之比，也可以是两个平均数之比。计算公式见式（2-8）：

$$相对比 = \frac{甲指标}{乙指标}(或 \times 100\%) \qquad (2\text{-}8)$$

三 社区护理常用的生命统计指标

生命统计是流行病学分析评价的必要手段，是公共卫生记录的重要内容，是制定卫生计划及卫生政策的基础。因此，社区护理人员应掌握常用生命统计指标的作用及计算方法。

（一）人口学统计指标

1. 粗出生率（CBR） 表示某地某年平均每千人口中活产儿数，见式（2-9）。

$$粗出生率 = \frac{某地某年活产儿总数}{同期该地平均人口数} \times 1000‰ \qquad (2\text{-}9)$$

2. 死亡率 是指某人群在一定时期内死于所有原因的人数占该人群总人数的比例，又称为粗死亡率（CDR），是测量死亡危险最常用的指标，见式（2-10）。

$$(粗)死亡率 = \frac{某人群某年总死亡人数}{该人群同期平均人口数} \times 1000‰ \qquad (2\text{-}10)$$

3. 自然增长率（NIR） 表示某地某年每千人口中自然增减人数，等于粗出生率与粗死亡率之差，见式（2-11）。

$$NIR = CBR - CDR \qquad (2\text{-}11)$$

4. 婴儿死亡率 指一年内不满 1 周岁的婴儿死亡人数与同年活产婴儿数的比率，见式（2-12）。

$$婴儿死亡率 = \frac{不满周岁的婴儿死亡人数}{当年活产婴儿总数} \times 1000‰ \qquad (2\text{-}12)$$

5. 新生儿死亡率 指某年 28 天内婴儿死亡人数与同年内活产数的比率，见式（2-13）。

$$新生儿死亡率 = \frac{某年28天内婴儿死亡人数}{同年内活产数} \times 1000‰ \qquad (2\text{-}13)$$

6. 结婚率 指某年结婚人数与同期平均人口数的比率,见式(2-14)。

$$结婚率 = \frac{某年结婚人数}{同年平均人口数} \times 1000‰ \tag{2-14}$$

7. 离婚率 指某年离婚人数与同期平均人口数的比率,见式(2-15)。

$$离婚率 = \frac{某年离婚人数}{同年平均人口数} \times 1000‰ \tag{2-15}$$

(二)疾病统计学指标

1. 发病率(IR) 表示在一定时期内,可能发生某病的一定人群中某病新病例出现的频率,见式(2-16)。

$$某病发病率 = \frac{一定期间某人群某病新病例数}{同期暴露人口数} \times K \tag{2-16}$$

上式中,观察时间可根据研究的病种和研究问题的特点来确定,一般多以年为时间单位。分子为新发病例数,即在观察时间内新发生的某病病例数。如果在观察时期内,同一个人多次患某种疾病,则应按几个新发病例计算。对于发病时间难以确定的一些疾病可将初次诊断的时间作为发病时间。分母中所规定的暴露人口是指在观察期间内可能会发生所研究疾病的人数,对那些正在患病,或因患病或接受预防接种而在观察期内不可能患该病的人不应计入分母内。但由于实际工作中暴露人口数不易获得,一般使用年平均人口数(如某年7月1日零时人口数,或年初与年终人口数之和除以2作为年平均人口数)。

2. 罹患率 与发病率一样,也是测量人群新病例发生频度的一个指标。不同的是,罹患率多用于衡量小范围、短时间内新发病例的频率。观察时间通常以日、周、月或疾病的一次流行或暴发期为时间单位。其优点是可以根据暴露程度精确测量发病概率,适用于局部地区疾病的暴发、流行等情况,如食物中毒、职业中毒、传染病等。计算公式见式(2-17)。

$$罹患率 = \frac{观察期内某病新病例数}{同期暴露人口数} \times K \tag{2-17}$$

3. 患病率 又称为现患率,是指在特定时间内,一定人口中某病新旧病例所占的比例,见式(2-18)。

$$患病率 = \frac{某特定时间新旧病例数}{同期平均人口数(被观察人数)} \times K \tag{2-18}$$

4. 感染率 是指在某个时间内,受检查的人群中某病现有感染的人数所占的比例,通常用百分率表示,见式(2-19)。

$$感染率 = \frac{受检者中阳性人数}{受检人数} \times K \tag{2-19}$$

5. 病死率 指一定时间内患某病的死亡人数占同期患该病的人数的比率,见式(2-20)。

$$病死率 = \frac{某时期某病死亡人数}{同期患该病人数} \times K \tag{2-20}$$

6. 生存率 也称为存活率,即随访 n 年存活的病例数除以随访满 n 年的病例数,通常用百分率表示,见式(2-21)。

$$n年生存率 = \frac{随访满n年尚存活的病例数}{随访满n年的病例数} \times K \tag{2-21}$$

7. 治愈率 是指某病的治愈人数占受治疗人数的比率,见式(2-22)。

$$治愈率 = \frac{治愈的患者数}{接受治疗的患者数} \times K \qquad （2-22）$$

目标检测

一、选择题

A_1型题

1. 以下哪项不是病例对照研究的优点（　　）
   A. 可同时对多种危险因素的作用进行研究
   B. 研究成本较低
   C. 适合于研究人群中暴露比例很低的因素
   D. 适合于慢性病的研究
   E. 适合于罕见病的研究

2. 流行病学研究的对象是（　　）
   A. 非患者　　　　B. 患者
   C. 个体　　　　　D. 病原携带者
   E. 人群

3. 通常疾病筛检可以理解为（　　）
   A. 一种诊断方法
   B. 从表面上无病的人群中查出某病的可疑患者
   C. 从有病的人群中查出某病的可疑患者
   D. 从无病的人群中查出某病的可疑患者
   E. 筛检阳性者不需要做进一步的确诊

4. 普查属于下列哪一类流行病学研究（　　）
   A. 前瞻性研究　　B. 实验性研究
   C. 理论性研究　　D. 分析性研究
   E. 描述性研究

5. 在特定时间内，一定人口中某病新旧病例所占的比例，称为（　　）
   A. 发病率　　　　B. 罹患率
   C. 检出率　　　　D. 患病率
   E. 感染率

6. 流行病学研究的主要内容不包括（　　）
   A. 疾病预防控制效果的评价
   B. 探讨病因和影响疾病流行的因素
   C. 描述疾病与健康状态的分布
   D. 开展好健康教育和健康促进
   E. 研究疾病自然史

7. 抽样调查是指从研究对象的总体中，随机抽取有（　　）的个体进行调查（　　）
   A. 代表性　　　　B. 特殊性
   C. 方便性　　　　D. 可靠性
   E. 随机性

8. 在某个时间内，受检查的人群中某病现有感染的人数所占的比例称为（　　）
   A. 发病率　　　　B. 罹患率
   C. 患病率　　　　D. 死亡率
   E. 感染率

9. 反映计量资料平均的指标是（　　）
   A. 频数　　　　　B. 参数
   C. 百分位数　　　D. 平均数
   E. 统计量

10. 一组某病患者的潜伏期（天）分别是2、5、4、6、9、7、10和18，其平均水平的指标该选（　　）
    A. 中位数　　　　B. 算术均数
    C. 几何均数　　　D. 平均数
    E. 百分位数末端有确定数据

11. 6人接种流感疫苗一个月后测定抗体滴度为1:20、1:40、1:80、1:80、1:160、1:320，求平均滴度应选用的指标是（　　）
    A. 均数　　　　　B. 几何均数
    C. 中位数　　　　D. 百分位数
    E. 倒数的均数

12. 计算患病率时的平均人口数的计算方法是（　　）
    A. 年初人口数和年末人口数的平均值
    B. 全年年初的人口数
    C. 全年年末人口数
    D. 生活满一年的总人口数
    E. 生活至少在半年以上的总人口数

13. 患病率与发病率的区别是（　　）
    A. 患病率高于发病率
    B. 患病率低于发病率
    C. 计算患病率不包括新发病例
    D. 发病率更容易获得

E. 患病率与病程有关

二、简答题

1. 简述普查的优缺点。

2. 抽样调查有哪些注意事项？

3. 筛检的目的是什么？

4. 病例对照研究的设计与实施包括哪些步骤？

5. 常用计量资料的集中趋势统计指标有哪些？

（刘　勇）

第三章　社区健康教育和健康促进

健康是人类宝贵的财富，是人类生存和发展的前提。健康教育是社区卫生服务"六位一体"的重要内容，社区健康教育是社区卫生服务的基本任务之一，随着我国社区改革建设的不断发展与完善，人们对社区卫生服务的需求和依赖性不断增强，社区健康教育的重要性日益突出。健康教育与健康促进作为公共卫生工作的核心内容，世界各国均已将健康教育与健康促进纳入国家健康国策之中。开发社区资源，加强社区行动是世界健康教育与健康促进的重要策略。

第1节　健康与健康相关行为

● 案例 3-1 ....

某社区卫生服务中心的护士小张，针对社区中男性居民吸烟率较高的问题，近期正在筹划戒烟的健康教育活动。

问题： 1. 开展戒烟的健康教育活动对居民戒烟的意义有哪些？

2. 护士小张应遵循什么理论开展健康教育？相关健康行为有哪些？

一　健康

（一）健康的概念

健康是一个相对的、动态的概念，随着生物-心理-社会医学模式的发展，人们对健康的认识也在不断地提高。1948年世界卫生组织将健康定义为：健康不仅是没有疾病或虚弱，而是身体的、精神的健康和社会适应良好的总和。对于健康的理解，我国宪法中明确规定，维护全体公民的健康和提高各族人民的健康水平，是社会主义建设的重要任务之一。这些均说明健康是人们的基本权利，社区卫生服务机构作为卫生部门的基层单位，在维护和促进人群健康的工作中起着举足轻重的作用。社区护士应当掌握相关知识和技能，做好居民健康的"守门人"。

理解健康的内涵，应注意以下两个方面的内容。

1. 健康是动态的、连续变化的　即健康与疾病之间不存在明确的界限。现代生物-心理-社会医学模式要求人们用相对的观念来看待健康，认为健康与疾病并存于一个连续统一体中。真正绝对健康和极重度疾病的人在人群中都是极少数；绝大多数人的健康状态往往是波动于健康与疾病之间的过程中，即具有动态的特征，随着动态过程的位置不同，其程度也不同，即从最佳健康到病重死亡。如有适当干预，人们就能向更健康的水平发展，反之则可能向疾病方向变化。

2. 健康是全方位的 包括生理健康、心理健康及社会适应能力良好。每个人都是一个完整的整体，不应将其割裂成不同的部分。一个健康的人应感觉自己处于良好的状态：充满生气和活力、精力充沛、思维敏捷、情绪稳定。而不仅仅是不得病。因此，社区护士不应仅仅把健康放在对躯体疾病的管理上。例如，一个老年人日常生活能力减退或出现瘫痪症状是不健康的客观表现。

（二）影响健康的因素

世界卫生组织的报告指出，影响健康的因素种类繁多，其中行为和生活方式最为重要。

1. 行为和生活方式因素 行为和生活方式因素是指因自身不良行为和生活方式，直接或间接给健康带来的不良影响。

（1）行为：是人对环境刺激所做的能动反应，是影响健康的重要因素，几乎所有影响健康的因素的作用都与行为有关，如吸烟、酗酒、吸毒等不良行为严重危害人类健康。因此，改变不良行为是健康教育的根本目标。

（2）生活方式：是一种特定的行为模式，受个体特征和社会关系所制约，是人们在长期社会环境、经济条件和家庭影响下形成的一系列的生活习惯、生活节奏和生活意识，包括饮食习惯、睡眠习惯、文化娱乐、生活方式等。这是影响现代人健康的最大因素。

2. 环境因素 影响人健康的环境包括内环境和外环境。内环境是指机体的生理环境，受到遗传、行为和生活方式及外环境因素的影响而不断变化。外环境包括自然环境和社会环境。自然环境包括空气、阳光、水、地理等，这些都是人类赖以生存和发展的基础，环境为人们提供资源，同时也对人类的健康产生了威胁。社会环境包括社会制度、社会组织、法律、经济、文化、教育、人口、民族、职业等，还包括人际关系和社会状况。这些因素对健康的影响主要通过影响个体健康观念、健康行为来实现。

3. 生物学因素 常见的生物学因素包括遗传因素、病原微生物及个体的生物性特性。

（1）遗传因素：主要影响了个体在某些疾病上的发病倾向。遗传性疾病约占人类各种疾病的 1/5，这其中许多疾病尚无有效的根治方法。高血压、糖尿病、肿瘤等疾病的发生就与遗传有关。

（2）病原微生物：引起的感染性疾病曾是人类死亡的主要原因，但随着社会的发展，社会方式因素对健康影响越来越大。然而，在儿童和老年人中间，病原微生物导致的感染仍很常见。

（3）个人的生物学特征：包括年龄、性别和健康状况等。不同的生物学特征导致个体对疾病易感性不同。

4. 健康服务因素 又称为卫生保健服务。世界卫生组织提出了"人人享有卫生保健"的战略目标，我国采取的措施是建立社区卫生服务网络和保障社会医疗体系。健康服务水平的高低直接影响到人群的健康水平。

健康行为与健康相关行为

健康行为是指人体在身体、心理、社会各方面都处于良好状态时的行为表现。健康行为带有明显的理想色彩，与 WHO 对健康的定义一样，只能以渐进的方式去接近。健康行为按照研究对象的不同可分为团体健康行为和个体健康行为。健康相关行为是指任何与疾病预防、增进健康、维护健康及恢复健康相关的行为，是指个体或团体的与健康和疾病有关的行为，按照其对行为者自身和他人的影响可分两大类：促进健康行为和危害健康行为。

（一）促进健康行为

促进健康行为是个人或群体表现出的、客观上有利于自身和他人健康的一组行为。根据哈律士（Harris）和顾坦（Guten）的建议，健康行为分为以下五类。

1. **基本健康行为** 是指在日常生活中有益于健康的行为，如积极的休息与睡眠，合理营养，适量运动等。

2. **避开环境危害行为** 是指避免暴露于自然环境和社会环境中有害危险因素的行为，如环境污染、生活紧张事件等。

3. **戒除不良嗜好行为** 是指自觉抵制、接触不良嗜好的行为，如戒烟、不酗酒、不吸毒和不赌博等。

4. **预警行为** 是指预防事故发生及事故发生后如何处置的行为，如驾车系安全带、工地施工戴安全帽、火灾发生后自救等。

5. **保健行为** 是指有效合理利用卫生资源，维护自身健康的行为，如定期体检、预防接种等。

（二）危害健康行为

危害健康行为是个体或群体在偏离个人、他人、社会的期望方向上表现的一组行为，是不利于自身和他人健康的行为，通常可以分为以下四类。

1. **不良生活方式与习惯** 不良生活方式是人们习以为常的、对健康有害的行为习惯，包括能导致各种成年期慢性病变的生活方式，如吸烟、酗酒、缺乏运动锻炼、高盐高脂饮食、不良进食习惯等。不良生活方式与肥胖、心脑血管疾病、癌症等关系密切。

2. **致病性行为模式** 是导致特异性疾病发生的行为模式，国内外研究较多的有 A 型行为模式和 C 型行为模式。A 型行为模式是一种与冠心病密切相关的行为模式，又称为"冠心病易发行为"。其核心行为表现有两种：不耐烦和敌意。产生该行为的根本原因是过强的自尊和严重的不安全感。A 型行为者其冠心病发病率、复发率和致死率均比正常人高 2～4 倍。C 型行为模式是一种与肿瘤发生有关的行为模式，又称为"肿瘤易发性行为"。其核心行为表现是情绪过分压抑和自我克制，爱生闷气。C 型行为者宫颈癌、胃癌、食管癌、肝癌和恶性黑色素瘤的发生率都比正常人高 3 倍左右。

3. **不良疾病行为** 疾病行为是指个体从感知到自身患病到疾病康复所表现出来的一系列行为。不良疾病行为可发生在上述过程的任何阶段，常见的行为表现形式有隐瞒病情行为、恐惧、不及时就诊、不遵守医嘱、角色行为超前、角色行为缺如、角色心理冲突、迷信乃至自暴自弃等。

4. **违反社会法律、道德的危害健康行为** 吸毒、性乱等危害健康的行为均属于此类行为。这些行为既直接危害行为者个人健康，又严重影响社会健康与正常的社会秩序，如吸毒不仅可直接产生成瘾行为，导致吸毒者身体的极度衰弱，静脉注射毒品还可能感染乙型肝炎和艾滋病；混乱的性行为可能导致意外怀孕、感染性传播疾病等。

三　健康相关行为改变的理论

健康教育相关理论与模式是健康教育活动的指南，是健康教育计划和实施的理论框架。各国学者对健康行为、健康教育的理论与模式进行了分析研究。目前应用较多的是"知-信-行模式"和健康信念模式。

（一）"知-信-行模式"

"知-信-行模式"（knowledge-attitude-belief practice，ABP/KAP）即知识、信念和行为的简称，是改变人类健康相关行为的模式之一。该理论提出了知识、信念和行为之间的递进关系，主要阐述了对于行为改变来说，卫生保健知识和信息是基础，正确的信念和态度是动力。人们通过学习，获得相关健康知识和技能，逐步建立积极正确的信念和态度，今后才有可能主动采取有益于健康的行为，改变危害健康的行为。

"知-信-行模式"中知识是基础，信念是动力，行为的产生和改变是目标。三者之间存在因果关系。人们获得相关的健康知识，对知识进行积极思考才能形成信念；将知识上升为信念后才可能采取积极的态度去改变行为，从而促进健康行为的产生。由此"知-信-行模式"可概括为信息→知→信→行→增进健康。

然而，人们从接受知识转化为行为改变是一个复杂而漫长的过程，需要经过一系列步骤：信息传播→觉察信息→引起兴趣→感到需要→认真思考→相信信息→产生动机→尝试行为态度→坚决行为→行为确立。行为改变是目标，其中任何一个因素都有可能导致行为形成或转变受阻。知识是行为改变的必要条件，但不是充分条件，只有对知识进行积极思考，对自己职责有强烈责任感，才可能逐步形成信念。当知识上升为信念，就有可能采取积极的态度去转变行为。态度是转变行为的前奏，要改变行为必须先改变态度。影响态度改变的因素有以下几点。

1. 信息的权威性　信息的权威性越强，可靠性和说服力就越强，态度转变的可能性越大。

2. 传播的效能　传播的感染力越强，越能激发和唤起受教育者的情感，就越有利于态度的转变。

3. 恐惧因素　恐惧使人感到事态的严重性，但恐惧因素需要使用得当，否则会引起极端反应或逆反心理。

4. 行为效果和效益　是一种吸引力较大的因素，不仅有利于强化自己的行为，同时常能促使信心十足者发生态度的转变。只有全面掌握知、信、行转变的复杂过程，才能及时、有效地减弱或消除不利的影响，促进有利环境的形成，进而达到转变行为的目的。

（二）健康信念模式

健康信念模式（the health belief model，HBM）是运用社会心理方法解释健康相关行为的理论模式。1958年，美国社会心理学家霍克巴姆（Hochbaum）提出，后经Becker和Rosenstock修订完善。健康信念模式是基于信念可以改变行为的逻辑推理，包括个人认知、修正因素和行动的可能性三部分。其核心是感知威胁和知觉益处；前者包括对疾病易感性和疾病严重后果的认识，后者包括对健康行为有效性的认识。在健康信念模式中，由以下几个因素组成（图3-1）。

1. 对疾病威胁的感知　对疾病易感性、严重性的感知程度越高，促使人们产生行为动机的可能性就越大。

（1）对疾病易感性的感知：指个体对自身罹患某种疾病或出现某种健康问题可能性的判断，包括对医生判断的接受程度、自身对疾病发生和复发可能性的判断等。

（2）对疾病严重性的感知：指个体对罹患某种疾病可能性的认识，包括对生理健康的不良影响，如死亡、伤残、疼痛等；对心理健康的影响，如意识到疾病会影响工作、家庭生活、人际关系等。

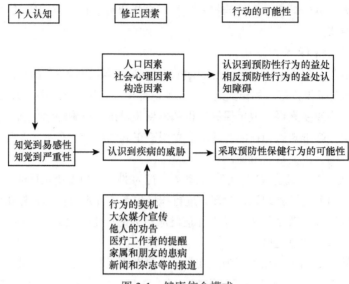

图 3-1 健康信念模式

2. 对健康行为益处和障碍的感知

（1）感知健康行为的益处：指人们对采纳行为后可能产生益处的主观判断，包括对保护和改善健康状况的益处和其他收益。只有当人们认识到自己的行为有效时，才能自觉采取行为。

（2）感知健康行为的障碍：个体对采纳健康行为将会面临障碍的主观判断，包括行为的复杂性、花费的时间、经济负担的轻重等。只有当人们对困难具有足够的认识，才能使行为维持和巩固。

3. 自我效能　是指一个人对自己有能力执行某一特定行为并达到预期结果的评价和判断，即个体对自己有能力控制内外因素而成功采纳健康行为并取得预期结果的自信心。自我效能高的人，更有可能采纳有益健康行为的建议。

4. 其他因素　包括人口学及社会心理学因素，如年龄、性别、民族、文化程度、职业、社会阶层、社会压力等。不同特征人采纳健康行为的可能性相异。如教育程度及社会地位高、老年人、曾经患过该病的人采取建议的可能性较大。

第2节　社区健康教育概述

● 案例 3-2

某社区辖区 8 个街道，3.2 万人口，常住人口以工作为主，其中初中及以下文化程度者占52.8%，60 岁以上老年人口比例为 11.4%，大多数家庭经济处于中下等水平。一年来 35 岁以上人群常见疾病顺次为流行性感冒（流感），高血压，急、慢性支气管炎，冠心病，退行性骨关节疾病，脑血管病，癌症。肥胖率达 23%，高血压患病率为 10.2%，冠心病患病率为 2.3%；成年男性吸烟率为 56%，饮酒率为 46.5%；人均盐摄入量为 15g/d。社区内无公共文体设施。新建社区卫生服务中心 1 所，医生、护士共 13 人，其中 3 人参加过全科医生的培训。

问题：1. 作为社区护士应对哪些人群优先开展健康教育？

2. 针对以上人群应选择何种健康教育方法？

3. 针对以上人群应开展哪些健康教育内容？

社区健康教育基本概念

健康教育（health education）是通过有计划、有组织、有系统的社区活动和教育活动，使健康信息在教育者与被教育者之间传递和交流，使受教育者树立健康意识，自觉自愿地改变不良行为，建立有益于健康的行为和生活方式，消除或减轻影响健康的危险因素，从而达到维护和促进健康、预防疾病的目的。健康教育是一种双向性的信息传播方式，是一种干预，是联系健康认识与健康实践的桥梁，通过帮助个人和全体掌握卫生保健知识，强化人的健康意识，改变人们的行为和生活方式，并且强调主动改变。

社区健康教育（community health education）是以社区为基本单位，以社区人群为教育对象，以促进居民健康为目标，有目的、有计划、有组织、有评价的健康教育活动。通过在社区开展不同人群的综合性健康教育，最终目的是通过普及健康知识、建立健康态度、实践健康行为，增进全民健康；充分有效利用社区的卫生保健资源开展健康促进和预防疾病工作，从而降低社区人群的发病率、残障率和死亡率，提高人们的生活质量。

 开展社区健康教育的意义

健康教育是架起健康信息和健康行为之间的桥梁。随着卫生保健服务模式的改变，居民对健康服务需求的提高，社区健康教育已成为社区护理的主要内容。维护健康、预防疾病、促进健康是社区卫生服务的工作重点，社区保健工作不仅要立足于当前，更要着眼于未来，即不仅要对服务人群目前的健康负责，更重要的是通过社区基本卫生服务工作，争取从根本上改善和促进人群的健康状况，一定程度上也强调了社区工作的服务重点转向预防的必要性。健康教育是预防工作的一个重要环节，社区护理实践活动离不开健康教育，通过健康教育的信息和知识传播，培养人们的自我保健意识和对公众健康的责任感，纠正不良行为习惯，消除不良因素，逐步建立起符合健康要求的行为和生活方式，包括个人卫生习惯和环境保护意识，以促进人群的健康。

实施健康教育不一定能立即、完全收到成效，但大量事实表明，它确实可以带来益处，如人群死亡率有所下降，平均期望寿命提高。社区健康教育的具体内容如下。

（1）引导和促进人们提高健康及自我保护意识，寻求导向健康最高水平的行为，避免生活中的失衡、疾病和意外。

（2）帮助人们改变不良生活习惯。

（3）帮助他们维持最佳健康状态，以适应社会的变化，逐渐走向康复，赢得健康，成为心理品质健全的健康者。

（4）通过对患病居民的知识、信念、态度、价值观、理解力等基本因素的改变，促进其与医护人员保持联系，提高服药依从性，做到合理膳食、适量运动、控制情绪、改变不良生活方式等行为，进而提高生活质量，延长预期寿命。

 社区健康教育内容

社区健康教育内容广泛，实施中应根据社区教育对象的需求和特点确定教育内容，要有针对性、科学性和指导性。

1. 一般性健康教育　内容面向社区群体。其目的是帮助人群了解个人和群体健康的基本知识。主要内容包括一般健康知识，包含疾病防治、公共卫生、心理卫生、生殖健康、安全防范、食品卫生、环境保护、计划生育、院前急救、家庭药箱的使用与管理等。

2. 特殊人群的健康教育　面向特殊个体或群体，如儿童与青少年、妇女、老年人、慢性病患者、临终患者等。其目的是帮助社区特殊人群进行常见健康问题的教育。主要内容包括人群的保健知识，疾病康复与护理的知识及技能，包含儿童保健、妇女保健、中老年人保健、疾病康复与护理技能、残疾人康复功能训练、死亡教育等。

3. 卫生管理法规的健康教育　面向个体、家庭及社区群体。其目的是帮助公众了解卫生法律法规，提高公众的责任性和自觉性，自觉遵守卫生管理法规，维护社会健康。主要内容为相关的政策法规，包含《中华人民共和国环境保护法》《中华人民共和国母婴保健法》《中华人民共和国食品卫生法》《中华人民共和国传染病防治法》《突发公共卫生事件应急条例》医疗保险政策、社会养老保险政策等。

四　社区健康教育基本原则

社区健康教育是为了维护和促进健康，是全新的社会系统工程，不能只依靠医疗卫生部门和医务人员，而是需要政府和全社会共同承担责任，以达到最佳的教育效果。

1. 转变观念，健全网络　社区健康教育工作的关键是取得社区决策者的重视和支持，联合社区卫生医疗、文化教育、新闻媒介等组织共同推进。同时，医疗保健专业机构和人员形成纵向网络，社区各协同单位形成横向网络。健康教育机构负责业务指导，各级政府和卫生行政部门负责领导协调，充分利用城乡三级医疗卫生保健网，将社区健康教育有机地融入初级卫生保健体系。通过政府机构制定政策、发布文件、部门协调、组织领导、经济支持、考核评估等行政管理手段来支持和推动健康教育工作。

2. 开发利用社区资源　社区资源是开展社区健康教育的能源和基础，包括人力资源、物力资源、财力资源、信息资源等。充分开发利用社区资源，可以培养社区成员的自治精神和自助、互助能力，实现资源共享、互惠互利，保持社区健康教育的持续发展。

3. 调动社区人群广泛参与　社区健康教育的核心是全民参与，没有社区居民的参与，健康教育就无法进行。要充分动员社区居民人人主动、积极地参与社区健康教育计划项目的制定、实施，解决自身关心的健康问题，选择容易被大家接受的教育内容、形式和活动场所，从而使健康教育有效地开展，并达到预期效果。

4. 采用合理有效的策略和方法　根据地区、对象、目的、内容选择适宜的方法，不同地区存在自然环境、风土人情、生活方式、文化背景等方面的差异，尤其少数民族地区，更有其特殊的风俗习惯。社区健康教育的对象亦十分复杂，在年龄结构和文化程度方面都存在很大差异，对健康知识的了解和需求也不尽相同，需要根据人群特点，选择不同形式的健康教育。另外，健康教育活动目的不同，运用方式也不同，如要传播卫生知识、培养行为，进行深入的健康教育，可采取人际传播方式，如举办专题讲座、个别指导、咨询、行为训练等形式的健康教育。最后，教育内容也是选择健康教育策略的重要考虑之一。

综上所述，在社区健康教育工作中，应尽可能多地调动各部门参与，综合采用各种健康教育方法，注意运用传播学原理，充分利用大众传播与人际传播，使其优势互补。同时注重目标人群知识、信念、行为的改变，以及相关环境和卫生服务状况的改变，采用多层次干预和多种干预手段并用的综合性策略和方法，提高健康教育的效果。

五 社区健康教育方法

社区健康教育应以人群健康为出发点，运用各种传播媒介渠道和方法，以维护和促进人类健康为目的，主要形式为以下几种。

（一）语言健康教育

语言健康教育又称为口头健康教育，即通过语言的沟通和交流，有技巧地讲解健康教育的知识，增加社区居民对健康知识的理性认识，是最常用、最基本的健康教育方式，包括口头交谈、健康咨询、专题讲座、小组讨论等。

1. 口头交谈　以面对面的方式传递信息、交流情感、进行行为指导，是入户家访和个别教育的基本形式。该方式简便易行、针对性强、反馈及时，但教育者需具备较好的沟通技巧。

2. 健康咨询　以现场咨询或电话的形式指导咨询者提出的有关健康问题，帮助他们解除疑虑，做出行为决策，保持或促进身心健康。该方式应由有经验的相应的专业人员承担。

3. 专题讲座　以组织集体听课或办学习班的形式，由专业人员就某一专题进行知识传授，此方式有专业性、系统性，目的明确，内容突出，适用于社区重点人群的群体教育。

4. 小组讨论　由健康教育者组织学习对象共同进行沟通交流，互帮互学，共同提高，特别适用于技能训练和行为改变，如戒烟支持小组等。

（二）文字健康教育

文字健康教育又称为图文宣传，是利用各种文字传播媒介和社区居民的阅读能力来达到健康教育目的的一种方法。主要包括卫生标语、卫生手册、卫生墙报、卫生宣传画等。

1. 卫生标语　是一种适合各种场合的宣传形式，具有形式简单、制作方便、语言精练、易于记忆，号召力、鼓动性强的特点。

2. 卫生手册　由专业人员用大众化的语言编写，将一般的健康教育内容进行陈述解释，印刷成册。内容系统、针对性和知识性强，便于保存。

3. 卫生墙报　包括黑板报和卫生墙报，制作简便，内容应简明，注意版面美观，字体清楚，可结合时令和卫生中心工作编排内容，具有传播信息、宣传鼓动和普及知识的作用。

4. 卫生宣传画　是文字与形象艺术的结合。以绘画、图片、设计编排且色彩鲜明，能起到好的宣传教育效果，极具感染力。

（三）形象化健康教育

形象化健康教育以图片、照片、标本、模型、实物等方式传递健康信息。特点是直观性、真实性强，印象深刻，效果良好。

（四）电化健康教育

电化健康教育又称为多媒体健康教育，包括广播、电视、电影、录音等传媒手段。广播、录音是电化教育中最简单、最容易实施的方法。电视、电影是电化教育中最先进、效果最明显的方法，一般选用适用广泛、大众急需的题材制作健康教育专题节目，通过电视或电影的手段加以表现，发挥视听并用的优势，尤其适合操作过程的演示。

（五）同伴教育

同伴是指年龄相近、性别相同或具有相同背景、共同生活经历、相似的生活状况或因某个原因具有共同语言的人等。同伴教育是以同伴关系为基础开展信息交流与分享的学习方式，一般以小组讨论为基础开展。

（六）综合健康教育

综合健康教育是将多种教育方法和教育内容综合在一起，能够取长补短，可以大大提高健康教育的效果，主要包括卫生展览会、卫生科普画廊等。

第3节 健康促进

● 案例 3-3

九九重阳节（又称老人节）前夕，某地社区卫生服务中心发出通知，要求各社区站点开展一次免费的老年人常规疾病检查。

问题： 1. 健康促进的主要工作方法有哪些？
  2. 健康教育与健康促进的关系如何？

一 健康促进的概述

健康促进的总目标是建立和完善适应社会发展需要的健康教育与健康促进工作体系，提高专业队伍素质。其指导思想是以科学发展观为指导，全面贯彻爱国卫生促进条例，广泛动员社会力量，整合各类资源，实施以"健康传播、健康生活、健康管理、健康建设"为主要内容的全民健康促进活动，传播健康理念，倡导健康文明生活方式，提高群众自我保健意识和自我保健能力。

（一）健康促进的概念

健康促进（health promotion）的概念兴起于 1970 年末，世界卫生组织的会议使此概念逐步形成。随着健康促进的发展，概念也不断发展和完善。

（1）1986 年 11 月 21 日，在加拿大渥太华召开的第一届国际健康促进大会中通过的《渥太华宪章》中指出：健康促进是促使人们提高、维护和改善他们自身健康的过程，是协调人类与他们所处环境之间的策略，规定个人与社会对健康各自所负的责任。

（2）美国健康教育学家格林对健康促进进行了定义：健康促进是指一切能促使行为和生活条件向有益于健康改变的教育与环境支持的综合体。其中环境包括社会、政治、经历和自然环境，而支持包括政策、立法、财政、组织、社会开发等各个系统。

（3）2005 年 8 月 8 日第六届全球健康促进大会在曼谷举行，《曼谷宪章》中强调健康促进的落实在与政策及伙伴关系的建立，共同开创一个永久性的目标、策略与行动。

健康促进的内涵体现在以下几个方面。

1）健康促进涉及整个人群的健康和人们生活的各个方面，而不仅仅是针对某些疾病或者某些疾病的危险因素。

2）健康促进主要直接作用于影响健康的病因或危险因素的活动或行动。

3）健康促进不仅作用于卫生领域，还作用于社会各个领域，健康促进指导下的疾病控制已非单纯的医疗卫生服务，而应采取多部门、多学科、多专业的广泛合作。

4）健康促进特别强调个体与组织的有效及积极的参与。

（4）国际健康促进与教育联盟第 20 届世界健康促进研讨会于 2010 年 7 月在瑞士日内瓦举办，研讨会主题为"健康促进与永续发展"：今年气候变化严重影响生活环境，对于人的安全与健康也产生重大影响，希望结合健康促进、健康平等与永续发展模式，探讨人、健康社会与健康地球的三赢策略。

（5）社区健康促进（community health promotion）是通过健康教育和环境支持改变个体和群体行为、生活方式与社会影响，降低本地区发病率和死亡率，为提高社区居民质量和文明素质而进行的活动。社区健康促进的构成要素包括健康教育及一切能够促使行为、环境有益于健康改变的政策、组织、经济等支持系统。

（二）健康促进的领域和策略

《渥太华宪章》中明确指出了健康促进所涉及的五个主要的策略活动领域和三个策略。

1. 主要活动领域

（1）制定促进健康的公共卫生政策：健康促进的含义已超出了卫生保健的范畴，它把健康问题作为各级政府、各级组织与各个部门应该共同关心的系统工程，明确要求非卫生部门实行健康促进政策，其目的是要促使人们更容易做出更健康的选择。

（2）营造支持性的环境：健康促进必须创建安全的、满意的、并且是愉快的生活和工作环境，系统地评估快速变化的环境对健康的影响，以保证我们的社会和自然环境有利于健康的发展。

（3）加强社区的行动：健康促进的重点是社区，充分发动社区力量，开发社区资源，积极有效地参与卫生保健计划的制订和执行，帮助社区人群认识自己的健康问题，并提出解决问题的办法。

（4）发展个人技能：提供健康信息、健康教育，帮助社区人群提高做出健康选择的技能，以支持个人和社会的发展。

（5）调整卫生服务方向：健康促进规定卫生服务的责任应由个人、社会团体、卫生专业人员、医疗保健部门、工商机构和政府共同承担。调整卫生服务类型与方向，将健康促进和预防作为提供卫生服务模式的组成部分，让最广大的人群受益。

2. 主要策略　健康促进策略指的是为达到计划目标所采取的战略措施。

（1）倡导是一种有组织的个体及社会的联合行动。为创造有利于健康的社会、经济、文化和环境条件，要倡导政策支持；倡导社会对各项健康举措的认同，激发社会对健康的关注和群众参与意识；倡导卫生及相关部门提供全方位的支持，最大限度满足群众对健康的需求。

（2）赋权与政治和权利密切相关。健康是基本人权，其重点在于实施健康方面的平等，缩小目前存在的资源分配和健康状况的差异，保障人人享有卫生保健的机会与资源。为充分发挥各自健康的最大潜能，应授予群众正确的观念、科学的知识和可能的技能，把健康权牢牢地掌握在群众自己手里，这是实现卫生服务、资源分配平等合理的基础。

（3）协调健康促进涉及卫生部门、社会其他经济部门、政府、非政府组织、社会各界、各行各业的人群和个人。在改善和保护健康的健康促进互动中，必须使个体、社区及相关部门等各利益相关者之间协调一致，组成强大的联盟和社会支持体系，共同协作实现健康目标。

（三）健康促进与健康教育的关系

1. 健康教育与健康促进的联系　健康教育是健康促进的重要组成部分，与健康促进一样，不仅涉及整个人群，而且涉及人们社会生活的各个方面。健康教育是健康促进的核心，健康促进需要健康教育的推动和落实，营造健康促进的氛围，没有健康教育，健康促进就缺乏基础。

而健康教育又必须有环境、政策的支持,才能逐步向健康促进发展,否则其作用会受到极大的限制。

2. 健康教育与健康促进的区别　健康教育与健康促进紧密联系但又各有不同分工,两者不能等同,也不能互相替代。具体区别见表3-1。

表3-1　健康教育与健康促进的区别

特点	健康教育	健康促进
主体	医护人员	政府或政策制定者
核心	个体行为和生活方式改善	支持性环境
主要任务	动员个人为促进自己的健康改善行为	社会动员
主要方法	传播结合教育,以教育为主	多因素全方位整合性,强调组织行为和支持性环境的营造
效果	可致 KAP 的变化,可带来个体健康水平的提高,但难以持久	个体和群体健康水平的提高,具有持久性

随着人们生活水平的提高,人们对健康也越来越重视,开展健康教育需要考虑政策、环境的支持,需要纳入社区发展的规划和卫生服务的职能,需要多部门、多层次人士的协调和参与。增进社区健康意识,处理好卫生与经济发展的关系,形成一种可持续发展的机制,从理论到实践都有待于我们去探索、去挖掘,从健康教育到健康促进,前景可嘉。

> **链接**
>
> **卫生宣教、健康教育、健康促进的区别与联系**
>
> (1)卫生宣教属于单向的知识传播,传播对象比较泛化,缺乏针对性。卫生宣教是健康教育的重要手段,侧重于改变人们的知识结构和态度,不着重信息的反馈和效果。
>
> (2)健康教育是卫生宣教在内容上的深化、范围上的拓展和功能上的扩充。其教育对象明确、针对性强、注重反馈信息,着眼于教育对象行为的改变。然而,健康教育离不开卫生宣教,健康教育要实现特定健康行为目标,必须以卫生宣教作为重要手段。
>
> (3)健康促进是使人们得以增强控制自身健康的能力及改善自身健康状态的过程,包括了健康教育及能促进行为与环境有益于健康改变的相关政策、法规、组织的综合。健康促进需要健康教育和卫生宣教来推动和落实,即通过传播与教育活动,促进各部门对健康的关注与参与,促进政策制定者、社会领导群体观念与行为的变化。
>
> 由此,卫生宣教是一种单纯的知识传播手段,健康教育更侧重于教育对象行为方式的改变,而健康促进包括一些旨在直接增强个体和群体知识技能的健康教育活动,也包括直接改变社会、经济和环境条件的活动。

 健康促进理论与模式

健康促进计划的正确制订,是保证健康促进活动有目标、系统进行的基础与前提。健康促进模式的基本理论是每一个社区卫生工作者应掌握和具备的基本能力。

(一)格林模式

格林模式(PRECEDE-PROCEED)又称为健康诊断与评价模式。格林模式将健康促进计划分为两个阶段9个步骤(图3-2)。

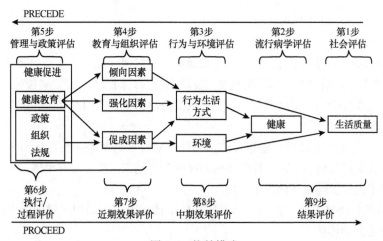

图 3-2　格林模式

第一阶段：PRECEDE，即评估阶段，包括社会评估、流行病学评估、行为与环境评估、教育与组织评估、管理与政策评估五个步骤。

第二阶段：PROCEED，即执行与评价阶段，包括执行/过程评价、近期效果评价、中期效果评价和结果评价四个步骤。

格林模式九个步骤的具体内容如下。

1. 社会评估　包括生活质量和社会环境评价两个方面。生活质量受社会政策、社会服务、卫生政策和社会经济水平的影响。社会环境评价包括对社会政策环境、社会经济环境、社会文化环境、卫生服务系统监控教育工作完善性、社会资源利用状况和对健康投入情况的评价。

2. 流行病学评估　包括威胁社区人群生命与健康的主要问题及其危险因素；健康问题的易感人群及其分布特征；疾病或健康问题在地域、季节、持续时间上的分布规律；哪些干预措施最为敏感；可能获得的预期效果等，为确定干预重点和目标人群提供依据。

3. 行为与环境评估　找出导致健康问题的行为和环境因素，通过分析各因素的重要性和可变性，确定与健康问题相关的、能够确定为干预目标的行为。

4. 教育与组织评估　明确特定的健康行为后，分析其影响因素，并根据各因素的重要程度及资源情况确定优先目标，明确健康促进干预的重点，依据影响健康行为的倾向因素、促成因素和强化因素，进行教育与组织诊断。这三个因素共同作用影响人们的健康行为，其中倾向因素是内在动力，促成因素和强化因素是外在条件。

5. 管理与政策评估　包括制订和执行计划的组织与管理能力，支持健康促进的资源及条件（如人力、时间等），有无进行健康促进的机构及其对健康促进的重视程度，政策和规章制度对健康促进项目开展的支持性或抵触性等。

6. 健康促进计划的执行/过程评价　通过健康教育和政策法规制定实施健康促进。在实施健康促进的过程中，不断进行评价，找出存在的问题并及时对计划进行调整，使计划可行性更大。

7. 近期效果评价　对健康促进所产生的影响及短期效应进行及时的评价。主要评价指标有干预对象的知识态度、信念等改变。

8. 中期效果评价　主要评价干预对象的行为与生活方式是否发生改变。

9. 结果评价　当健康促进活动结束时，按照计划检查是否达到长期、短期目标，重点是长期目标。评价健康促进是否促进了身心健康，提高了生活质量。常见评价指标有发病率、伤残率和死亡率。

（二）影响健康促进活动的主要因素

1. 组织与动员社区参与，开发领导是主要策略　社区组织动员的层次包括领导层、社区人群、专业技术群体、家庭及个人参与的动员。发动全社会共同参与，开发各级政府和有关部门，协调社区各部门及社会组织支持和参与，并形成支持性网络，共同对社区的健康承担责任，创造有益的健康促进环境。

2. 干预与支持是中心环节　健康促进从整体上对群众的健康相关行为和生活方式进行干预。其内容涉及疾病防治、生态和社会环境的改变等，范围广泛，涉及个体、家庭、社区的身心健康，贯通于医疗保健服务的各个方面。

3. 加强信息传播是重要手段　充分利用社区的传播渠道，采用多种传播手段相结合的方式，扩大健康信息的传播。

4. 开发利用社区资源，加大资金投入是保证。

5. 加强人员培训是基础　人才队伍建设是健康促进的重要环节之一。健康促进人员的专业水平高低直接影响着健康促进工作的开展质量。

6. 注重计划设计和评价是关键　为避免健康促进工作的盲目性与减少社区资源浪费，使工作有条不紊地进行，健康促进应以健康需求评估为基础，应具有明确的目标、任务、方法、所需资源、实施步骤和进度等，形成计划并加以实施。

（三）护理人员在社区健康促进中的功能

1. 进行完整的社区健康评估　建立各年龄层的健康相关资料、了解影响社区健康的资源与限制因素、居民对社区健康问题的认知及如何提升社区健康的需求等项目。

2. 提供人性化服务理念的宣教服务　鼓励人群参与健康促进活动的计划与评价过程，护理人员扮演促进者的角色以协助人群解决健康问题。

3. 增强社区民众维护健康的能力　运用以实证科学为基础的健康知识，通过健康教育的方法建立人群解决问题的信心，促使人群学习良好的健康行为与自我照顾的方法。

4. 影响健康政策的制定　通过护理人员专业组织讨论健康相关的议题，收集相关的讯息或知识，运用协商、谈判技巧影响政策制定相关人员，借传播技巧散播与议题相关的信息等。

5. 支持健康的公共政策，改善个人生活型态　通过健康宣教及相关政策的制定来改善人群的卫生习惯，改变健康危险行为；通过相关政策和网络资源，鼓励人群利用预防性健康照护。

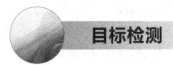

目标检测

A₁型题

1. 依据"知-信-行模式"的观点，促进人们采取健康生活方式的关键（　　）
   A. 知识　　　B. 技能　　　C. 行为
   D. 技能　　　E. 态度

2. 健康教育的最终目的是（　　）
   A. 帮助人们掌握基本的健康知识和技能
   B. 改善、维护和促进个人、家庭、社区的健康

C. 要求人们自觉采纳有利于健康的行为和生活方式
D. 引导和促进人们树立健康观念
E. 减少和预防疾病

3. 某社区护士思考运用"知-信-行模式"解释个体的戒烟行为，下列属于"动力因素"的是（　　）
   A. 强调戒烟的益处
   B. 产生戒烟行为

C. 教授戒烟的方法

D. 形成吸烟危害健康的信念

E. 说明吸烟的危害

4. 骑摩托车时戴安全帽属于促进健康行为中的（　　　）

  A. 基本健康行为　　B. 预警行为

  C. 保健行为　　　　D. 戒除不良嗜好行为

  E. 避开环境危害行为

5. 某地区做社区健康教育工作时发现当地存在比较严重的地方氟中毒问题，由此调查社区水源，这是属于PRECEDE-PROCEED模式中的（　　　）

  A. 社会评估　　　　B. 流行病学评估

  C. 行为与环境评估　D. 生活习惯评估

  E. 教育与组织评估

A₂型题

6. 患者王某，身高170cm，体重75kg，空腹血糖8.8mmol/L，餐后2小时血糖11.4mmol/L，诊断为Ⅱ型糖尿病，当前对该患者进行健康教育的最重要目标是（　　　）

  A. 学会注射胰岛素

  B. 了解糖尿病的相关知识

  C. 建立合理的饮食和运动习惯

  D. 避免摄入含糖量高的食物

  E. 学会使用口服降糖药

7. 患者，男，58岁。每天吸烟30～40支，没有戒烟愿望，为改变其吸烟行为，下列干预方法效果最好的是（　　　）

  A. 提供戒烟的具体方法

  B. 提高他对吸烟危险的认识，产生戒烟愿望

  C. 远离香烟

  D. 经济限制

  E. 进行意志力的培养

A₃/A₄型题

（8～10题共用题干）

  患者，男，46岁。私企老板，经常应酬熬夜，进食油腻食物并大量吸烟、饮酒，近来发现体重迅速增加，体力和精力降低。

8. 对于该患者，最主要的学习需求是（　　　）

  A. 如何减肥的方法

  B. 如何提高体力和精力

  C. 如何减轻工作强度

  D. 如何建立正确的生活方式和行为习惯

  E. 肥胖的不良后果

9. 对于该患者，最合适的健康教育目标是（　　　）

  A. 多休息　　　　　B. 减少进食油腻食物

  C. 戒烟戒酒　　　　D. 减轻工作压力

  E. 建立良好的生活方式和饮食习惯

10. 对于该患者，适宜的健康教育方法为（　　　）

  A. 专题讲座法　　　B. 讨论法

  C. 展示教学法　　　D. 角色扮演法

  E. 个别会谈法

（11、12题共用题干）

  患者，女，76岁。患有慢性阻塞性肺气肿10多年，活动时气闭明显，休息后缓解，没有不良嗜好。

11. 为了提高患者的生活质量，计划对其进行健康教育，健康教育的内容不恰当的是（　　　）

  A. 诱发呼吸道疾病的危险因素

  B. 呼吸功能锻炼

  C. 戒烟

  D. 合理休息

  E. 合理营养

12. 下列健康教育方法，最适合患者的是（　　　）

  A. 专题讲座　　　　B. 宣传手册

  C. 形象化健康教育　D. 墙报或专栏

  E. 卫生标语

（宋莉娟）

第四章　社区健康档案的建立与管理

建立健康档案是开展社区卫生服务的基础性工作，是深入了解服务对象的主要方法之一，是取得社区卫生科研工作的第一手资料的根本途径。社区居民健康档案管理得好，可使社区卫生服务机构和疾病预防、保健机构能更好地了解和掌握辖区内居民的基本健康状况及其变化和趋势，做出正确的社区诊断，从而更有效地提供医疗、预防、保健、康复、健康教育和计划生育技术指导等服务，开展重点人群、重点疾病的防治管理工作。

第1节　社区健康档案的概述

● 案例 4-1

同学们根据自己的家庭，讨论一下社区健康档案应该如何建立，所在的社区是否为社区居民建立了健康档案，他们是如何进行的？

问题：1. 什么是社区健康档案？

2. 建立社区健康档案有什么意义？

一　社区健康档案的概念

社区健康档案是以社区为中心，以社区居民为对象，记录个人及家庭每个成员的健康基本状况、疾病动态和预防保健等情况，以及社区健康资料的各种文件材料。健康档案是一个连续的动态过程记录，它主要记录人一生的生理健康、精神健康或与健康状况相关的任何其他信息。其内容主要包括每个人的生活习惯、既往病史、疾病诊疗情况、家族史及历次体检结果等；对儿童还应保存生长发育资料和预防接种记录。

社区居民健康档案是居民享有均等化公共卫生服务的体现，是医疗卫生机构为居民提供高质量医疗卫生服务的有效工具，是各级政府及卫生行政部门制定卫生政策的重要参考依据。

二　建立社区健康档案的目的和意义

（一）建立社区健康档案的目的

建立居民健康档案，旨在利用社区档案记录的信息，使社区医护人员全面地认识社区居民

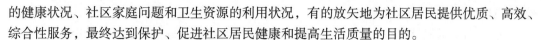

的健康状况、社区家庭问题和卫生资源的利用状况，有的放矢地为社区居民提供优质、高效、综合性服务，最终达到保护、促进社区居民健康和提高生活质量的目的。

（二）建立居民健康档案的意义

1. 为解决居民健康问题提供依据　健康档案中记录了居民个人和家庭的基本情况和健康状况，从健康档案中可以获取居民的健康现状。分析健康档案中个人、家庭和社区的健康状况，找出存在的健康问题，为制订治疗方案、预防保健计划提供可靠的依据。

2. 对居民健康动态管理　建立健康档案可以将服务对象根据病种进行分类管理，运用统计学指标，随时进行个人健康状况前后对比，通过分析连续记录的资料，对居民健康进行监测和管理。

3. 为教学和科研提供信息资料　健康档案涵盖了社区居民个体和家庭的基本资料、健康状况、健康管理等健康信息，可用于社区护理的教学及人员的培训，提高社区卫生服务人员的业务能力，增加其工作经验。利用电子化健康档案可以实现对健康信息的数据化管理，为全科医疗和社区护理科研提供良好的素材和资料。

4. 为评价社区服务质量提供依据　完整的健康档案能连续、动态地观察居民的健康状况，在一定程度上反映社区医护人员的质量和技术水平，是评价社区卫生服务质量和医疗技术水平的工具之一。

总之，居民健康档案体现了以人为本，以健康为中心的特色，健康档案的原始记录具有公正客观等特点，成为基层卫生服务领域内重要的医疗法律文书，可以为司法工作提供参考依据。

三　建立社区健康档案的原则及方法

（一）建立社区健康档案的原则

1. 逐步完善原则　社区居民健康档案中部分内容需要通过长期地观察、分析、综合，才能做出全面、准确的判断，从而逐步完善。

2. 资料收集前瞻性原则　社区居民健康档案记录的重点为过去曾经影响、目前仍然在影响、将来还会影响个体、家庭健康的问题及影响因素，档案的重要性有时并非目前都能认识到，将伴随个体、家庭所面临问题的变化而变化。因此，在描述某一问题时，应遵循前瞻性原则，注意收集与问题密切相关的信息资料，并及时更新和保存。

3. 基本项目动态性原则　社区居民健康档案中的一些基本项目尚不能包含影响到个体或家庭健康的全部资料，故在应用中应对一些不符合实际或已发生变迁的资料进行及时的更新、补充。

4. 客观性和准确性原则　社区居民健康档案的客观性和准确性是其长期保存、反复使用的价值所在。因此，在收集资料时，社区护士应在接受服务对象或其家属提供主观资料的同时，通过家庭访视、社区调查获得更多的客观资料。

5. 保密性原则　社区居民健康档案可能涉及个人、家庭的隐私问题，社区护士应充分保障当事人的权利和要求，不得以任何形式泄露。

（二）建立社区健康档案的方法

1. 纸质记录法　纸质记录的优点是能够及时、准确地记录采集到的客观资料，有利于保存和整理资料。缺点是成本较高，记录有误时不能修改，储存空间有限。

2. 电子记录法　利用办公计算机进行电子记录是当前比较流行的建档方法，其优点是存储量大、资源消耗小、记录便捷、查找方便，目前被广泛应用。缺点是工作人员需要掌握计算机基础知识、资料易被修改而使其真实性得不到保障、电子数据易被电脑病毒破坏、数据资料备份和计算机系统防护成本较高等。

另外，社区居民健康档案要求资料的记录保持动态连续性，除了记录患病资料外，还要求记录患者所参加的健康教育内容，有些内容需要根据个别患者的特殊健康状况而添加，如随访表等。档案中各类项目建立后，应连续动态地记录相关的信息，并使之有较高的利用率。

个别建档，结合全科医疗服务，在家庭个别成员来就诊时建立档案，然后通过多次临床接触和家访，逐步完善个人健康档案和家庭健康档案。这种方式简便易行，省时省力，但不容易得到完整、全面的资料，家庭其他成员参与较少。

社区全面建档，社区医护人员在一段时间内，动员社区力量，拜访社区中的每一个家庭，一方面宣传健康档案建立的意义及与之相关的服务内容和服务方式；另一方面，对每一个家庭成员及整个家庭做一次全面的评估，收集个人及其家庭的基础资料，包括身体、心理、家庭生活、社会关系和生活环境等。同时，针对建立档案过程中发现的有关健康的危险因素，进行必要的健康教育。这种方式耗费较多的人力、物力和时间，但这是能在短时间内全面了解社区居民及其家庭健康状况的最佳途径，也加强了医护人员与社区个人和家庭的联系，是一次发现和解决个人及其家庭健康问题的良好时机。

四　建立社区健康档案的注意事项

1. 档案建立不可能一蹴而就　档案中有些资料如家庭环境、家庭成员基本情况等相对表面、稳定的，可以通过短时间的观察和了解而做出定论；而有些资料如社会适应状态、家庭关系、人格特征等，则需要通过长期的观察、分析、综合，才能做出全面、正确的判断。还有一些资料如患者的隐私、避讳的问题等，只能在一定的时机和建立信任的基础上才能获得。此外，没有一成不变的结论，有些资料还会不断地变化。因此档案建立是一个连续动态的、长期的过程。

2. 力求资料的客观性和准确性　医护人员遵守职业规范，采取严肃、认真、科学的态度，深入了解个人及其家庭情况，尽量在临床接触，家庭、社区调查和测验中获得更多客观的资料，有些资料虽然是主观的，但也必须有一些比较客观的依据，力求资料的准确性。

3. 注意所收集资料的价值　影响健康的因素广泛存在，档案资料不可能面面俱到地记录，记录应有重点。应注意资料的重要性随家庭或个人所面临状况或问题的变化而变化。

4. 避免墨守成规　健康档案中所列出的基本项目并不能包括所有影响个人及其家庭健康的重要资料，在实际应用中，还须根据具体情况及时添加一些重要项目。

第2节　居民健康档案的建立

居民健康档案管理服务对象为辖区内常住居民，包括居住半年以上的户籍及非户籍居民。以0~6岁儿童、孕产妇、老年人、慢性病患者和重性精神疾病患者等人群为重点。居民个人健康档案主要包括以问题为中心的个人健康档案和以预防为导向的周期性健康检查记录。

一　健康档案的基本内容

（一）家庭健康档案的基本内容

家庭健康档案（family health record）是居民健康档案的重要组成部分。社区护理的家庭健康档案包括家庭的基本资料、家系图、家庭保健记录、家庭评估资料、家庭生活周期表、家庭主要健康问题目录及描述、家庭各个成员的健康档案等。家庭健康档案是实施以家庭为中心的社区护理的重要资料。

1. 家庭基本资料 包括家庭住址，人数及家庭成员基本资料，主管医生、护士的姓名，建档日期等。

2. 家系图 是一种具有历史性、真实性和结构性的家庭树状图谱，一般包含三代人。不同角色、性别和关系用不同符号表示。一般可从家系图中获得以下资料：家庭成员数、家庭成员健康状况、家庭结构、家庭生活周期、医疗史等信息，是了解家庭客观资料的最佳工具，是家庭健康档案的重要组成部分。

3. 家庭保健记录 包括家庭环境卫生状况、居住条件、生活起居方式等，为评价家庭功能、确定健康状况提供参考资料。

4. 家庭评估资料 包括家庭结构评估和家庭功能评估两个方面（详见第五章"家庭访视"与"家庭护理"）。

5. 家庭生活周期表 是家庭生活周期中每个阶段特定的发展内容和问题，包括生物学、行为学、社会学等方面的正常转变及意料之外的危机等。社区护士需要对每个家庭所处的阶段及存在的问题做出判断，并预测可能出现的转变和危机，制定适宜的护理计划并实施护理干预措施。

6. 家庭主要问题目录及其描述 家庭主要问题目录里记载家庭生活压力事件及危机的发生日期、问题描述及结果等。

7. 家庭成员健康档案 见图 4-1、表 4-1、表 4-2。

编号□□□□□□□□□□□□

家庭健康档案

建档日期：　　　　建档医护人员：　　　　建档单位：

户主姓名：_____　户籍派出所：_____

家庭地址：_____

联系电话：_____　邮政编码_____

家庭人口数：_____人　现住人口数_____人　住房使用面积：_____平方米

家庭住房：　□电梯楼　　　□非电梯楼　　　□平房　　　　□其他

使用燃料：　□煤气　　　　□煤炉　　　　　□其他

厕所类型：　□户厕　　　　□公共厕所　　　□其他

月人均收入：□小于 500 元　　□500 元以上　　□1000 元以上　　□1500 元以上　□不愿提供

家庭摄盐、油情况：实际常住___人，平均每月摄盐___斤（500 克/斤）、摄油___斤（500 克/斤）。

备注：_____

家系图：

图 4-1 家庭健康档案

编号规划：建档年度（4 位）+社区卫生服务机构代码（2 位）+性别代码（男 1、女 2；1 位）+建档序列号（5 位）。

表 4-1 家庭成员基本资料

序号	姓名	出生日期	性别	与户主关系	婚姻状况	职业	文化程度	备注

表 4-2　主要健康问题目录

发生时间	主要健康问题	处理（治疗与用药情况）	药物过敏史

注：家庭如有以下问题，将相应序号填入问题名称栏，如为其他问题，需具体列出。

问题名称：1. 遗传问题；2. 有吸烟者；3. 有酗酒者；4. 新婚者；5. 离婚；6. 丧偶；7. 家庭不睦；8. 恶性肿瘤；9. 糖尿病；10. 高血压；11. 脑卒中；12. 残疾人；13. 精神病

（二）个人健康档案基本内容

1. 个人健康档案问题记录　社区护理中个人健康问题记录可采用以问题为中心的医疗记录，由个人基本情况资料、护理问题目录、病程记录等部分组成。

（1）个人基本情况资料：①人口学资料，如姓名、性别、出生年月、民族、籍贯、职业、文化程度、婚姻状况、医疗费用类型等；②健康习惯资料，如包含吸烟、饮酒、饮茶、锻炼等；③临床资料，如家庭史、既往史、个人史（血型、过敏史、生育史、月经史）、首次体检记录等资料。

（2）护理问题目录：所记录的护理问题是过去影响、现在正在影响或将来还要影响个人健康的护理问题，也可以是明确或者不明确的诊断，可以是无法解释的症状、体征或实验室检查结果，也可以是社会、经济、心理问题、行为问题，如丧偶、失业等。护理问题目录通常可用表格的形式记录，将确认后的问题按发生年月顺序逐一记录在表格中，分为主要护理问题目录和暂时性护理问题目录。前者通常记录慢性护理问题或尚未解决的护理问题（表 4-3），后者多为急性护理问题（表 4-4）。护理问题的目录通常在健康档案的首页，以便让医护人员了解个人健康问题。

表 4-3　主要护理问题目录

序号	护理问题	发生日期	记录日期	解决日期	转归
1	高血压	2011 年 8 月	2015 年 7 月		
2	冠心病	2011 年 7 月	2013 年 5 月		
……	……	……	……	……	……

表 4-4　暂时性护理问题记录

序号	护理问题	发生日期	就诊时间	处理及结果
1	流行性感冒	2015 年 4 月 15 日	2015 年 4 月 16 日	抗病毒、止咳，治愈
2	牙龈发炎	2016 年 7 月 21 日	2016 年 7 月 21 日	抗菌、消炎、镇痛，治愈
……	……	……	……	……

（3）护理问题的描述和进展记录：通常在主要护理问题目录后，对服务对象主要的护理问题进行描述，对开展的护理措施及进展进行详细记录。记录方法采用 PIO 方式。P 为护理问题，I 为护理措施，O 为护理结果（表 4-5）。

表 4-5 护理记录单

日期	时间	护理记录	签名
4月15日	11：30am	P 知识缺乏：与高血压相关的饮食、运动等知识有关	李兰
4月15日	9：30am	①评估对象的文化程度，鼓励提出问题并对其进行解释，纠正其错误施训；②告知血压与饮食、情绪、精神紧张、肥胖的关系；③指导对象正确设计饮食、工作、调整情绪等计划	李兰
4月28日	3：20pm…	服务对象能够说出高血压的危险因素并自觉坚持有利于健康的生活方式	李兰

2. 周期性健康检查记录 指按照疾病发生、发展的基本规律，定期为服务对象进行健康体检方面的记录。周期性健康检查记录内容主要包括有计划的健康普查（如血糖、血压、乳房检查、尿液检查等）、计划免疫或预防接种、健康教育等。

此外，居民健康档案内容还包括重点人群健康档案管理记录和其他医疗卫生服务记录。重点人群健康管理记录包括国家基本公共卫生服务项目要求的0～6岁儿童、孕产妇、老年人、慢性病和重性精神疾病患者等各类重点人群的健康管理记录；其他医疗卫生服务记录包括上述记录之外的其他接诊记录、会诊记录等。农村社区在居民个人健康档案基础上还可增加家庭成员基本信息和变更情况，家庭成员主要健康问题、社会经济状况，农村家庭厨房、厕所使用及禽畜栏设置等信息（图4-2）。

编号□□□□□□□□□□□□

个人健康档案

1. 个人一般情况

姓名		性别	1男2女 □	出生日期	□□□□□□□□
身份证号			工作单位		
家庭电话		联系人姓名		联系人电话	
常住类型	1户籍2非户籍 □		民族	1汉族2少数民族____	□
血型	1 A 型 2 B 型 3 O 型 4 AB 型/RH 阴性:1 否 2 是				□/□
文化程度	1 文盲及半文盲 2 小学 3 初中 4 高中 5 中专 6 大专及以上 7 不详 □				
职业	1 工人 2 离退休者 3 专业技术人员 4 行政管理者 5 办事人员 6 军人 7 企业家 8 商业服务业员工 9 学生 10 其他____				□
婚姻状况	1 已婚 2 未婚 3 离婚 4 丧偶 5 分居				□
医疗费用支付方式	1 全公费 2 部分公费 3 城镇职工医疗保险 4 城镇居民医疗保险 5 商业医疗保险 6 新型农村合作医疗 7 贫困救助 8 全自费 9 其他				□/□/□
药物过敏史	1 无 有：2 青霉素 3 磺胺 4 链霉素 5 其他____				□/□/□/□
暴露史	1 无 有：2 化学品____ 3 毒物____ 4 射线____				□

既往史	疾病	1 高血压 2 糖尿病 3 冠心病 4 恶性肿瘤 5 脑卒中 6 COPD 7 结核病 8 精神分裂症 9 肝炎 10 其他____ □确诊时间 年 月/□确证时间 年 月/□确诊时间 年 月 □确诊时间 年 月/□确证时间 年 月/□确诊时间 年 月		
	手术	1 无 2 有：名称1____时间____/名称2____时间____		□
	外伤	1 无 2 有：名称1____时间____/名称2____时间____		□
	输血	1 无 2 有：原因1____时间____/原因2____时间____		□
家族史	父亲		□/□/□/□/□	母亲	□/□/□/□/□
	兄弟姐妹		□/□/□/□/□	子女	□/□/□/□/□
	1 高血压 2 糖尿病 3 冠心病 4 恶性肿瘤 5 过敏史 6 精神分裂症 7 结核病 8 肝炎 9 脑卒中 10 先天畸形 11 其他____				□
遗传病史	1 无 2 有：疾病名称____				□
有无残疾	1 无残疾 2 听力残 3 言语残 4 肢体残 5 智力残 6 眼残 7 精神残 残疾证号____				□/□/□/□

2. 个人生活方式及疾病用药情况表

年检日期				责任医生		
内容	检查项目					
生活行为习惯	体育锻炼	锻炼频率	1 每天　2 每周一次以上　3 偶尔　4 不锻炼			□
		每次锻炼时间	分钟	坚持锻炼时间		年
		锻炼方式				
	饮食习惯	1 荤素均匀 2 荤食为主 3 素食为主 4 嗜盐 5 嗜油 6 嗜糖				□/□/□
	吸烟史	是否吸烟	1 从不吸烟 2 过去吸烟,已戒烟 3 吸烟			□
		开始吸烟时间	___岁	戒烟时间		___岁
		吸烟量	平均每天吸烟___支			
	饮酒史	饮酒频率	1 从不 2 偶尔 3 经常 4 每天			□
		是否戒酒	1 未戒酒 2 已戒酒,戒酒时间___岁			
		开始饮酒时间	___岁	是否醉酒		1 否　2 是　□
		饮酒量	平均每次饮酒___两			
		主要饮酒品种	1 白酒　2 啤酒　3 红酒　4 黄酒			□/□
	生活方式	心理状况	1 紧张　2 抑郁　3 焦虑　4 其他___			□/□/□
		遵医行为	1 良好　2 一般　3 差			□
		职业暴露史	1 无			□
			2 有(具体职业___,从业时间___年)			□
			接触毒物种类		1 化学品___	□
					2 毒物___	□
					3 射线___	□
			有无防护措施		1 无　　　2 有_____	□
		居住环境	家中煤火取暖		1 否 2 已有___年	□
			家庭成员吸烟		1 否 2 是	□
			长期居住地		1 城市 2 农村	□

3. 健康评价表

年检日期				责任医生	
内容	检查项目				
健康评价	居民自我评判健康状况		_____分(0～10 分,0 为最差,10 为最好)		
	既往慢性疾病控制情况		1 无　2 良好　3 一般　4 差		□
	医生评判健康状况		处理(观察　随访　转诊)		
	生理状态	1 年检无异常□ 2 有异常 异常 1_____ 异常 2_____ 异常 3_____ 异常 4_____			
	心理状态	1 良好　　　　　□ 2 可疑抑郁　　　□ 3 抑郁　　　　　□			

续表

健康评价	危险因素	□/□/□/□ 1 无 2 吸烟 3 饮酒 4 肥胖 5 其他_____	健康教育处方		
			定期随访： 1.无须　　2.每2年　　3.每年　　4.每3个月		□
			危险因素控制：　　　　　　　　　　　□/□/□/□/□/□ 1 戒烟 2 戒酒 3 饮食 4 锻炼 5 减体重（目标_____） 6 流感疫苗接种　　　　　　　7 肺炎疫苗接种 8 其他_____		
	生活质量		评分_____		

4. 居民健康档案信息卡

（正面）

姓名		性别		出生日期	
家庭健康档案编号		□□—□□□□		个人健康档案编号	□□—□□□□
血型	□A　　□B　　□O　　□AB			特殊血型	□Rh 阴性　□Rh 阳性
□高血压　　□糖尿病　　□脑卒中　　□冠心病　　□COPD □儿童哮喘　　□结核病　　□其他疾病_____					
过敏史					

（反面）

家庭住址		家庭电话	
紧急情况联系人		联系人电话	
建档机构名称		联系电话	
责任医生或护士		联系电话	
其他说明：			

图 4-2　个人健康档案

（三）社区健康档案的基本内容

社区健康档案的基本内容包括社区基本资料、社区卫生服务资源、社区卫生服务状况、居民健康状况等内容。

1. 社区基本资料　包括社区地理及环境状况及影响居民健康的危险因素，社区产业及经济现状，以及影响居民的健康因素，社区动员潜力，社区组织的种类、配置及相互协调等情况。

2. 社区卫生服务资源

（1）卫生服务机构：包括医疗保健机构，如医院、保健所、防疫站、社区卫生服务中心、私人诊所等；福利机构，如福利院、敬老院、老年公寓等；医学教育机构，如医学院校和护理学校等。每个机构的服务范围、优势服务项目、地点等均有必要记录在社区档案中。医生可根据以上情况进行转诊、咨询等，从而充分利用卫生资源，为居民提供协调性保健服务。

（2）卫生人力资源：包括本社区卫生服务人员的数量、构成和结构等。

3. 社区卫生服务状况　每年的门诊量、门诊服务内容种类。家庭访视和居家护理的人次、转诊统计。转诊统计包括转诊率、患病种类及构成、转诊单位等。住院统计包括住院患者数量、患病种类及构成、住院起止时间等。

4. 居民健康状况　社区人口资料包括人口数量、年龄和性别构成，各年龄组性别比，文化构成，职业构成，家庭构成，婚姻状况，出生率，死亡率，人口自然增长率。患病资料包括社区疾病谱、疾病分布。死亡资料包括年龄、性别、职业和社区死因谱等。

二 健康档案的建立

（一）建档前的评估

1. 确定评估成员结构　包括评估队伍成员的专业、学历、职称、职务等结构。

2. 确定评估的方法　社区健康评估方法一般选择查阅数据资料、实地考察、访谈等；家庭健康评估一般选择问卷调查、观察法、访谈法等形式；个人健康评估一般选择问卷调查、访谈法、体格检查等形式。

3. 根据需要选择合适的评估量表　评估前研究者应熟悉评估量表内容及不同居民的体格检查内容及方法。

4. 确定评估的时机和方式　根据家庭生活规律，一般选择 19～21 点入户调查，因为这个时候一般家庭成员都在家里，而且一般不会影响成员的休息。也可根据需要与居民预约时间。

评估时首先向居民解释建立健康档案的意义与必要性，向居民承诺资料的保密性及正当用途，取得居民的信任。在沟通交流过程中避免使用书面语言，要观察居民的反应，是否理解所问问题，以确保收集资料的真实性。

根据家庭成员文化程度选择评估方式，如能自行填写量表的就让其自己填写，如不能填写的就询问后代其填入，在评估过程中注意观察，保证资料的真实性与客观性。

5. 确定建档对象　个人健康档案的建立主要遵循自愿与引导相结合的原则，在使用过程中要注意保护服务对象的个人隐私。确定建档对象流程如图 4-3 所示。

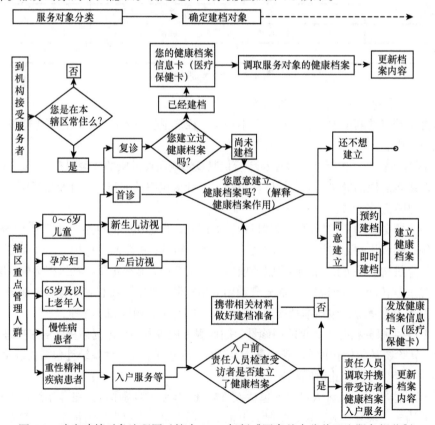

图 4-3　确定建档对象流程图（摘自 2011 年版《国家基本公共卫生服务规范》）

（二）建立健康档案

1. 整理分析资料 归类后的资料还要由评估者（一般由公卫人员）根据收集过程的可靠程度进行复核，对不确定的资料进行再次收集。可以用定量研究的统计学方法和定性研究的文字分析法对获得的社区健康相关资料进行整理。一般，二手资料的数据和问卷调查的结果可以通过计算平均数、率、百分比、构成比等统计指标进行归纳整理，并将统计结果运用图、表的形式表示。观察、访谈和讨论等获得的资料可以通过文字分析的方法进行整理，从中了解社区、家庭、个人健康状况。

2. 建立居民健康档案 收集的纸质健康档案要统一编号，集中放在社区卫生服务中心，并由专人负责保管。以户为单位，将档案装订。

利用社区卫生管理信息系统，将居民的健康档案信息录入系统，见图 4-4。采用计算机管理健康档案，居民健康档案的数据信息要实行专人管理、专机录入、专人维护、及时更新，定期做好数据备份，保证数据信息的安全。社区健康档案由专人填写，如果需取资料进行研究时，档案的借用应有审批制度。

居民每次就诊时可凭就诊卡向档案室调取个人档案，就诊后迅速归还，换回就诊卡。如果建立微机化管理的单位，就诊卡使用的是 IC 卡，患者就诊时只需在打卡机上刷卡，就能调出患者的健康档案。

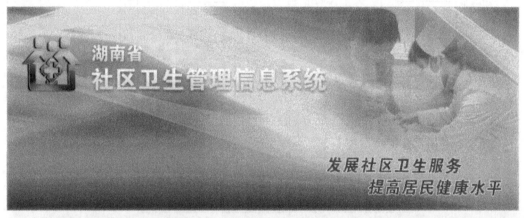

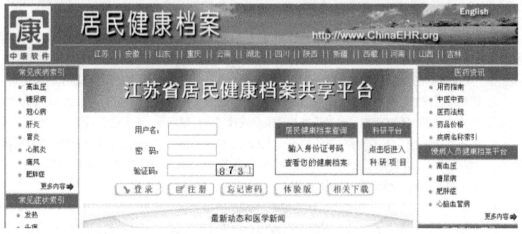

图 4-4 居民电子健康档案管理系统界面示例

健康档案的管理

（一）健康档案的管理

已建档居民到乡镇卫生院、社区卫生服务中心（站）复诊时，应持居民个人健康档案信息卡，在其健康档案后，由接诊医生和护士根据复诊情况，及时更新、补充相应记录内容。居民健康档案管理流程如图4-5所示。居民个人健康档案的管理可以根据具体情况采用不同的管理方式，目前常用的管理方式有按照姓氏管理、按照家庭或楼层单元管理、按照疾病管理等。

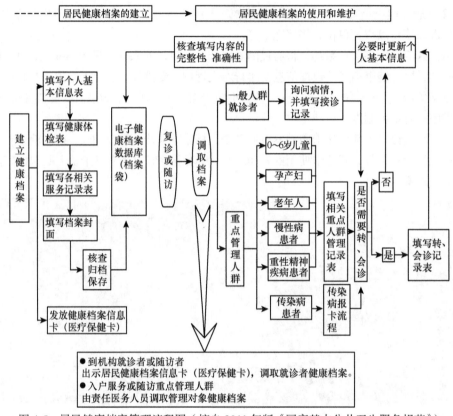

图4-5　居民健康档案管理流程图（摘自2011年版《国家基本公共卫生服务规范》）

1. 按照姓氏管理　根据服务对象的姓氏拼音或笔画排列健康档案，此种健康档案的管理方法优点在于便于查找、补充服务对象的健康资料，发现护理问题便于及时处理和记录处理的方法及结果；缺点在于对个体所在家庭其他成员的健康状况不便于了解，对家庭健康问题不能全面了解和记录。

2. 按照家庭或楼层单元管理　个人的健康档案按照家庭为单位或按照楼层、小区、街道为单元分类管理。本方法的优点在于能及时发现并处理家庭或社区的健康问题；缺点在于不便查找个人资料。

3. 按照疾病管理　是指按照常见疾病进行个人健康档案管理。此法优点是对于同种疾病及时开展相应的健康教育，做到防病于未然；缺点是个体具有多种疾病时，健康档案需要重复建立。

（二）分析健康档案，提出问题

根据收集录入的个人、家庭和社区的健康档案，提出社区、家庭、社区中的个体现有的或潜在的健康问题。健康问题从以下方面加以考虑：公共设施方面有无影响健康的因素；死亡率、慢性病的发病率、传染病发生率等有无过高；社区的家庭有无功能障碍或情感上的危险问题；特殊人群有无健康需求；社区功能是否健全、环境有无存在威胁健康的因素。

（三）管理中存在的问题

我国社区护理起步较晚，各方面的工作还有待进一步规范、完善。同样健康档案管理工作中也存在许多问题，主要有以下几个方面。

1. 居民缺乏建立或利用健康档案的意识　在实际工作中，居民对建立健康档案的作用缺乏正确的认识，被动参与健康档案的建立工作，健康档案建立后，尚未建立健康档案为健康保健服务的意识，或利用健康档案的意识，对健康档案的建立和管理缺乏最基本的支持。

2. 社区卫生服务的地位有待提高　由于社区全科医生的医疗水平没有得到居民的认可，相关的转诊制度没有建立，导致居民与社区医护人员的关系较为疏远，相关的健康资料就较难获得，影响了健康档案的建立、补充和完善。

3. "死档"问题有待解决　当前社区卫生服务为完成相关的工作任务，花费大量的人力、物力和时间，为社区个人及家庭建立了健康档案，而档案建立后，由于各方面的原因，却成为无人问津的"死档案"，更谈不上为社区健康服务。尽管在电子档案建立后有所改善，但利用的比例还是相当低。如何使档案"活"起来，让其在社区居民健康服务中起到应有的作用，更需要政府部门、卫生服务系统及居民的共同努力。

4. 规范化的管理体系有待建立　为了便于相互的交流和总结，标准化的健康档案管理体系有待建立，有关管理人员需要培训，对隐私保护、资料的安全性保护等问题亟须规范管理，相关的法律保障亦有待建立。

目标检测

一、选择题

A₁型题

1. 健康档案的主要护理问题目录中不应记录（　　）
   A. 慢性疾病
   B. 影响健康的重大生活事件
   C. 化验项目
   D. 长期影响健康的家庭问题
   E. 流行性感冒

A₂型题

2. 小王是一名社区护士，每天都是要填写社区居民的健康档案信息，在她的操作中下列选项描述正确的是（　　）
   A. 社区健康档案必须把基本信息和疾病问题记录清楚，其他内容可以不记录
   B. 不能对居民本人收集的信息可以采用询问邻居的方式
   C. 健康档案要按规定的格式书写
   D. 当书写档案的工作量比较大时可采用简化字以提高速度

   E. 部分档案资料可以不保存

3. 社区护士小王在工作中采集了健康资料，在记录家庭健康档案时不包括（　　）
   A. 家庭保健记录　　B. 家庭基本资料
   C. 家庭生活周期表　D. 家庭评估资料
   E. 家谱

二、填空题

1. 建立社区健康档案的方法包括_____和_____。

2. 居民健康档案管理服务对象为辖区内_____居民，包括居住半年以上的_____及_____居民。

3. 居民个人健康档案主要包括_____的个人健康档案和_____的周期性健康检查记录。

三、简答题

1. 建立居民健康档案的意义是什么？
2. 建档前的评估包括哪些内容？

（李国平）

第五章 以家庭为对象的社区护理

随着社会的进步和经济的发展，人们对健康水平的要求也日益提高，越来越重视家庭生活质量和个人幸福指数。家庭作为人们生活的最基本环境、社会组成和社区护理服务的基本单位，家庭健康与否会直接影响到个人的健康，同时也关系到社区卫生服务和社区护理服务的发展。因此，掌握家庭的特点、开发利用家庭的资源、发挥家庭功能、促进家庭及家庭成员的健康是每一位社区护士的职责。以家庭为照顾单位，以家庭成员为护理对象的整体护理模式，是护理人员与家庭成员一起解决家庭问题的过程，是帮助家庭确认健康需要和帮助家庭成功地适应家庭不同阶段变化的过程。家庭访视作为提供社区护理服务的主要手段之一，更直接影响着社区卫生服务和社区服务的质量。

第1节 家庭概述

● 案例 5-1

患者，女，65岁，患糖尿病7年。其丈夫67岁，身体健康。两人育有一子一女，女儿42岁，已嫁到外地，育有一子；儿子38岁，育有一女一子，女儿10岁，儿子8个月，与患者一起生活。

问题：1. 分析该家庭属于哪种类型的家庭。

2. 根据以上信息绘制患者的家系图。

家庭是构成社区的基本单位。家庭健康与个人健康密切相关，家庭环境直接影响家庭成员的健康意识、健康信念与生活方式。社区护士要为家庭提供护理服务，首先要了解家庭的结构与功能，家庭的生活周期及发展任务，以及家庭对个体健康的影响。

一 家庭与家庭类型

（一）家庭的概念

家庭（family）是以婚姻和血缘关系为纽带的社会生活组织形式，是社会团体中最小的基本单位。随着社会的发展，家庭的概念也在发生改变。现代广义的家庭定义为：家庭是一种重要的关系，它由两个或多个人员组成，具有血缘、婚姻、情感或供养关系，是家庭成员共同生活与相互依赖的场所。从护理学观点来看，家庭是一个开放、发展的社会系统，是个人与社会之间的缓冲地带，家庭健康与个人生理、心理、文化健康等发展息息相关。

（二）家庭的类型

家庭的类型大体分为以下几种。

1. 核心家庭 由夫妇和未婚子女或收养子女组成的家庭。核心家庭已成为我国主要的家庭类型，其特点是人数少、结构简单，家庭内只有一个权力和活动中心，便于成员间沟通、相处。

2. 主干家庭 又称为直系家庭，由父母、一个已婚子女及第三代人组成的家庭。主干家庭特点是家庭内不仅有一个主要的权力和活动中心，还有一个权力和活动次中心存在。

3. 联合家庭 又称为旁系家庭，由两对或两对以上的同代夫妇及其未婚子女组成的家庭。此类家庭往往多代同堂、人数多、结构复杂，家庭内只有一个主要的权力或活动中心，几个权力和活动的次中心。

4. 单亲家庭 由离异、丧偶或未婚的单身父亲或母亲及其子女或领养子女组成的家庭。此类家庭人数少、结构简单，家庭内只有一个权力和活动中心，但可能会受其他关系的影响；此外，经济来源相对不足。

5. 重组家庭 夫妻双方至少有一人曾经历一次婚姻，也可有一个或多个前次婚姻的子女及夫妻重组后的共同子女。此类家庭相对人数多、结构复杂。

6. 由夫妻组成的无子女家庭 此类家庭相对人数少、结构简单。

7. 非婚姻家庭 同居家庭、非亲属关系的人组成的家庭等。

随着经济的发展和对外交流的不断扩大，我国家庭类型趋向于小规模和多样化，以核心家庭为主，空巢家庭日益增多。由此带来了诸多的家庭健康问题，如年轻家庭的育婴经验不足；老夫妻孤独，缺少人照顾。与此同时，在许多大、中城市，单亲家庭、丁克家庭、同居家庭呈逐年上升的趋势，因家庭关系不完整、不和谐、不稳定或个人孤独感等导致的社会心理问题比较普遍，这些均成为影响家庭健康的因素。

近年来，家庭的类型发生了变迁，老夫妻丧偶一方和子女共同生活的家庭逐渐增多。另外，子女婚后的核心家庭与父母家庭相距较近，两个家庭保持着十分亲密的人际关系，在精神、生活、经济、健康照顾等方面彼此分担、相互支持，在一定程度上完成对年迈父母的赡养、对隔代的抚育等，有利于促进家庭健康的发展。

 家庭的结构与功能

（一）家庭的结构

家庭结构（family structure）是指家庭的组织结构和家庭成员间的相互关系，分为家庭外部结构和家庭内部结构。家庭外部结构是指家庭人口结构，即家庭的类型。家庭内部结构是指家庭成员间的互动行为，具体表现就是家庭关系。家庭关系的复杂性或不和谐，常常是许多家庭健康问题的根源。家庭内部结构由家庭角色、家庭权利、沟通方式和价值系统构成。

1. 家庭角色 是指家庭成员在家庭中所占有的特定地位。大多数家庭依照社会规范、家庭工作性质与责任，自行对家庭角色进行分配，成员各自履行其角色行为。

2. 家庭权利 是指家庭成员对家庭的影响力、控制权和支配权，可分为传统权威型、情况权威型、分享权威型三种。

（1）传统权威型：权力来源于传统，是由家庭所在的社会文化传统规定而来的权威，如父系社会的家庭把父亲视为权威人物，而不考虑其社会地位、收入状况、职业性质等因素。

（2）情况权威型：是指家庭权力随家庭情况的变化而发生权力转移，即家庭中谁负责供养家庭或主宰经济大权，谁的权力就最大，既可是丈夫，也可是妻子或子女。

（3）分享权威型：是指家庭成员权力均等，共同商量决定家庭事务，这类家庭又称为民主家庭。

每个家庭可以有多种权力结构并存，不同时期也可以有不同的权力类型。

3. 沟通方式　是指家庭成员间在情感、愿望、需求、意见、信息与价值观等方面进行交换的过程。常通过语言和非语言（如手势、表情、姿势、眼神等）方式进行。家庭成员间良好的沟通能化解家庭矛盾、解决家庭问题、营造和谐融洽的家庭人际关系及氛围。

4. 价值系统　是家庭在价值观念方面所特有的思想、态度与信念。它的形成受家庭所处的社会文化、宗教信仰与现实状况的影响，是家庭生活重要的组成部分。

社区护士了解家庭价值观，特别是健康观，有助于明确家庭健康问题及其影响因素，有利于与家庭成员一起制定出切实可行的家庭护理计划，有效地解决家庭健康问题。

（二）家庭的功能

家庭功能（family function）是指家庭本身所固有的性能和功用，家庭功能决定是否满足家庭成员在生理、心理及社会各方面、各层次的要求。家庭具有以下五种功能。

1. 情感功能　是形成和维持家庭的重要基础。家庭成员以血缘和情感为纽带，通过彼此的关爱、支持、理解，满足爱与被爱的需要，它可以使家庭成员获得归属感和安全感。

2. 社会化功能　家庭可为子女提供社会教育，帮助他们完成社会化过程的功能。并依据法律法规、道德规范及民族习俗，约束家庭成员的行为，予以家庭成员社会化教育，使其形成正确的人生观、价值观和健康观。

3. 经济功能　是指家庭具有为其成员提供必需的经济资源，以维系家庭正常生活的功能，包括金钱、物质及空间等，以满足各方面的生活需要。

4. 生殖养育功能　是指家庭具有繁衍和养育下一代、赡养老人的功能。通过生育子女、赡养老人，体现了人类作为生物世代延续种群的本能及延续种群的需要。

5. 健康照顾功能　是指家庭成员间的相互照顾，维护家庭成员的健康，并为患病家庭成员提供各种照顾与支持的功能。其主要内容有提供适宜的居家环境、合理饮食、适当衣物，提供保持健康的卫生资源，进行健康、疾病及康复照顾，配合社区整体健康工作等。

三　家庭生活周期与护理要点

家庭生活周期（family life cycle）是指家庭存在着由诞生到成熟乃至最终衰老死亡和新家庭诞生的周期循环。一般来说，家庭生活周期从夫妻组成家庭开始，到子女出生、成长、工作、结婚、独立组成家庭，夫妻又回到了二人世界，最后因夫妻相继去世而消失。如此循环，新的家庭诞生，旧的家庭终结，形成家庭的周期循环。

家庭发展任务（family developmental task）是指家庭在各个发展阶段所面临的、普遍出现的、正常变化所致的、与家庭健康有关的问题。家庭的每个发展阶段，家庭成员都有特定的不同角色和责任，健康家庭能够妥善处理各阶段的发展任务，使家庭逐渐成熟；相反，问题家庭就会在各个发展阶段出现矛盾或冲突，家庭成员也会发生相应的健康问题。

社区护士的主要工作之一是帮助家庭及其家庭成员预防、应对各发展阶段的健康问题，促进家庭完成发展任务，引导家庭向成熟健康的方向发展。在家庭的诞生与终结过程中，家庭要经历不断的变化与发展，可概括为八个阶段，在不同的发展阶段，家庭的发展任务及护理要点各不相同。

1. 第一期　初创家庭。其发展主题是夫妻间的亲密与自主关系，彼此分担，分享承诺与忠诚。

护理要点：①新婚期保健指导；②计划生育指导；③新的人际关系（夫妻、亲友间）指导；④制定合理的家庭计划。

2. 第二期　婴幼儿家庭。此期的重要问题是夫妻双方为人父母的角色适应，家庭关系需要重新调整，以避免家庭矛盾，稳定家庭；家庭存在着经济和照顾孩子的压力。

护理要点：①协助制定家庭计划；②产前、产后保健指导；③婴幼儿保健指导；④增进父母抚育婴儿所需的知识、技能和技巧。

3. 第三期　学龄前儿童的家庭。孩子社会化程度逐渐提高，家庭关系呈现复杂化，幼儿、家庭、邻里及教育机构之间的矛盾冲突渐增。

护理要点：①学龄前儿童保健指导；②协助孩子适应幼儿园生活；③促进孩子心理发展；④维持婚姻稳定和满意的家庭关系。

4. 第四期　学龄儿童的家庭。家庭关系渐趋复杂化，家庭与学校间观念的冲突与问题日益增多，此期产生了家庭的代言人。

护理要点：①学龄儿童保健指导；②协助孩子适应学校生活；③促进孩子社会化；④防止意外事故及预防传染病的发生；⑤维持满意的家庭关系。

5. 第五期　青少年的家庭。孩子长大进入青春期，要求自我和独立表现，因为第二性征的发展，随之而来的各种问题需要解决，父母年龄逐年增长。

护理要点：①青少年保健指导；②使孩子在自由和责任间取得平衡；③协助孩子认识自己的身体及发展自我认同；④保持开放的亲子沟通；⑤维持稳定的婚姻关系。

6. 第六期　具有开创潜能的家庭。此期父母必须放弃子女对他们的依赖，以比较成熟的成人间相互依赖的方式取代，家庭继续为孩子提供支持，父母逐渐感到孤独。

护理要点：①放手让孩子健康成长；②对高龄父母的照护；③家庭婚姻的再调适；④发展有意义的爱好或兴趣来缓解孤独感。

7. 第七期　中年家庭。此期孩子成年独立另组家庭，原来家庭中的夫妻已步入中年时期，如何重新适应二人世界的生活，彼此照顾和如何养老已成为生活的重心。

护理要点：①稳固婚姻关系；②提供健康环境；③面对更年期及防治慢性病；④培养有益于身心健康的休闲活动。

8. 第八期　老年家庭。最后进入退休、丧偶直至家庭终结为止，此期主要问题是维持自我的完整性，适应失落、衰老、疾病、丧偶与死亡等负性生活事件；经济来源减少，对成年子女的依赖性增加。

护理要点：①坚固婚姻关系；②对退休的适应；③对性问题的再适应；④对收入减少、衰老、疾病及丧偶的应对与重新调试；⑤维持满意的生活安排；⑥提供健康的生活环境、培养休闲活动的场所。

（四）家庭对个体健康的影响

家庭对个体健康的作用是以血缘、亲情为纽带，在经济依托、生存依托的基础上进行的。

家庭系统的各个方面，如家庭结构、家庭环境、家庭功能及家庭成员之间的相互作用等都可能影响个体健康。

（一）对遗传的影响

世界上每一个人都是由其父母的基因型与环境相互作用的产物，有些疾病就是受到家庭遗传因素和母亲孕期各种因素（电离辐射、黄曲霉素、病毒感染等）的影响而发生的。

（二）对生长发育的影响

家庭是提供儿童生长发育所需的物质性和社会性最重要的环境，是儿童生理、心理和社会成熟的必备条件。大量的研究证实，家庭病态与儿童的心理、行为等方面的疾病密切相关，如长期丧失父母照顾的儿童，罹患精神障碍（如自杀、抑郁、社会病态人格等）较有父母照顾的儿童多。

（三）对发病和死亡的影响

大量研究表明，在很多疾病发生前都伴有生活压力、家庭负性事件的增多。家庭因素不仅影响了个体的发病与死亡，还影响到家庭及其成员对医疗卫生服务的利用程度。

（四）对疾病传播的影响

在家庭中，易于传播的疾病是感染和神经症。经研究证实，链球菌感染性疾病，与急、慢性家庭压力有关；病毒感染，在家庭中有很强的传播性；有人格障碍母亲的孩子，更易罹患这类心理疾病。

（五）对康复的影响

家庭给予的经济支持和情感支持对各种疾病，尤其是慢性病、残疾的治疗与康复有很大的影响。大量研究发现：糖尿病控制不良，与家庭关系的长期不和谐有关；家长漠不关心的态度，增加了孩子患抑郁症的风险。

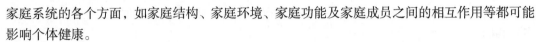

五 健康家庭的特征

健康家庭是指家庭每一个成员都能感受到家庭的凝聚力，能够满足和承担个体成长，能够维系个体面对各种挑战需要的家庭。健康家庭的主要特征如下。

1. 畅通的沟通渠道和方式　家庭成员间能以开放、坦诚的方式表达自己的态度和意愿，以达到彼此相互理解的目的。

2. 健康的生活方式和习惯　家庭成员健康生活方式和习惯的养成与家庭密切相关。家庭应帮助、指导、督导每个成员养成有益于健康的饮食、休息等生活方式，自觉地抵制、戒除不良的生活习惯。

3. 促进成员生长的环境和氛围　家庭是其每个成员成长的基本环境。家庭应为其成员的健康成长创造良好的物质和精神环境。

4. 适时调整的角色关系　家庭成员可根据家庭的变化、需要及时调整自身的角色，以满足家庭和谐的需要。

5. 积极应对问题的态度　在家庭发展的过程中，不同阶段会出现或遭遇不同的问题甚至危机，家庭成员应以积极的态度面对问题，齐心协力，运用、寻求各种资源，妥善处理各种问题。

6. 密切联系社区　家庭是构成社区的基本单位，社区是家庭生存、发展的基本环境。因此，家庭成员应关心社区的发展和建设，密切与社区的联系，积极参与社区组织的各项活动。

六 家系图的制作原则及其作用

家系图是用来描述家庭结构、家庭关系、家庭成员健康情况、家族病史及家族重要事件的图示，是家庭评估的重要工具之一。

（一）家系图的制作原则

家系图一般由三代家庭成员的信息构成。在制作家系图过程中，应遵循的原则如下。

（1）在辈分不同的成员中，长者在上。

（2）在同代人中，按年龄大小自左向右排列，即年龄最大者在最左边，年龄最小者在最右边。

（3）在第一代人中，传统上将丈夫的符号放在左边。

（4）每个成员的姓名、出生日期、所患疾病名称可标注在图形符号的侧面或下方。

（二）家系图的制作

家系图的制作要严格按照制作原则来进行，在制作过程中要规范使用常用家系图符号，不得使用自创符号。家系图常用符号见图 5-1。

（三）家系图的作用

家系图可帮助社区医务工作者快速地了解家庭的主要信息，其具体作用包括：①清楚地显示家庭的构成；②帮助医务人员了解家庭中的主要健康问题、患病成员及高危成员；③显示家庭成员间的关系和亲密程度。

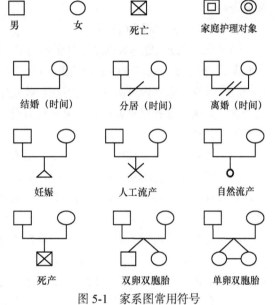

图 5-1　家系图常用符号

第2节　家 庭 访 视

● 案例 5-2

患者，女，28 岁，剖宫产一名女婴，体重 3.8kg，APGAR 评分 9 分，现产后第 5 天出院回家。

问题： 1. 社区护士应于什么时间进行家庭访视？

　　　　2. 社区护士家庭访视的重要内容有哪些？

家庭访视与家庭护理是经济社会发展到一定阶段的产物，并与经济社会的发展程度呈正相关。家庭访视是家庭护理的主要方式，是适应大众需求的社区护理工作方法之一，还是患者住院服务的院外补充形式，在提高社会效益和经济效益方面发挥着十分重要的作用。

家庭访视是开展社区卫生服务的主要形式，也是进行家庭护理的基本手段，是社区护理工作的重要方法之一。社区护士通过家庭访视，评估家庭的结构、功能、环境与资源，家庭成员的健康状况、健康观念和健康行为；从而明确家庭现存或潜在的健康问题，制定并实施合理的家庭护理计划，维护和促进家庭及其成员的健康。

一 家庭访视的概念与目的

（一）家庭访视的概念

家庭访视（home visit）简称家访，是指在服务对象家里，为了维持和促进个人、家庭和社区的健康，与服务对象及其家庭成员有目的地进行互动，并提供一系列护理服务活动。家庭访视是家庭护理的主要工作方法及服务形式，也是社区护理的工作方法之一。

随着社区卫生服务的深入开展，家庭访视越来越受到重视。社区护士在服务对象熟悉的家庭环境中开展家庭访视，家庭成员可充分参与家庭护理活动，有助于明确家庭现状及存在的健康问题，促进家庭资源的有效利用，有利于社区护士为服务对象及其家庭提供个体化的优质护理服务。

（二）家庭访视的目的

（1）及时发现家庭健康问题及其影响因素：社区护士通过家庭访视，评估家庭及其成员的健康状况，了解家庭生活环境中影响健康的相关因素，明确家庭及其成员现存的或潜在的健康问题。

（2）寻求在家庭内解决问题的方法：收集家庭环境、家庭功能、家庭关系及经济状况等相关资料，直接与服务对象合作，将家庭现有资源与家庭特点相结合，选取适当的措施，进行有针对性的护理援助。

（3）为居家患者或残疾人提供便捷、适宜、有效、综合性的护理服务。

（4）促进家庭健康功能：为家庭提供健康教育，鼓励服务对象及家庭成员积极参与，提高家庭自我健康管理能力，促进家庭及其成员的健康成长与和谐发展，协助家庭充分发挥家庭功能，有效地维护家庭健康。

（5）有助于与访视家庭建立良好的信任关系：社区护士深入到服务对象的家中，在访视对象熟悉的家庭环境中，与服务对象及其家庭成员进行充分的交谈，可以获得访视家庭的真实资料，还可促进良好信任关系的建立，有助于家庭访视活动的顺利进行。

（6）有助于家庭健康档案的建立：通过家庭访视，社区护士能收集到服务对象及家庭成员全面、翔实的健康资料，有助于建立完整的家庭健康档案。

二 家庭访视的种类与对象

（一）家庭访视的种类

1. 评估性家庭访视　目的是对服务对象的家庭进行健康评估，发现健康问题，为制定家庭护理计划提供依据，主要用于有健康问题、家庭危机、年老体弱者或残疾人的家庭，如糖尿病患者的家庭访视。

2. 预防保健性家庭访视　目的是预防疾病和促进健康，提高家庭成员保健知识水平及自我健康管理能力，主要用于妇幼保健和计划免疫等，如产后新生儿家庭访视。

3. 连续照顾性家庭访视　目的是为居家患者提供连续性的护理服务。在我国，连续照顾性家庭访视称为家庭病床或居家护理，主要用于慢性病患者、康复患者、临终患者及其家属等，如脑梗死患者的居家护理。

4. 急诊性家庭访视　目的是为家庭临时性的、紧急的情况或问题等提供必要的支持与帮助，如外伤、家庭暴力的家庭访视等。

（二）家庭访视的对象

家庭访视的对象是指社区护士管辖的所有家庭成员。由于社区护士分担管辖的人口与家庭较多，在社区工作实践中很难对所有的家庭进行访视，因此家庭访视的对象大多数集中在有健康问题或潜在健康问题的家庭及家庭成员，他们是社区内的弱势群体。这些弱势群体主要生活在特困家庭、健康问题多的家庭、家庭结构或功能不完整的家庭、具有遗传性危险因素或有残疾人的家庭、具有慢性病患者且缺少支持系统的家庭。

> **链接**
>
> **家庭访视护理的发展现状**
>
> 家庭访视护理是医学发展的产物，它架起从医院到家庭的桥梁，避免从医院过渡到家庭出现的脱节，解决了患者出院后护理支持不足的问题。在欧美国家，访视护理始见于19世纪后期，20世纪初期得到快速发展；在日本，访视护理于20世纪初开始，至20世纪中期得到普及。访视护理的发展与经济社会的步调相一致。20世纪60年代，访视护理走入中国家庭，但由于经济发展落后，访视护理一直未形成规模。改革开放以来，经过30多年的快速发展，我国的经济社会背景与欧美、日本访视护理迅速发展时期的情形基本相似。
>
> 中国家庭访视护理的内容与美国、日本基本相同，主要包括四个方面：①提供康复医疗护理和健康指导；②提供基础护理技术如换药、导尿、静脉输液、肌内注射、褥疮护理、鼻饲、造瘘护理等；③协助患者提高生活自理能力；④提供心理咨询、卫生宣教、营养指导等。对于专科专病的家庭访视护理，各医院根据情况制定出不同的工作内容。

三 家庭访视的内容与程序

（一）家庭访视的内容

家庭访视是社区护理的工作方法之一，其主要任务是为家庭成员提供健康咨询和保健指导，具体内容如下。

（1）判断家庭现存的或潜在的健康问题，制定援助计划。

（2）进行家庭成员的健康管理和保健指导。

（3）提供直接护理：直接护理是指在家庭访视中实施的实际护理活动，包括评估服务对象的健康问题，予以针对性的护理服务和健康指导。

（4）健康教育：在家庭访视中开展健康教育，不仅为家庭提供信息，而且是帮助家庭成员有效地运用保健知识，以维持和促进家庭健康，提高自我健康管理的能力。

（5）进行协调、合作服务：协调其他专业、跨专业的与服务对象护理有关的服务，如与街道办事处、医疗保险机构、福利部门等进行工作的协调与联络。

（6）协助家庭运用社区资源：社区资源指社区中存在的任何可利用的机构、组织、项目或服务等。社区护士必须对社区资源非常熟悉，才能最大限度地发挥其潜能，以解决家庭的健康问题。

（二）家庭访视的程序

家庭访视的程序包括访视前、访视中、访视后三个阶段。

1. 访视前阶段　即准备阶段，充分的准备是家庭访视成功的首要条件。

（1）确定访视对象及优先次序：仔细阅读家庭健康档案，确定需要进行家访的家庭。当社区中需要访视的家庭较多时，应在有限的人力、物力、时间等情况下，有计划、有目的、有重点地安排家庭访视的优先顺序。首先要考虑对有严重健康问题或有急性患者的家庭进行访视，其次是对那些易产生后遗症和不能充分利用卫生资源的家庭进行访视。排列优先顺序的原则是：以群体为先，个体为后；以传染性疾病为先，非传染性疾病为后；以急性病为先，慢性病为后；以生活贫困、教育程度低者为先；有时间限制者为先。

上述顺序也可根据实际情况进行灵活调整，如同一天访视多个家庭，其优先顺序是先进行新生儿家庭访视，再进行病情较重者的家庭访视，然后是一般访视对象的家庭访视，最后进行有传染病或感染性疾病患者的家庭访视。

（2）确定访视目的：社区护士在进行家访前必须先确定访视目的，再制定访视中的具体程序。①在第一次家访前，应对所访视家庭的环境有一定的了解，熟悉访视家庭的一般情况，明确访视的目的，制定初步的访视计划，包括要采用的交流方式、各种应变措施等。②对家庭做连续性健康护理时，在每次家访前要根据前次家庭资料、患者住院资料和家庭记录等，制定出明确、具体的访视计划，并根据目标评价结果，对访视计划进行合理的调整。

（3）准备访视用物：社区护士要对访视包进行保管，并在家访前对物品进行准备与核对。访视物品分三类：①访视前应准备的基本物品包括体检工具（血压计、体温计、听诊器、手电筒、量尺等）、常用消毒物品和外科器械（乙醇、棉签、纱布、剪刀、止血钳等）、隔离用物（口罩、帽子、工作服、消毒手套、塑料围裙等）、常用药物及注射用具、记录单、健康教育材料及联系工具（地图、电话本）等；②根据访视目的增设的访视物品，如为糖尿病患者进行饮食指导时，应携带食物营养成分计算手册等；③可利用的家用物品，指导被访家庭准备一些家用物品，用来制作简易的护理用品，如利用座椅为脑瘫患儿制作简易的步行器、训练开发婴儿智力的各种玩具等。

（4）联络被访家庭：具体访视时间原则上应事先与访视家庭进行预约，一般是采用电话或网络预约。如果因为预约，使被访家庭有所准备而未收集到想了解的真实资料时，可以安排临时性突击家访。

（5）安排访视路线：社区护士应根据具体情况，合理安排一天的家庭访视路线，可由远及近，或由近及远，必要时准备简单的地图。还应在访视机构留下访视目的、出发时间、预计返回时间及被访家庭的地址、路线和联络方式，以备发生特殊情况时，访视机构能尽早与访视护士取得联系。

2. 访视中阶段　即实施阶段，访视工作分为初次访视（first home visit）和连续性访视（subsequent home visits）。初次访视的主要目的是与被访家庭建立关系，获取基本资料，确定主要的健康问题。初次访视工作相对困难，因为社区护士接触的是一个陌生环境。连续性访视是社区护士对前次访视计划进行评价和修订后，制定新的访视计划，并按新制定的访视计划，提供护理服务与保健指导。同时不断地收集新的资料，为今后的访视工作提供充分的依据。访视中的具体工作包括以下几方面。

（1）建立信任关系：社区护士与访视对象及其家庭建立信任、友好、合作的关系。访视目标能否顺利完成，很大程度上取决于社区护士与被访家庭之间的关系。①自我介绍，初次访视时，社区护士应向访视对象介绍所属单位的名称、本人的姓名及简要的访视目的，通过简短的社交过程获得访视对象的信任。②尊重访视对象，提供相关信息，社区护士应运用良好的人际沟通技巧，向访视对象解释访视的目的、必要性及所提供的服务项目等，在访视对象愿意接受的情况下，进行相关的护理服务与保健指导。

（2）评估、计划和实施

1）评估：社区护士应根据访视对象的具体情况，借助家庭评估工具，采取不同的方式对访视对象及其家庭成员进行整体的健康评估，评估内容包括初步的个人评估、家庭环境评估、与健康相关的家庭资料评估、家庭成员知识水平评估、社区资源的评估等。通过评估，明确访视对象及其家庭成员现存的或潜在的健康问题，或自上次访视后的变化情况。

2）计划：根据评估结果与访视对象及其家庭成员共同制定或调整访视计划。

3）实施：家庭访视的干预措施主要包括健康教育和护理操作。在实施护理操作前，必须严格进行查对与核实，核实无误后登记、签名；操作中，严格执行无菌技术操作原则与消毒隔离制度，注意防止交叉感染；操作后，应妥善处理用物，避免污染，整理用物并洗手。同时，还应注意排除其他干扰，及时回答访视对象的问题；为病情严重者，提供转诊机构的相关资料。

（3）简要记录访视情况：在访视时，社区护士应对收集到的主观、客观资料，实施的护理操作及健康指导的主要内容进行记录。记录时，仅需记录重点内容，不应为了记录资料而忽略了与访视对象的沟通与交流。

（4）结束访视：访视工作结束时，社区护士应与访视对象一起对本次访视进行分析总结，在需要和同意的基础上共同决定是否需要下次访视。如果需要，应共同决定在下次访视前，访视对象及其家庭成员应做的工作，预约下次访视的时间和内容。社区护士应给访视家庭留下相关信息，如联系电话、工作单位地址等，以便于联系。

3. 访视后阶段

（1）消毒和补充物品：访视结束后，社区护士应洗手、戴口罩，把所使用的物品进行必要的消毒与整理，并及时补充访视包内的物品。

（2）记录和总结：整理、补充家访的相关记录，书写阶段性访视报告，建立资料库或记录系统，建立家庭健康档案或病历。访视记录必须正确、规范、及时、简洁，避免涂改并签全名。

（3）修改访视计划：根据所收集的家庭健康资料和新出现的健康问题，修改并完善访视计划。若访视对象的健康问题已解决，即可停止家庭访视。

（4）协调与合作：与其他社区工作人员交流访视对象的具体情况，商讨解决问题的办法，如个案讨论、病案分析等。若现有资源不能满足访视对象的健康需求，而且该问题在社区护士职权范围内又不能得到解决时，应及时与其他服务机构、医疗单位、设备供应商等取得联系，对访视对象做出转诊或其他安排。

4. 家庭访视中的注意事项

（1）仪表要求：着装整洁，利于工作；佩戴工作牌，表明身份；姿态大方稳重，亲切自然，表现出对访视家庭的尊重与关心；不宜佩戴贵重的首饰。

（2）掌握技巧：社区护士应运用良好的人际沟通技巧，获得访视对象的信任，有利于更全面地收集资料，保证家庭访视的顺利进行。

（3）灵活应变：灵活地应对访视对象家庭中的各种复杂情况，根据现场收集的资料果断做出决策，充分利用家庭和社会资源，及时调整访视计划。

（4）访视时间：一般在1小时以内，应避开家庭的吃饭时间和会客时间，尽可能选择家庭成员都在家时进行家访。

（5）服务项目与收费标准：护患双方必须明确收费项目与免费项目，原则上家访人员不直接参与收费，且不应接收礼金、礼物等。

（6）签订家庭访视协议（home visit contract）：进行家庭访视前，社区卫生服务机构应与被访家庭签订家庭访视协议，以明确双方的责任与义务，有利于家访工作的顺利开展。协议包括问题、目标、计划、责任、期限、措施及评价等内容。协议是对护患双方合法权益的保障，既规范了社区护士的服务行为，又提高了访视家庭的功能。

四 家庭访视的安全管理

社区护士在整个家访过程中，既要保护访视对象的安全，同时也应维护自身的安全。

（一）保护访视对象的安全

（1）社区护士应严格遵守社区卫生服务机构的管理制度、安全规范，明确职责范围，谨慎对待不确定的信息。

（2）访视包应放在社区护士的视野范围内，不用时立即包好，以防小孩或宠物好奇玩弄，避免造成不必要的伤害。

（3）对需要在家中进行输液或其他特殊治疗者，应签订知情同意书。

（4）访视中，如果发现有人可能处于危险境况下或正在受伤，必须立即予以适当处理，同时报警或通知急救中心。

（5）妥善处理用物，治疗使用过的所有物品均应带回社区卫生服务中心，依照有关规定进行妥善处理，避免污染；社区护士应在访视对象家中洗手，以防交叉感染。

（二）维护自身的安全

1. 访视前，尽可能用电话与访视对象取得联系，确认被访家庭的地址及路线，尽量了解访视对象及其家庭情况。

2. 访视中，如果遇到有敌意、发怒、情绪异常的访视对象，或对周围环境陌生，不能控制时，应提供急需护理后迅速离开现场。

3. 最好在计划时间内进行家访，如遇特殊情况应得到社区卫生服务机构的准许；去偏僻的地方需有一位陪同人员，以保障自身安全。

4. 尽可能要求访视对象的家属在场，特别是生活不能自理或丧失完全民事行为能力的患者，需有具备完全民事行为能力的家属或监护人员在场。

5. 做好家庭访视记录，以防护患纠纷。

第3节 家庭护理

● 案例 5-3

患者，男，72 岁，有一子现定居美国，一女嫁到外地。其 1 个月前脑卒中发作，经住院积极治疗，病情稳定，左侧肢体活动受限，由 68 岁老伴照顾，现出院回家休养。

问题：1. 该患者及家庭存在的主要问题有哪些？

2. 社区护士如何对该患者进行护理？

健康是人类的基本需要，家庭是个人赖以生活的场所。个人的价值观、健康观、性格的形成及解决问题的方式等在很大程度上受家庭环境的影响。因此，个人健康与家庭健康密切相关。早在 19 世纪末期，以"家庭为单位"的护理照顾，就已成为公共卫生护理的工作任务之一。家庭是介于个人和社会之间的一种社会组织，是构成社区的基本单位，对预防、矫正家庭及其成员的健康问题负有主要责任。

 家庭护理的概念

家庭护理（family nursing）是以家庭为服务对象，以家庭理论为指导思想，以护理程序为工作方法，社区护士与家庭共同参与，为了促进家庭系统及其成员达到最佳水平的健康而进行的护理实践活动。家庭护理是通过家庭访视和居家护理得以实现，其主要的工作内容是帮助家庭及其成员预防、应对和解决各个发展阶段的健康问题、适应家庭发展任务、获得健康的生活周期。

 家庭护理的目的与原则

（一）家庭护理的目的

1. 有助于早期发现家庭健康问题　社区护士通过家庭访视，能及早发现家庭及家庭成员现存的或潜在的健康问题，做到早发现、早诊断、早治疗。

2. 促进儿童的生长发育　家庭是儿童成长的基本环境，良好的家庭护理可使儿童接受良好的教育、合理的喂养、健全的生活方式，从而促进儿童的生长发育及正常人格的形成。

3. 提高家庭的健康水平　开展家庭护理，积极宣传预防保健知识，唤醒家庭的健康意识，转变家庭的健康观念，改变就医及遵医行为，养成良好的生活方式，有助于提高家庭系统及其成员的健康水平。

4. 促进疾病的康复　通过家庭护理，增进家庭关心、照顾患病成员的意识，并给予经济帮助及情感支持，最大限度地发挥家庭的功能，有助于患者的康复。

（二）家庭护理的原则

1. 整体原则　家庭护理的服务对象是有现存或潜在健康问题的家庭，因此家庭护理应贯穿于整个家庭生活周期，为家庭提供连续性的健康服务；此外，还应在健康服务过程中运用"生物-心理-社会"医学模式，以体现整体护理的特色。

2. 预防原则　家庭护理是社区护理的工作方法之一，其预防保健性服务内容占了很大比重，特别是向亚健康的群体、家庭及个人提供的保健性服务。

3. 科学原则　家庭护理要求社区护士及其他社区卫生服务人员必须掌握社区专业方面的知识和技能，并定期接受专业培训，只有这样才能对服务对象进行正确的评估，提供优质的医疗护理服务。

4. 参与原则　家庭护理是社区护士与家庭及其成员有目的地进行互动的活动，要求家庭及其成员积极参与护理计划的制订及实施过程，以充分发挥家庭的健康潜能，帮助家庭达到最佳的健康水平。

5. 协调原则　家庭护理工作的顺利完成，需要社区护士、全科医师、心理医师、康复治疗师等共同配合。由此可见，社区护士在社区卫生保健工作中起着重要的协调作用，发掘、动员、协调、利用各种可利用的社区资源，更有利于维护和促进家庭健康。

6. 自我保护原则　社区护士在实施家庭护理的过程中，若遇到一些有敌意、发怒、情绪反复无常的服务对象，应采取一些必要的安全措施或应对措施，以免发生意外。

三 家庭护理中社区护士的职责

家庭护理是为了促进家庭系统及其成员达到最佳的健康水平，而进行的一系列护理实践活动。家庭护理结合两种观点进行，一是把家庭作为护理服务对象；二是把家庭作为个体成员生活的环境，社区护士在家庭护理中具备以下职责。

1. 为居家患者提供医疗及护理服务　是指社区护士为居家患者及其家属提供护理知识、实施护理操作及保健指导，使家庭获得全面的医疗护理服务；同时，还应指导他们学会相应的护理操作及遇到问题时的解决方法。

2. 协助家庭成员心理适应和社会适应　社区护士应熟悉家庭所处的发展阶段及其发展任务，及时发现各个发展阶段现存的或潜在的健康问题，并予以解决，使每个家庭成员都具有健康的心理水平和良好的社会适应能力，以达到最佳的健康水平。

3. 协助家庭获得或改善有利于健康的生活环境　一个良好的生活环境是一个健康家庭的必备条件。社区护士应了解家庭成员的健康意识、健康观念、健康行为，与家庭充分沟通，开展健康教育，有效地利用家庭现有条件，结合家庭的经济状况，协助家庭改善生活环境，建立健康的生活方式，使家庭成员获得安全、舒适的成长环境和生活环境。

4. 协助家庭利用健康资源　社区护士有责任和义务为家庭提供相应的社会福利信息，协助家庭成员充分认识家庭内外部健康资源，并充分利用它们来解决家庭的健康问题。常见的健康资源：①家庭自身的有利条件，即家庭成员或亲属的支持与帮助；②社会支持性团体，如邻居、志愿者组织和家政服务部门等；③社会福利机构、居民委员会、街道办事处、医疗保险机构、养老院、社区卫生服务中心等。

四 家庭护理程序

护理程序是一种护理工作的方法，可以在任何护理情境下使用。家庭护理程序是在家庭护理理论的指导下，进行家庭护理评估，提出家庭护理诊断，制定并实施家庭护理计划，最后进行家庭护理效果的评价，从而达到解决家庭健康问题，维持和促进家庭健康的目的。因此，了解家庭护理程序是社区护士开展家庭护理工作的关键。

（一）家庭护理评估

家庭护理评估（family assessment）就是收集家庭资料的过程，目的是使社区护士和家庭共同认识到家庭的健康需求，其重点在于明确家庭现存的或潜在的健康问题及解决这些问题的优势。

1. 评估内容

（1）家庭环境评估：评估居住条件和社区环境是否安全、健康。①居住条件，如住宅面积、住房状况等；②社区环境，服务设施、与邻居和朋友的交往等；③其他环境因素，如空气、水、食物污染、噪声等均可影响家庭健康。

（2）家庭单位评估

1）家庭基本资料评估：包括家庭地址、家庭类型、家庭成员基本资料（姓名、年龄、性别、教育、职业等）、社会阶层、宗教信仰、娱乐或休闲活动等。

2）家庭内部结构评估：①家庭角色，评估家庭角色模式；家庭成员的角色；是否存在角色适应不良等问题。②权力结构，评估家庭权力的类型；家庭决策程序、决策方式；谁是家庭的主要决策者；家庭成员的独立性和自由度等。③沟通方式，评估家庭有效沟通、无效沟通的范围；感情信息的沟通方式；亲密沟通的范围；家庭应用网络的特点；外界因素对家庭有效沟通的影响。④价值观，家庭认为最重要及日常规范是什么，有无价值冲突存在；价值观对家庭健康的有无影响及其程度。

3）家庭功能：①情感功能，评估家庭满足其成员对感情和理解需求的能力；是否能促进家庭成员心理、个性及人格的健康发展。②社会化功能，评估家庭为子女提供社会教育的能力与程度；家庭的价值观和健康观；家庭成员各自的人生观。③经济功能，评估家庭的经济状况；家庭各方面的生活需求；家庭满足其成员必需经济资源的能力。④生殖养育功能，评估家庭有无生育；家庭抚育孩子和赡养老人的情况；家庭对孩子的重视程度及对老人赡养的能力。⑤健康照顾功能，评估家庭的健康需求；家庭成员间相互照顾的程度；家庭维护和促进家庭成员健康的能力等。

4）家庭发展阶段：评估家庭所处的发展阶段；现阶段家庭的发展任务是什么；发展任务的完成情况；有无家庭健康问题或家庭危机等。

5）家庭的压力与应对：评估家庭当前主要的压力源（长期、短期）；家庭对压力源正确估计及做出应对决策的能力；家庭采取有效、无效的应对策略（现在/过去）等。

（3）个体需求评估：评估内容根据年龄和健康状态不同而有所差异，主要包括全面生理健康、心理状况、精神状态评估；对特殊健康问题重点评估，如冠心病患者，应详细评估心血管的功能状况。

（4）家庭子系统评估：社区护士应重视评估家庭子系统，如夫妻、父母子女、兄弟姐妹、婆媳等之间的关系；了解子系统成员间的相互作用、相互影响，对于评估家庭健康非常重要。

2. 评估方法

（1）观察法：观察家庭的居住环境、经济状况、沟通方式及健康行为等。

（2）交谈法：与家庭成员、邻里、亲戚、朋友或社区管理人员交谈，可了解家庭成员的健康观念、健康状况、家庭关系、家庭权利及应对方式等。

（3）评估工具：常用的评估工具包括家系图、家庭亲密程度、家庭功能、社会支持度等。以下仅介绍常用于快速检测家庭功能的 APGAR 家庭问卷。该问卷是斯密克汀（Smilkstein）于1978年设计的检测家庭功能的主观评价问卷，适用于初次家访对家庭功能的简单了解。问卷名称的含义如下。

A：适应度（adaptation）是指家庭在发生问题或面临危机时，家庭成员利用家庭内、外部资源解决问题的能力。

P：合作度（partnership）是指家庭成员分担责任和共同做出决定的程度。

G：成长度（growing）是指家庭成员通过相互支持所达到的身心成熟程度和自我实现的程度。

A：情感度（affection）是指家庭成员间相互关爱的程度。

R：亲密度（resolve）是指家庭成员间共享相聚时光、金钱和空间的程度。

家庭 APGAR 问卷包括两部分：第一部分测量个人对家庭功能整体的满意度（表 5-1）；第二部分用于了解个人和家庭其他成员之间的关系（表 5-2）。

表 5-1　家庭 APGAR 问卷（第一部分）

维度	问题	经常	有时	几乎很少
A（适应）补充说明	当我遇到问题时可以从家人得到满意的帮助	□	□	□
P（合作）补充说明	我满意家人与我讨论各种事情及分担问题的方式	□	□	□
G（成长）补充说明	当我希望从事新的活动或发展时，家人都能接受且给予支持	□	□	□
A（情感）补充说明	我很满意家人对我的情绪（喜、怒、哀、乐）表示关心和爱护的方式	□	□	□
R（亲密）补充说明	我很满意家人与我共度时光的方式	□	□	□

注：三个备选答案"经常""有时""几乎很少"分别赋予 2、1、0 分。将五个问题得分相加，总分 7～10 分表示家庭功能良好，4～6 分表示家庭功能中度障碍，0～3 分表示家庭功能严重障碍。

表 5-2　家庭 APGAR 问卷（第二部分）

将与您同住的人（配偶、子女、朋友等）按密切程度排序			与这些人相处的关系（配偶、子女、朋友等）		
关系	年龄	性别	好	一般	不好
如果您和家人不住在一起，您经常求助的人（家庭成员、朋友、同事、邻居）			与这些人相处的关系（家庭成员、朋友、同事、邻居）		
关系	年龄	性别	好	一般	不好

（二）家庭护理诊断

家庭护理诊断（family nursing diagnosis）又称为家庭护理问题，是根据评估收集的资料，判断家庭存在的健康问题，确定需要援助项目的过程。家庭护理诊断/问题应以家庭整体健康为中心提出，反映的是家庭整体的健康状况。

1. 家庭护理诊断的类型　家庭的需求涉及多个层面，如个体成员、家庭子系统、家庭单位及家庭环境的需求。因此，家庭护理诊断既要考虑个体成员，又要考虑家庭子系统。

（1）个体成员的护理诊断：是诊断个体对健康问题的反应，是根据行为模式（如饮食、休息、排泄、活动等）进行组织的，如健康维护能力改变、自我照顾能力丧失等。

（2）家庭子系统的护理诊断：即家庭人际关系的护理诊断，包括代表一个以上的人之间相互作用的需求，如夫妻性生活障碍、父母不称职、母乳喂养无效、社会交往障碍等。

（3）家庭单位的护理诊断：依据北美护理诊断协会（NANDA）制定的护理诊断，主要有家庭功能的改变、家庭应对无效等。

另外，在确定家庭护理诊断时还应考虑环境问题，如住宅、邻近环境、卫生状况等；是否存在潜在的障碍；是否有健康促进的机会。

2. 家庭护理诊断的表述　家庭护理诊断的表述包括三个结构要素：健康问题（problem，P），即护理诊断名称，指护理对象现存的或潜在的健康问题；症状或体征（symptoms or signs，S），即与健康问题有关的症状、体征；原因（etiology，E），指导致健康问题的直接因素、诱发因素或危险因素，简称 PES 公式。

例如，P：照顾者角色紧张。S：家庭访视中，通过观察获得的客观资料：照顾者（女儿）

在护理被照顾者（父亲）时表现出体力不支、不耐烦的情绪；通过访谈获得的主观资料：父亲希望女儿能每天陪伴在左右，女儿主诉经常失眠、焦虑。E：与持续的护理需求有关，继发于残疾（脑梗死）。

家庭护理诊断提出后，社区护士还应从整体的角度预测家庭健康问题的结果及护理措施的成功点，使护理目标更加明确。预测结果类型可分为潜在的健康问题、减轻的健康问题、稳定的健康问题、解决的健康问题。家庭护理诊断和预测结果类型，指导家庭护理计划制定。

链接

家庭护理诊断系统

家庭护理诊断可运用北美护理诊断协会（NANDA）的诊断系统，根据家庭的实际情况提出：活动无耐力；母乳喂养有效；母乳喂养不当或无效；母乳喂养中断；照顾者角色紧张；有照顾者角色紧张的危险；不适、急、慢性疼痛；沟通障碍；语言沟通障碍；应对无效；防御性应对、无效性否认；家庭有增强应对的愿望；家庭妥协性应对；家庭应对能力缺陷；决策冲突；娱乐活动缺陷；家庭运作中断；家庭运作改变；酗酒；生长发育迟缓；有发育迟缓的危险、有生长不成比例的危险；成人缺乏生命活力；健康维持无效；寻求健康行为（特定）；持家能力障碍；婴儿行为紊乱；有婴儿行为紊乱；婴儿有行为能力增强的潜力；有受伤的危险、有误吸的危险、有跌倒的危险、有中毒的危险、有窒息的危险、有外伤的危险；知识缺乏；有孤独的危险；个体处理治疗的危险；处理方案不当或无效。

（三）家庭护理计划

家庭护理计划（family nursing plan）是以家庭护理诊断为依据，结合家庭的实际情况，充分发挥家庭资源优势，设立家庭护理目标，拟订家庭护理措施的过程。社区护士的功能是为家庭提供信息、指导和辅助家庭完成护理计划。

1. 计划的内容

（1）确定优先解决的护理问题：社区护士应根据家庭护理问题的严重程度，按由重到轻，由急到缓的原则将护理诊断排序。对家庭威胁最大、后果严重、家庭急待解决的健康问题排在第一位，优先解决。当家庭与护士的观点不统一时，应进行协调，保证家庭护理工作高效、有序地进行。

（2）设立护理目标：护理目标分为长期目标和短期目标。长期目标是社区护士和家庭希望达到的最终目标；短期目标是指为实现长期目标在几天、几周或几个月内应达到的分目标。明确的护理目标是实施计划的指南，也是护理评价的标准。因此，在制定护理目标时，要充分考虑解决家庭问题的可行性，护理目标应可观察、可测量。

（3）拟订护理措施：社区护士与家庭及其成员共同商讨、拟订家庭护理措施，有助于家庭及其成员理解护理措施的目的和作用，更好地接受、配合护理活动，从而获得护理措施的最佳效果。家庭护理措施与一般护理措施有所不同，主要包括以下几方面。

1）帮助家庭应对疾病与压力：当家庭面临危机或压力时，社区护士承担家庭支持者的角色，为家庭及其成员提供感情的支持，帮助家庭理性分析、正确认识危机或压力，并给予合理的应对措施。如果家庭采用的应对措施无效或对整个家庭的健康不利时，护士可以帮助家庭发掘、选用其他更为有效的方法，缓解危机或压力，维护和促进家庭的健康。

2）教育和指导家庭适应发展中的改变：当家庭遇到发展中的需求与问题时，社区护士的角色主要是教育。为家庭提供正常生长、发展与适应的相关信息，帮助家庭及时解决现存的健康问题，预防潜在的健康问题。为了提供针对性的家庭教育，社区护士必须评估每个家庭成员的知识水平，才能因材施教，满足家庭发展中的各种需求。

3）为家庭联系所需的资源：帮助家庭发现和获得资源是社区护士的重要职责之一。①在帮助家庭获得资源时，要认真了解家庭可能需要的有形或无形的资源，还应鼓励家庭自行尝试使用内部资源的新方法。封闭式家庭通常喜欢依靠自己的力量解决问题，在需要外在资源支持时，应采取他们可接受的方法提供帮助。②为家庭联系资源时，既要弄清资源是否可靠，又要让家庭对可提供的资源有切合实际的期盼。

4）帮助家庭认识影响健康的环境因素：环境中有许多因素威胁着家庭及其成员的健康。①生活环境，如空气、水、食物、住宅、学校、工作场所的污染物或有害物质对家庭成员的健康造成威胁；②社会环境，如暴力、吸毒、赌博、犯罪等也使家庭处于不安全的形势中。监督、检测和改变环境中的有害因素是帮助家庭维持健康的重要方法。社区护士可对家庭进行健康教育，帮助家庭认识到环境中的危险因素和有害物质，教会应对这些的有效措施；还可通过提供有关的信息资料，影响卫生保健决策，参与制定卫生政策的立法和执行过程。

2. 制定家庭护理计划的原则

（1）互动性：护理计划需要有家庭的参与和支持，在明确家庭的需求、确定护理目标、护士和家庭活动的选择及结果的评价，都必须有家庭与社区护士的相互交往，共同参与。

（2）特殊性：不同家庭可能会有相同的健康问题，但由于家庭的结构、价值观、资源、对问题认知的不同，不同家庭选择的护理干预不尽相同。

（3）实际性：即设立切合实际的目标，社区护士在制定家庭护理计划时，应充分考虑时间、资源、家庭功能的限制及家庭是否能执行等因素。

（4）意愿性：即结合家庭成员的价值观、健康观及生活习惯等制定出的家庭护理计划，才有可能成功实施。

（5）合作性：社区护士应与其他医务工作者和服务机构合作，充分利用有效资源，才能更好地促进和维护家庭健康。

（四）家庭护理实施

家庭护理实施（family nursing implement）是将家庭健康护理计划付诸行动的过程。家庭成员是家庭护理计划的实施者和责任者，社区护士在计划实施过程中的作用是为家庭提供指导和相关信息，必要时给予帮助，可从以下几方面帮助家庭。

（1）指导家庭或为家庭营造一个安全、健康、舒适的生活环境和交流场所。

（2）介绍或强化家庭有效的沟通方式与应对技巧。

（3）指导家庭成员的行为与家庭的需求、目标及活动协调一致。

（4）提供情感支持，分担家庭成员的忧愁，并给予安慰与支持。

（5）对家庭进行健康教育，提供健康资源、保健指导及与家庭相关的各种信息等。

（6）为缺乏自护能力的家庭提供直接照护，如帮助空巢老人家庭准备必要的生活用品，料理日常家务等。

（7）排除家庭护理计划落实的障碍，维护和促进家庭功能。

（8）与家庭建立长期的合同关系，必要时提供可靠的援助。

（9）促进家庭健康潜能的发挥，增强家庭成员承担责任的能力和勇气。

（10）帮助家庭及家庭成员重新安排生活。

（五）家庭护理评价

家庭护理评价（family nursing evaluation）贯穿于家庭护理活动的全过程，是对家庭护理活动进行全面的检查与控制，保证家庭护理计划实施成功的必备措施。

1. 评价的方法

（1）过程评价：又称为阶段评价，是对家庭护理的评估、诊断、计划、实施等不同阶段分别进行评价，根据评价结果随时修改各阶段的计划、内容和措施，以达到优质的家庭护理，维护和促进家庭发挥正常的健康功能。

1）评估阶段：评价收集的资料是否真实、正确、全面；收集方法是否恰当；是否有利于确定家庭主要的健康问题。

2）诊断阶段：评价护理诊断是否正确；是否能反映家庭的健康问题；表述方式是否规范等。

3）计划阶段：评价护理计划的制订是否考虑到家庭资源及家庭成员的态度；设立的目标是否切实可行；拟订的护理措施是否具有针对性等。

4）实施阶段：计划执行是否顺利；有无阻碍家庭护理计划执行的因素；家庭成员是否配合等。

（2）结果评价：又称为总结性评价，是依据设立的目标对实施结果进行客观、公正的评价，以此决定是终止家庭援助，还是修改计划或补充计划继续给予援助。

1）对家庭成员援助的评价：①患者及其家庭成员日常生活质量提高的程度，患者及其家庭成员是否能够逐渐过上充实而有意义的生活；家庭成员在照顾患病的家庭成员时，是否保持了生活乐趣，是否因护理影响了自身的健康。②家庭成员对家庭健康问题的理解程度，患者及其家庭成员是否获得了应对发展任务和健康问题的基本知识、基本技能；是否增强了自我保健的意识和能力。③家庭成员情绪稳定的程度，患者及其家庭成员是否存在不安、恐慌、焦虑，以致妨碍家庭健康问题的应对和处理，是否有孤独感和不亲近感；家庭成员能否使自己的情绪趋于稳定并参与解决家庭的健康问题。

2）促进家庭成员相互作用方面的评价：①家庭成员的相互理解，家庭成员能否相互理解并考虑对方的需求；②家庭成员间的沟通，家庭成员是否开始思考最佳的沟通方式；③家庭成员间的亲密度与爱心，家庭成员是否有信心和决心相互合作，共同应对现存的或潜在的健康问题；④家庭成员判断和决策问题的能力，家庭是否以家庭成员为主体判断和应对问题，家庭成员能否为此收集相关资料并在家庭内部商讨解决问题的办法；⑤家庭的角色分工，家庭原本的角色由于发展任务或家庭健康问题而发生改变时，家庭成员是否自觉履行和承担了改变后的角色和责任。

3）促进家庭与社会关系方面的评价：①社会资源的有效利用，家庭能否积极利用各种社会资源来解决家庭的健康问题；提供的医疗护理服务是否与家庭的需求相一致，是否朝这个方向努力。②环境的改善，家庭成员是否积极地把家庭环境向有利于健康的方向改善，能否得到邻里、亲戚和朋友的帮助与鼓励。

2. 影响评价的因素

（1）资料的可靠性：按步骤仔细、严格地收集资料，且能顺利地获得相关资料，评价结果的准确性、真实性及完整性就会增加。

（2）可利用的资源：在资源丰富的社区，家庭需求得到满足的可能性高些，结果评判要求也相应增高；而在资源匮乏的社区，结果评判要求就可能降低些。

（3）家庭期望值的高低：如果家庭能够对预期目标、预期结果有客观正确的认识，则该家庭对护士援助的最终结果就可能会满意得多；否则相反。

（4）与家庭成员间的信赖程度：在良好信赖关系的基础上，社区护士才能收集到全面、真实、可靠的家庭资料，家庭成员才能够相信护理活动的安全性和有效性。

3. 评价的结果　评价是护理程序的最后一个步骤，而在许多情形下，它又是一个新的开端，可以帮助社区护士修改家庭护理计划，从而提高护理质量。评价结果有以下三种情况。

（1）修改计划：护理计划的任何一部分，都有可能根据评价结果进行修改。如当新问题出现或实施方法不符合实际情况时，社区护士应和家庭成员一起修改计划，并付诸实施。

（2）继续执行计划：目标定得过高或实施时间定得过短，而评价结果又显示所制定和实施的计划有效时，可将计划继续进行。

（3）终止计划：家庭问题得到解决或家庭需求得到满足，且达到预期目标时，社区护士可终止对该家庭的援助。

（六）社区护士与家庭关系的终止

家庭护理的结束过程是家庭护理程序的组成部分，这是与一般护理程序的区别点。家庭护理的结束是指社区护士与家庭的伙伴关系的暂时终止，护士退出家庭系统。社区护士与家庭的伙伴关系的终止应该写入家庭护理计划中，目的是要让家庭事先了解在什么情况下护士应该结束对家庭的护理，以便家庭做好充分的准备，适应护士撤除对家庭的照护，顺利地过渡到独立和终止关系阶段。

在终止关系阶段，社区护士应该和家庭一起召开总结性评价会，正式结束双方之间的伙伴关系。社区护士也可提前终止与家庭的关系，但必须说明提前终止的原因。家庭也可做出终止与社区护士合作的要求。在会上，社区护士应与家庭讨论有关目标完成的情况，对援助效果的认可度，与护士交往的满意度；还应指导家庭，在什么情形下应再次寻求健康服务，并提供联系方式等。

目标检测

一、选择题

A₁型题

1. 下列有关最稳定家庭类型的叙述，正确的是（　　）

   A. 核心家庭　　　　B. 主干家庭

   C. 联合家庭　　　　D. 单亲家庭

   E. 重组家庭

2. 下列有关家庭内部结构具体表现的描述，正确的是（　　）

   A. 家庭角色

   B. 家庭权力

   C. 家庭价值系统

   D. 家庭成员的沟通方式

   E. 家庭关系

3. 下列各项，属于预防性家庭访视的是（　　）

   A. 脑梗死患者的家庭访视

   B. 外伤家庭的家庭访视

   C. 产后新生儿的家庭访视

   D. 临终患者的家庭访视

   E. 年老体弱者的家庭访视

4. 下列有关家庭访视优先顺序的描述，正确的是（　　）

   A. 以非传染性疾病为先，传染性疾病为后

   B. 以群体为先，个体为后

   C. 以慢性病为先，急性病为后

   D. 以生活富裕者为先

   E. 以教育程度高者为先

5. 家庭护理中健康问题的决策者是（　　）
   A. 全科医师　　B. 社区护士
   C. 家庭自己　　D. 社区卫生服务工作者
   E. 心理咨询师

6. 下列有关制定家庭护理计划的叙述，不正确的是（　　）
   A. 有家庭的参与和支持
   B. 有相同健康问题的家庭实施护理援助的方法不尽相同
   C. 与其他医务工作者合作，有效利用资源
   D. 当计划与家庭成员的价值观念冲突时，以护士的专业意见为准
   E. 充分考虑时间、资源、家庭功能的限制等因素

7. 下列有关家庭护理评估中资料收集的叙述，不恰当的是（　　）
   A. 家庭生活周期各阶段的发展任务和危机
   B. 在社区的健康指标中获得家庭健康问题
   C. 家庭日常生活能力
   D. 家庭应对问题的能力
   E. 家庭结构与功能的相关资料

8. 下列各项中，最需要社区护士帮助的家庭是（　　）
   A. 自己无法解决问题的家庭
   B. 家庭矛盾与冲突较多的家庭
   C. 对社区不会造成大危害的家庭
   D. 对家庭成员有较大影响的家庭
   E. 经济状况较差的家庭

9. 下列有关家庭护理的叙述，不正确的是（　　）
   A. 促进家庭应对健康问题的能力
   B. 挖掘家庭的健康潜能
   C. 促进家庭充分地利用社会资源
   D. 帮助减轻由家庭健康问题引起的精神负担
   E. 促进家庭成员负责平均承担经济负担

10. 下列有关家庭应对能力的叙述，不相符的是（　　）

A. 家庭成员间的人际关系
B. 家庭成员收入、消费的方式
C. 家庭成员的角色分工
D. 家庭成员的社会地位
E. 家庭成员间的沟通方式

11. 在家系图中，表示人工流产的符号是（　　）

二、填空题

1. 家庭内部结构由_____、_____、_____构成。
2. 家庭权力可分为_____、_____、_____三种。
3. 家庭访视可分为_____、_____、_____、_____四类。
4. 制定家庭护理计划时，应遵循的原则有_____、_____、_____、_____、_____。
5. 实施家庭护理时，应遵循的原则有_____、_____、_____、_____、_____。

三、简答题

1. 简述家庭的功能。
2. 简述家庭访视的内容。
3. 简述家庭护理中社区护士的职责。
4. 简述家庭 APGAR 问卷名称的含义。

（张淑艳）

第六章 社区环境与健康

环境是人类赖以生存的物质基础，人类与环境密不可分，人类的生存不仅依赖于环境，而且还不断地适应和改造环境。社区环境是居民生存和活动的必要条件之一，随着人类社会的发展，特别是大规模的工农业生产、交通运输和人口激增，对环境施加了巨大的影响，同时也带来了严重的社区环境问题，如居住条件恶化、传染性疾病流行等，使居民的生存质量和健康受到影响。因此，重视社区环境卫生，深入开展环境与健康关系的研究，制定有效的防控措施，保持生态平衡，避免环境退化和失衡，对促进人类与环境的和谐发展，保障社区居民的健康十分重要。

第1节 环 境

● 案例6-1

日本熊本县水俣镇是水俣湾东部的一个小镇，有4万多人居住，丰富的渔产使小镇格外兴旺。1925年，日本氮肥公司在这里建厂，1949年后，该公司开始生产氯乙烯，年产量不断提高，与此同时，工厂把没有经过任何处理的废水排放到水俣湾中，1954年，水俣镇开始出现一种病因不明的怪病，叫"水俣病"，患病的猫和人表现为步态不稳、抽搐、手足变形、精神失常、身体弯弓高叫，直至死亡。1972年日本环境厅公布，水俣湾和新县阿贺野川下游有类似症状者283人，死亡60人。

问题：1. 该事件的性质和原因分别是什么？
　　　　2. 如何防治类似事件的发生？

 一 环境概述

（一）环境的概念

环境（environment）是指人类和生物生存的空间及直接或间接影响其生存和发展的各种因素的总和，包括各种物质因素和非物质因素。这些因素可能对生命机体或人类活动产生直接或间接、现时或远期的作用。

（二）环境的分类

按照环境的属性可分为两类，即自然环境和社会环境，两者的关系密切，相互影响。

1. 自然环境（natural environment）　是指人类生存和发展所依赖的各种自然条件的总和，主要由空气、水、土壤、食物、动物、植物和阳光等因素构成，是人类赖以生存的物质基础。自然环境按人类对其影响程度及它们目前所保存的结构形态、能量平衡可分为原生环境和次生环境。

（1）原生环境（native environment）：天然形成的，未受或少受人为因素影响的环境，如人迹罕至的原始森林、荒漠、大洋中心区等。原生环境中存在着对人类健康有利的因素，如清洁的、具有正常化学组成的空气、水、土壤、食物等。但其中也存在着许多对健康不利的因素，如致病性微生物、有害化学物质、放射性物质、异常地质条件等。

（2）次生环境（secondary environment）：在人类活动影响下形成的环境，如耕地、种植园、城市、工业区、风景区等。人类为了生存和发展，不断开发和利用自然资源，改造自然环境，以满足自身需要，但这一过程往往伴随着对环境的污染甚至破坏，直接或间接危害人类健康。

2. 社会环境（social environment）　是人类在自然环境的基础上，通过长期有意识的生产、生活和社会交往，为了不断提高人类物质和文化生活而创造出来的环境体系。社会环境包含涉及以生产力发展水平为基础的社会经济、社会保障、教育、科技等和以生产关系为基础的社会制度、法律、文化教育、家庭、医疗保健等诸多方面。

社会环境对人类健康和发展进化起着重要作用，同时人类活动对社会环境产生了深刻的影响，而人类自身在适应和改造社会环境的过程中也在不断变化。

人类的生命始终处于一定的自然环境和社会环境的相互作用中，经常受物质和精神心理的双重因素影响，其中对人的健康和疾病起着主导作用的是社会因素。优良的社会环境可以使自然环境对人类发挥更大的作用；反之，则可能使自然环境遭到更大的破坏。

（三）环境的构成要素

环境是由不同因素组成的整体，按照其属性可分为生物因素、化学因素、物理因素和社会心理因素。

1. 生物因素（biological factor）　是指存在于环境中的各种动物、植物和微生物。各种生物作为自然环境的重要组成部分，与人类关系十分密切，是人类赖以生存的重要条件之一。但是，某些生物如病原微生物、某些动植物等可成为人类的致病因素或疾病的传播媒介。

目前人类对环境中生物因素危害健康的规律已有所了解，积累了丰富的预防和控制经验，因而生物因素危害人类健康和生命的严重性已有所下降。

2. 化学因素（chemical factor）　是指存在于环境中的各种有机物和无机物。自然环境中的化学组成成分一般较为稳定，环境中许多化学物质保持适宜的含量对人体健康是必需的，如钙、铁、氟、碘、硒等。但由于各种活动造成环境污染可使环境的化学组成发生明显的变化，对人类健康带来不可低估的影响或损害。

3. 物理因素（physical factor）　是指存在于环境中的微小气候、声、光、热、振动、电离射线和电磁辐射等。在自然状态下物理因素一般对人体无害，有些还具有一定的生物学作用。但随着科技的进步和工业的发展，有害物理因素造成的污染日趋严重，如微波辐射、电离辐射、噪声等，对人类健康会产生直接或间接的危害。

4. 社会心理因素（social psychological factor）　社会因素主要指人为的外界非物质的环境因素，其中主要包括政治、经济、文化教育、生活方式，还包括人们的年龄、性别、风俗习惯、宗教信仰、就业和婚姻状况等。心理因素是指在特定的社会环境条件下，导致人们在社会行为乃至身体、器官功能状态等方面产生变化的因素，包括情绪、个性、素质形成、行为类型等。社会因素和心理因素往往相互影响，共同对机体产生作用，故合称为社会心理因素。

社会心理因素通过感觉器官系统对人的心理或精神起作用，对人体健康影响具有双重作用，即良好的社会心理因素如良好的生活方式、融洽的人际关系等，可使人的精神愉快，促进身心健康；不良的社会心理因素如社会动荡、不良生活行为等，可使人的心理精神紧张，引起机体功能障碍，甚至导致心身疾病或诱发某些疾病。

社会心理因素着重强调个体心理状态须尽快地适应社会环境的改变，使个体和不断变动着的社会环境调整为一个协调统一的整体，避免心理紧张过强或过久，以预防躯体疾病的发生。

二 生态系统与生态平衡

人类生存的环境分为大气圈、水圈、土壤岩石圈和生物圈，它们相互重叠、相互依赖和相互影响。地球表层适宜于生物生存的范围，称为生物圈。它包括海平面以上约 10km 到海平面以下约 12km 的范围，由生命存在的部分大气圈、水圈和岩石土壤圈组成。

（一）生态系统的概念

生态系统（ecological system）是指一定空间内生物群落（包括微生物、动物、植物及人类等）与非生物环境相互作用，通过物质、能量的交换，共同构成的统一整体。生态系统多种多样，因地理位置和空间分布的差异，形成了范围大小不同、相对独立存在的多种生态系统，如湖泊、森林、海洋、矿区、城镇等都是性质不同的生态系统，每个生态系统都是自然界的基本活动单元。无数小生态系统组成了地球上最大的生态系统即生物圈，也称为人类生态系统。

（二）生态系统的成分构成

生态系统的构成包括非生物成分和生物有机体成分，其中根据生物有机体成分在生态系统中发挥的作用和地位可将它们分为生产者、消费者和分解者。

1. 非生物成分　包括各种自然因素、无机物和有机物等无生命现象的物质，是生物赖以生存的物质和能量来源。这些物质共同组成大气、水和土壤环境，为生物活动提供场所。

2. 生产者　主要指能利用太阳能、二氧化碳和水等无机物制造有机物的绿色植物、化能合成菌和光合细菌。绿色植物和光合细菌利用阳光、空气进行光合作用，将无机物合成为有机物；化能合成菌能以二氧化碳为主要碳源，以无机含氮化合物为氮源，通过化能合成作用合成细胞物质，同时氧化外界无机物获得生长所需要的能量。

生产者是有机物质的最初制造者，为生态系统输入所需的能量，维系生态系统的稳定，在生态系统中起主导作用。

3. 消费者　主要指不能用无机物制造有机物，依赖于生产者而生存的生物（主要是动物），包括植食动物、肉食动物、杂食动物和寄生动物等。

4. 分解者　主要是细菌和真菌，也包括某些原生动物和蚯蚓、白蚁、秃鹫等大型腐食性动物。它们依靠分解动植物的残体、粪便和各种复杂的有机化合物，取得能量和营养物质，最终将有机物降解为简单的无机物或元素，归还到环境中，再被生产者利用。

生态系统的四个组成成分通过自身的功能，保持着生态系统内物质、能量、信息的交流与循环，从而形成一个不可分割的统一体，维持着生态系统的稳定（图 6-1）。

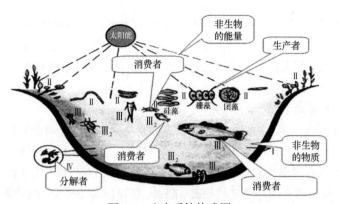

图 6-1　生态系统构成图

Ⅰ. 非生物物质；Ⅱ. 生产者；Ⅲ. 消费者；Ⅳ. 分解者

（三）生态系统的共同特性

（1）生态系统以生物为主体，具有自我调节能力。生态系统通常与一定的空间范围相联系，以生物为主体，生物多样性与生命支持系统的物理状况有关，且结构越复杂，物种数越多，自我调节能力越强。

（2）物质循环和能量流动是生态系统的两大功能。

（3）生态系统具有复杂、有序的层级系统。生态系统营养级的数目因生产者固定能量所限及能量流动过程中损失，一般不超过 5～6 个。

（4）生态系统是一个动态系统，要经历一个从简单到复杂、从不成熟到成熟的发育过程。

（四）生态平衡

生态平衡（ecological balance）是指生态系统的结构和功能，包括物质、能量、信息的输入与输出等均处于相对稳定的平衡状态。生态系统具有控制和反馈系统，在受到外来干扰时，能通过自我调节恢复到初始的稳定状态或建立新的平衡。生态平衡是生物维持正常生长发育、生殖繁衍的根本条件，也是人类生存的基本条件，为人类提供适宜的环境条件和稳定的物质资源。但生态系统自身调节和维持平衡状态的能力是有限的，其所形成的生态平衡是动态的、相对的，并不是一成不变的。如果生态系统受到的外界干扰过于强烈，超过它的自身调节能力，会导致生态平衡的破坏。

生态系统中维持不同生物种群间物质及能量流动的纽带和渠道的是食物链（food chain）。食物链是指一种生物被另一种生物食用，后者又被第三种生物所食，彼此形成的一个由食物联系起来的连锁关系。生态系统中的食物链相互交织，形成食物网。食物链是生态系统中物质、能量、信息流动、传递、交换和循环的一种方式，在维持生态平衡中发挥着重要作用。

> **链接**
>
> **"环境保护"概念的变迁**
>
> 1972 年联合国人类环境会议以后，"环境保护"一词被广泛采用，如苏联将"自然保护"这一传统用语逐渐改为"环境保护"。中国在 1956 年提出了"综合利用"工业废物方针，20 世纪 60 年代末提出"三废"处理和回收利用的概念，到 20 世纪 70 年代改用"环境保护"这一比较科学的概念。

三 环境与人群健康的关系

人类是地球演化到一定阶段的历史产物，在长期的生存和演化过程中，与环境形成了相互联系、相互制约和相互作用的关系。一方面，人类生存和发展所需的物质和能量均来源于环境，而人类的生产、生活活动对环境又产生影响；另一方面环境的发展变化遵循自身的规律，不为人的主观需求而改变。因此，人与环境之间存在着对立统一关系，这种关系主要表现在以下两个方面。

（一）人和环境之间的统一性

人与环境之间始终存在着物质、能量和信息的交换，并保持着动态平衡的关系。首先，人类是环境的组成部分，人和环境是不可分割的统一整体。其次，人和环境的物质统一性：人类生存和发展所需的所有物质均取自环境，同时，人类生活、生产的产物或排泄物均回归环境。如此的循环往复，保持着人与环境之间物质、能量、信息的动态平衡，维持着人与环境的统一。

（二）人和环境之间的对立性

环境变化的客观存在不以人的意志为转移，要求人类必须适应环境的变化，但这种适应有一定的限度，超过适应限度，就有可能引起机体功能和结构的病理性改变。同时，环境条件对人类发展有一定的限制，主要是其自然资源有一定限度，不能供人类无节制的开发利用。但随着人类社会的不断发展，人均消耗自然资源的量迅猛增长，过度开发和破坏自然资源，必将对人类的生存和发展造成影响。再者，人类具有改变环境的主观能动性。人类活动产生的代谢废物可对生存环境产生不利影响，甚至造成环境破坏，但人类可通过植树造林、建立自然保护区等方式对自然环境施加影响，从而有利于生态系统保持平衡，使自然环境向良性发展。

第2节 环 境 污 染

案例6-2

素有雾都之称的英国伦敦，1952年12月5～8日，又被浓雾笼罩。这期间，许多人突患呼吸系统疾病，4天中，死亡人数较常年同期增加4000多人。事件发生的一周中，因支气管炎、冠心病、肺结核、心脏衰竭的死亡人数分别是平时同类疾病死亡人数的9.3倍、2.4倍、5.5倍、2.8倍，因肺炎、肺癌、流行性感冒（流感）等呼吸系统疾病死亡的人数较平时均有成倍增长。事件后的2个月内又有8000多人死亡。

问题：1. 英国伦敦烟雾事件的形成原因是什么？
2. 类似事件会对人体和环境产生怎样的影响？

一 环境污染的概念

（一）概念

由于人为或自然的因素，导致大量有害物质进入环境，使环境构成或状态发生重大变化，破坏了生态平衡和人类生活的环境，对人类健康造成直接、间接或潜在的有害影响，称为环境污染（environment pollution）。严重的环境污染称为公害（public nuisance）。因环境污染引起的地区性疾病，称为公害病（public nuisance disease）。

（二）分类

进入环境引起环境污染的物质，称为环境污染物（environment pollutant）。常见的污染物按其来源分为生产性污染、生活性污染、战争性污染和其他污染。按环境污染物的性质分为生物性污染、物理性污染和化学性污染。根据污染物进入环境后的变化情况分为一次污染物和二次污染物。

（三）环境污染对人群健康影响的特点

1. 复杂性和隐蔽性 由于环境污染物的种类繁多及个体感受性差异,因此环境污染危害的表现多样,且早期症状多无特异性,短时间内难以觉察和确诊。

2. 长期性 环境污染物的浓度或剂量较低时,人群需长期暴露才会显现损害作用。

3. 多样性 环境污染物常常联合作用于人体,其作用方式多样且临床表现多样化,既有局部作用,又有全身作用;既有近期作用,又有远期作用。

4. 广泛性 环境污染物通过污染大气、水源、土壤或食品等途径长期作用于人体,其波及的范围大,危害的对象广泛,可累及各类人群。

5. 污染容易治理难 环境污染一旦形成,很难治理。

> **链接**
>
> **中国十大环境问题**
>
> 中国十大环境问题是大气污染问题、水环境污染问题、垃圾处理问题、土地荒漠化和沙灾问题、水土流失问题、旱灾和水灾问题、生物多样性破坏问题、WTO与环境问题、三峡库区的环境问题和持久性有机物污染问题。

二 环境污染对健康的危害

（一）环境污染的人体效应与人群反应

环境成分和状态的任何异常变化,都会对人体健康产生不同程度的影响。人体由健康发展到疾病一般经历正常调节、代偿和失代偿三个过程。

环境污染物作用于机体的剂量或强度较小时,机体利用自身调节能力,保持生理功能暂不发生改变,也不出现损害作用,称为正常调节。环境污染持续作用,超出正常调节范围,机体功能和器官结构开始发生改变,但尚未出现疾病的症状和体征,称为代偿期。若环境致病因素此时停止作用,机体可能恢复健康。若环境致病因素的作用继续加强,超出生理代偿能力,就会导致机体代偿功能障碍,出现疾病特有的症状和体征,甚至死亡,称为失代偿期。

评估环境污染对人群健康的影响,应将人体的生理、生化、病理等效应看作一个连续的健康效应谱,关注生理、生化等指标的早期变化。在人群的反应谱中,因为每个个体对环境污染的敏感性不同,使得人群对环境污染的反应呈现"金字塔"分布。

（二）环境污染对健康的危害

环境污染对人体健康的危害复杂多样,可分为特异性和非特异性危害。特异性危害包括急性危害、慢性危害、远期危害和免疫毒作用。非特异性危害主要表现为某些常见病、多发病的发病率增高,机体抵抗力下降,劳动能力低下等。

1. 急性危害（acute hazard） 指环境污染物短时间内大量进入机体引起急性中毒或死亡。历史上由于人类在工业发展过程中未重视环境保护,曾不断发生严重的环境污染事件,如英国伦敦烟雾事件,美国洛杉矶光化学烟雾事件、日本米糠油多氯联苯污染事件等,这些事件严重损害了当地居民的健康,并且造成了巨额的经济损失。

突发事故或一次性大量排放环境污染物也会造成急性中毒事件,如印度博帕尔毒气泄漏事件、日本森永奶粉中毒事件、苏联的切尔诺贝利核电站泄漏事件等。

2. 慢性危害（chronic hazard） 是指环境污染物低浓度、长时间、反复作用于人体所造成的危害。由于环境污染物浓度较低，产生的危害不易觉察，容易被忽视。慢性危害的主要表现有损害机体的免疫功能，使人体健康状况逐渐下降；引起机体慢性疾病，如慢性咽炎、慢性鼻炎、慢性气管炎；重金属蓄积中毒，如发生于日本的水俣病和痛痛病事件等。

3. 远期危害（long-term hazard） 是指环境污染物引起的危害结果，直至数十年后才显现出来，有的甚至到子孙后代才表现出症状。远期危害包括致癌作用、致畸作用和致突变作用，又称为"三致"作用。

（1）致癌作用：WHO 指出，人类癌症 90% 与环境因素有关，已经证明的主要致癌因素如下。①物理因素，如放射线和紫外线等；②化学性因素，如苯并芘、氯乙烯、黄曲霉毒素等；③生物性因素，如 EB 病毒、肝吸虫、幽门螺杆菌等。

（2）致畸作用：指环境污染物影响胚胎发育和器官分化，使子代出现先天性畸形。致畸的敏感期是人类胚胎的器官分化发育期，即第 3~8 周。环境污染物中的化学致畸因素较多，如酒精导致胎儿酒精综合征；甲基汞导致先天性水俣病；多氯联苯导致婴儿皮肤发黑，称为"可乐儿"或"油症儿"。

（3）致突变作用：物理、化学及生物学因素可使机体的遗传信息在一定条件下发生突然变异，包括染色体数目、结构的变异和基因突变。人类在长期进化过程中选择性保留了对人体健康最有利的基因，因此环境污染物引起的突变作用一般是有害的。例如，突变发生在生殖细胞，可以影响妊娠过程，导致不孕和胚胎早期死亡等；突变发生在体细胞，常导致体细胞异常增生而形成癌肿。常见的具有致突变作用的环境污染物有亚硝胺类、苯并芘、甲醛、苯、砷、铅、滴滴涕（DDT）、烷基汞化合物、百草枯、黄曲霉毒素 B_1 等。

（4）对免疫功能的影响：环境污染对免疫功能的影响具有双向性。一方面，不少环境污染物可作为致敏原引起变态反应性疾病，如二异腈酸酯类化合物引起呼吸道变态反应；另一方面，某些环境污染物对机体的免疫功能具有抑制作用，如多卤代芳烃类、某些农药等。

第 3 节　社区生活环境与健康

 空气与健康

大气（atmosphere）是指聚集在地球周围的一层很厚的大气分子，被称为大气圈，是环境的重要组成要素。大气既是地球上生命体赖以生存的重要环境，也是保护他们免受来自外层空间危害的重要屏障。植物进行光合作用所需的二氧化碳、动物和人呼吸所需的氧气及固氮菌所需的氮都由大气提供，因此，空气的清洁程度及理化性状与人类健康有十分密切的关系。

大气的理化性状随其距离地面高度的不同有很大变化，按照气温的垂直变化特点，可将大气层自下向上分为对流层、平流层、中间层、热层和散逸层。对流层是最靠近地面且密度最大的一层，平均厚度 12km，人类生产、生活所产生的污染物也多聚集在对流层，因此，对流层和人类生命活动的关系最为密切。

（一）大气的物理性状与健康

大气的物理性状包括太阳辐射、气象因素和空气离子化等。

1. 太阳辐射　是太阳向宇宙空间发射的电磁波和粒子流，是产生各种复杂天气现象的根本原因，是地球上光和热的源泉。

按照太阳辐射的波长和生物学效应可分为：①紫外线（UV），波长为 10～400nm。不同波长的紫外线具有不同的生物学功效，A 段紫外线（波长为 320～400nm）穿透皮肤的能力较强，可使黑色素原转化为黑色素，起到保护皮肤的作用；B 段紫外线（波长为 275～320nm）具有抗佝偻病和提高免疫力等作用；C 段紫外线（波长为 200～275nm）具有极强的细胞杀伤作用，使细菌蛋白质分解，并透过细胞核破坏 DNA 结构，可用于杀菌消毒。但是，过多过强的紫外线会对机体造成不同程度的损伤。如 C 段紫外线可导致雪盲和电光性眼炎；A 段紫外线可引起白内障；长期接触紫外线会加速皮肤老化，严重者引起皮肤癌；紫外线还可使大气中的碳氢化合物和氮氧化合物发生光化学反应，产生光化学烟雾，对人体造成危害。②可见光，波长为 400～760 nm。可视线作用于视觉器官产生视觉，并能改变人体的紧张及觉醒状态，使机体的代谢、脉搏、体温、睡眠和觉醒等生物现象发生节律性变化。适宜的照度可预防眼睛疲劳和近视，提高情绪和劳动效率，而光线过强或微弱可使视觉器官过度紧张，是造成近视的原因之一。③红外线，波长在 760 nm 至 1mm 之间。长波红外线（波长为 1500～30 000nm）使皮肤温度升高，血管扩张；短波红外线（波长为 760～1500nm）可穿透深部组织，促进新陈代谢和细胞增生，有消炎、镇痛作用。因此，红外线可用于临床的理疗和康复治疗，但过量照射可引起皮肤烧伤、热射病、日射病和白内障。

2. 气象因素　主要包括气温、气湿、气流、气压，它与太阳辐射综合作用于机体，调节机体的冷热感觉、体温、心脑血管功能、免疫功能和新陈代谢。合适的气象条件可使机体处于良好的、舒适的状态，当气象条件的变化超过机体调节能力范围，可引起心脑血管疾病、关节疾病等或使疾病加重。风湿性关节炎、肌肉痛、偏头痛等受天气变化的影响更大，被称为"天气痛"。此外，气象因素影响着大气污染物的扩散、稀释和转移。

3. 空气离子化　空气中的气体分子在宇宙射线、雷电等作用下发生电离，产生阳离子和阴离子。这种产生空气离子的过程，称为空气离子化。产生的阴阳离子，称为空气离子。阳离子或阴离子吸附其周围 10～15 个中性分子，形成轻离子。轻离子吸附空气中的悬浮颗粒或水滴，形成重离子。空气中重离子数与轻离子数的比值<50 时，空气比较清洁。因此，新鲜空气富含轻离子，污染的空气富含重离子。

空气离子浓度在 2×10^4～3×10^5 个/cm^3 时，阴离子可促进健康。首先，调节中枢神经的兴奋和抑制功能；其次，刺激骨髓造血；再次，可降低血压、改善肺的换气功能，促进器官纤毛颤动；另外，阴离子还可促进组织细胞生物氧化。吸入空气阴离子，可改善睡眠、振奋精神、提高工作效率，同时还具有镇静、镇痛作用。海滨、森林、瀑布等自然环境中，阴离子含量较高，有益于身体健康。阳离子作用则相反，会引起失眠、头痛、烦躁、血压升高等。空调房间、密闭空间中阳离子含量较高。

空气中离子浓度及重、轻离子的比例，可作为衡量空气清新程度的标志和评价环境空气质量的参考指标之一。我国提出清洁空气中阴离子数要求在 10^3 个/cm^3 以上，重、轻离子比值应小于 50。

（二）大气污染与健康

大气污染（atmospheric pollution）是指由于人为或自然的因素，使大气中各种污染物的浓度明显增加，超过大气的自净能力，对人群健康和生存造成直接、间接或潜在的危害。

1. 大气污染的来源

（1）工农业生产：工业企业排放的污染物主要有燃料燃烧和工业生产过程各个环节所排放

的烟尘，是大气污染物的主要来源。农业生产中使用化肥、喷洒农药及焚烧秸秆所造成的大气污染亦不可忽视。

（2）生活炉灶和采暖锅炉：使用的主要燃料是煤、液化石油气、天然气等，其中污染大气最严重的是煤制品，由于燃烧不完全，排烟设备不合理等因素，造成了大量污染物的低空排放，是居民区大气污染的主要来源，尤其是冬季采暖季节污染更为严重。

（3）交通运输：主要指飞机、汽车、火车等交通工具排放的污染物，其主要燃料是汽油、柴油等石油制品，燃烧后会产生大量的一氧化氮、一氧化碳、颗粒物、多环芳烃等污染物。随着机动车辆的增加，汽车尾气排放已成为我国大气污染的主要来源之一。

2. 大气污染对健康的危害

（1）直接危害

1）急性危害：是指大气污染物的浓度在短期内急剧增加，使污染区居民因吸入大量污染物而引起的急性中毒，其成因主要有两种：①烟雾事件，主要是由于燃料燃烧及生产环节排放的污染物过多，当地当时的气象条件和地形条件又不利于污染物的扩散和稀释所引发的急性中毒事件。根据烟雾形成的原因又可分为煤烟型烟雾事件和光化学烟雾事件。煤烟型烟雾事件是由于燃煤和工业废气大量排入大气且无法充分扩散而引起的，主要污染物为二氧化硫和烟尘，主要引起呼吸道和心血管疾病，易感人群为老年人、婴幼儿和原有心、肺疾病的患者，如伦敦烟雾事件、多诺拉烟雾事件等。光化学烟雾是汽车尾气中的 NO_x 和烃类污染物在太阳光作用下发生光化学反应产生的浅蓝色烟雾，机体大量吸入后引起哮喘、支气管炎和肺水肿。美国的纽约、日本的东京、澳大利亚的悉尼都曾发生过光化学烟雾事件。②事故性排放，生产性事故引起环境污染所致急性中毒事件虽不经常发生，而一旦发生，对人群健康的危害和社会影响往往非常严重，如印度帕博尔毒气泄漏事件主要造成呼吸系统疾病和神经系统损害；切尔诺贝利核电站爆炸事件，主要是造血系统功能障碍、神经系统疾病及恶性肿瘤。我国 2003 年重庆市开县特大天然井喷事故，中毒者表现为眼部和呼吸道刺激症状、神经系统症状，严重者因器官衰竭而死亡。

2）慢性危害：主要由大气污染物低浓度、长期作用于机体所致。①影响呼吸系统功能，主要引起呼吸系统的慢性炎症，严重者可导致慢性阻塞性肺疾病。②机体免疫功能下降，表现为唾液溶菌酶和 SIgA 含量下降，它们是能够反映大气污染的敏感指标。③引起变态反应，某些大气污染物如甲醛能使机体产生变态反应。日本四日市哮喘事件就是石油分解产物引起的过敏反应。④引发心血管疾病，大气污染引起肺部疾患，造成肺动脉高压，可以激发肺源性心脏病（肺心病）。同时，空气污染造成的血液缺氧，加重了心脏负担，引起肺心病。⑤致癌作用，大气污染物中含有多种人类致癌物质，如砷、苯并芘等，大气污染程度与肺癌的发生率和死亡率呈正相关。

（2）间接危害：包括温室效应、臭氧层破坏和酸雨，被称为当今世界面临的主要环境问题。

温室效应：又称为"花房效应"，是指透射阳光的密闭空间由于与外界缺乏热交换而形成的保温效应，就是太阳短波辐射可以透过大气射入地面，而地面增暖后放出的长波辐射被大气中的二氧化碳、甲烷等气体所吸收，从而产生大气变暖的效应，即全球气候变暖。

全球气候变暖的主要影响是冰川融化，海平面上升，沿海低地被淹没，陆地面积减少；生态系统变化，植物群落、浮游生物改变；大气质量改变，加速化学反应；气温升高有利于病原体的生长繁殖，引起传染病的发生。

臭氧层破坏：臭氧是太阳光的紫外线作用于氧分子产生的。臭氧层位于大气层的平流层，是平流层的关键组成成分。臭氧层的重要作用是几乎全部吸收来自太阳的短波紫外线，使人类免遭其辐射损伤。

在一般情况下，臭氧层的形成和破坏速度大致相等，处于动态平衡状态。但由于人类活动产生的氯氟烃类化学物质排入到大气中，这些物质与臭氧作用，加速了臭氧层减少和空洞形成。同时温室效应的增强也是导致臭氧层破坏的重要因素。

臭氧空洞减弱了臭氧层遮挡吸收短波紫外线的功能，引起地球表面 B 段紫外线辐射增强，对人类产生严重的不良影响：①使皮肤老化、免疫功能抑制，皮肤癌发生率增加。②大气中光化学烟雾的形成增加，人群中呼吸系统疾病、眼炎、白内障的发病率增加。③臭氧层的持续破坏，最终将导致整个地球的生态系统崩溃。

酸雨：雨水的正常 pH 为 5.6~6.0，其酸性成分主要是碳酸。酸雨是指 pH 小于 5.6 的雨雪或其他形式的降水。雨、雪等在形成和降落过程中，吸收并溶解了空气中的二氧化硫、氮氧化合物等物质，形成了 pH 低于 5.6 的酸性降水。酸雨主要因大量燃烧含硫量高的煤而向大气中排放大量酸性物质造成。此外，各种机动车排放的尾气也是形成酸雨的重要原因。

酸雨对人体健康危害的主要表现：①对眼睛、呼吸道产生强的刺激作用；②增加了土壤中有害重金属如汞、铅、镉、砷及铝的溶解度，加速其向水体、植物和农作物的转移，通过食物链的富集作用，危害人体健康；③水体酸化使水生生物生长受影响，并影响水体自净；④腐蚀建筑物，破坏输水管网，使水质恶化。

（三）大气污染的防治措施

（1）制定并完善相关法律法规。我国已颁布了《中华人民共和国环境保护法》和《中华人民共和国大气污染防治法》，形成了比较完善的法律法规体系，为保障大气环境质量，减少大气污染提供了法律保障。

（2）加强检测，强化空气环境管理，及时了解大气污染及人群健康状况，预防和控制大气污染的发生。

（3）加强研究，综合防治。

1）改革工艺，减少排放。

2）改善能源结构，减少燃煤消耗。

3）加强机动车管理，减少交通污染。

4）合理规划，注重城市功能分区，加强绿化和居民区局部污染源的管理。

（4）加强环境教育，提高全民的环保意识。

二 生活饮用水与健康

水是构成自然环境的基本要素之一，是生命之源，人类的生存和生活与水紧密相连，水环境的好坏直接或间接地影响着人类的健康。

（一）水资源的分布特点

1. 全球淡水资源短缺 人类能够直接利用的淡水资源只有江河、淡水湖、部分浅层地下水和部分降水，仅占全球水资源的 0.26%。

2. 全球淡水资源地区分布极不平衡 这是地球上的降水量空间分布不平衡造成的。一般来说，拉丁美洲和北美的淡水资源相对丰富，而非洲、亚洲和欧洲人均拥有的淡水资源相对较少。

（二）生活饮用水的基本卫生要求

（1）流行病学安全：饮用水不得含有病原微生物和寄生虫卵，不会发生介水传染病。

（2）化学组成有益无害：水中所含的化学物质和放射性物质不得危害人体健康。

（3）感官性状良好：饮用水应无色、无味、清晰、透明、无肉眼可见物。

（4）水量充足，取用方便。

（三）生活饮用水水质标准

《生活饮用水卫生标准》（GB5749-2006）将106项饮用水水质指标分为常规和非常规指标，其中常规检验项目分为感官性状及一般化学指标、微生物学指标、毒理学指标、放射性指标。

1. 感官性状及一般化学指标　①色：清洁水是无色的。天然水会因环境含无机物或有机物的成分不同而发生变化。②臭和味：清洁水无臭、无味。地表水会因含有大量藻类、有机物、硫化氢或各种污染物而散发出异臭。天然水因含有的矿物盐的不同而有不同的口味。③浑浊度：是悬浮于水中的胶体颗粒产生的散射现象，主要取决于水中胶体颗粒的种类、大小、形状和折射系数。清洁水是透明的，浑浊度低。④pH：一般为6.5～8.5。⑤硬度：是指溶解于水中的钙、镁等盐类的总量。

2. 微生物学指标　①细菌总数：反映水体生物性污染，我国标准规定水中的细菌总数不超过100CFU/ml；②总大肠菌群：反映水体被有机物或粪便的污染情况，标准规定每100 ml水样不得检出；③粪大肠菌群：反映水体受人畜粪便污染的程度，标准规定每100 ml水样不得检出；④游离性余氯：水质标准规定，加氯消毒30分钟后游离性余氯不小于0.3 mg/L，管网末梢水不低于0.05 mg/L。

3. 毒理学指标　毒理学指标包括无机化合物和有机化合物，其中无机化合物有溴酸盐、亚氯酸盐、氯酸盐、锑、钡、铍、硼、钼、镍、铊、氯化氰、砷、镉、铅、硝酸盐等；有机化合物有甲醛、三卤甲烷、二氯甲烷、三溴甲烷、一氯二溴甲烷、二氯一溴甲烷、环氧氯丙烷、氯乙烯等。

4. 放射性指标　天然水体由于宇宙射线或地壳岩石的侵蚀一般会含有极微量天然放射性物质，但是造成水体放射性污染的主要因素是人类的活动，如核素的应用、矿山与核工业废水与废渣、核爆炸裂变产物等。

| 链接 |

CFU 的含义

CFU 是 "colony forming units" 的英文缩写，是经培养所得菌落形成单位。菌落形成单位指将稀释后的一定量的菌液通过浇注或涂布的方法，让其内的微生物单细胞——分散在琼脂平板上，待培养后，每一活细胞就形成一个菌落。传统的说法"个"，现在准确的说法是"菌落形成单位"，英文缩写"CFU"。CFU/ml 指的是每毫升样品中含有的细菌菌落总数。

（四）水体污染与健康

水体污染是指各种原因排放到水体内的污染物的量，超过了水体的自净能力，造成水质恶化，对水体和水生生物等造成不良影响，甚至危害人体健康或破坏生态环境的现象。造成水体污染的主要原因是人类的生产、生活活动。

1. 水体污染物的主要来源

（1）工业废水：污染物主要是氰化物、砷、汞、镉、农药、有机物等有害物质。

（2）农业污水：由于农药、化肥的广泛应用造成的水体严重污染，其含有的悬浮物及有机氯、有机磷等对人体危害较大。

（3）生活污水：主要是生活洗涤废水和粪尿污水。其中含有大量有机物（含氮、硫、磷高）、病原菌及无机盐类。另外，医院污水是特殊的生活污水，含有大量的致病微生物、寄生虫卵、有害的化学物质和放射性物质。

● 案例6-3

2007年4月，太湖流域高温少雨，太湖水位比往年偏低，梅梁湖等湖湾出现大规模蓝藻现象，在太湖的水面形成一层蓝绿色而有腥臭味的浮沫，即"水华"。大规模的蓝藻暴发，使得太湖水质严重恶化，水源恶臭，水质发黑，溶解氧下降到0，氨氮指标上升到5mg/L，部分鱼类因缺氧而死亡。

问题： 1. 引起该事件的主要原因是什么？

2. 如何预防该事件的发生？

2. 水体污染物对人体健康的危害

（1）生物性污染的危害：具体如下。①介水传染病：指通过饮用或接触受病原体污染的水而传播的疾病。如伤寒杆菌、甲型肝炎病毒、血吸虫等。②水体富营养化与藻类毒素：富营养化指人类活动产生的氮、磷等营养物质大量排入缓流水体，引起藻类及其他浮游生物迅速繁殖，水体溶解氧量下降，水质恶化，鱼类及其他生物大量死亡的现象。同时，某些藻类会产生生物毒素，导致水生动物的中毒和死亡，如蓝绿藻产生的微囊藻毒素，是一种肝毒素，通过食物链的富集作用进入人体，是肝癌的强烈促癌剂。

（2）物理性污染的危害：具体如下。①热污染，工业生产排放的冷却水可形成水的热污染，它使水温升高，影响水生生物的生长和水的净化。水温上升使得致病微生物迅速滋生、泛滥，造成疾病流行。②放射性污染，主要通过饮水和食物链进入人体，对健康造成危害。对人体健康的危害主要表现为诱发恶性肿瘤，影响后代健康，如^{235}U对肝脏、骨髓和造血功能的损害，^{90}Sr可引起骨肿瘤和白血病。

（3）化学性污染的危害：水体中的有毒化学污染物，主要有汞、砷、镉、铬、酚、氰化物、多氯联苯、农药等，通过饮水或食物链传递，引起人体急、慢性中毒。

汞和甲基汞：天然水体的汞含量很低，一般不超过0.1μg/L。水体的汞污染主要来自于化工、仪表等工业废水，引起神经和消化系统的危害。水体中的汞沉降到污泥，在厌氧菌的作用下，转化为甲基汞，通过食物链转移到生物体内逐级富集，达到中毒的水平。甲基汞进入体内后，主要在大脑组织内蓄积，损害中枢神经系统，表现为感觉障碍、共济失调、语言及听力障碍，严重者可致全身瘫痪、精神错乱甚至死亡。

酚类化合物：主要来自于含酚废水的排放和消毒、防腐等。酚污染的水体感官性状恶化，水产产品带有异臭和异味。

氰化物：主要来自于电镀、炼焦、染料等工业废水。长期饮用氰化物浓度大于0.14mg/L的水，可出现头痛、心悸等症状。

多氯联苯：为无色或淡黄色，性质稳定、难溶于水，不易水解和氧化。多氯联苯进入体内可蓄积于含脂肪高的组织中，中毒的主要表现为皮疹、水肿、乏力和呕吐。

（五）饮用水的净化和消毒

生活饮用水的水源水无论取自何处，都必须进行净化和消毒，使之达到生活饮用水水质标准的要求。

1. 饮用水净化　饮用水净化的目的是除去悬浮物质，改善水的感官性状，主要包括沉淀和过滤。混凝沉淀是将混凝剂加入水中，使之与水中的重碳酸盐生成带正电荷的胶体物质，与带负电荷的胶体吸附凝集成大分子的絮状物，通过吸附作用使水体净化。过滤指水通过滤料截留水中杂质和微生物的过程。

2. 饮用水消毒　饮用水消毒的目的是杀灭水中的病原微生物，保证流行病学安全。

饮水消毒主要有物理消毒法和化学消毒法两种。前者有煮沸、紫外线、超声波等方法；后者主要有氯化消毒、臭氧消毒等方法，应用最广的是氯化消毒法。

氯化消毒剂是一种强氧化剂，在水中形成体积小、电荷中性的次氯酸。次氯酸能损害细菌的细胞膜，增加其通透性，使蛋白质、RNA、DNA 等物质漏出，并干扰多种酶系统，使糖代谢受阻，从而导致细菌死亡。

氯化消毒的效果受加氯量、消毒时间、pH、水温、微生物种类和数量等多种因素的影响。

三　土壤与健康

土壤环境（soil environment）是地球陆地表面具有肥力，能生长植物和微生物的疏松表层环境。其组成成分复杂多样，主要包括无机物、有机物（固相）、水分（液相）和空气（气相），是人类生存、生活、生产的物质基础。

（一）土壤的特性

1. 物理学特性　包括土壤颗粒、空气和水分。

2. 化学特性　包括土壤的吸附性、酸碱性和氧化还原性。

3. 生物学特性　土壤的生物体系包括以下几点。

（1）微生物和致病微生物：前者主要是天然存在的细菌、真菌放线菌等，对土壤自净具有重要意义；后者主要来源于人为污染，对机体健康造成危害，如肠道致病菌、炭疽杆菌、破伤风杆菌、产气荚膜杆菌和肉毒杆菌等。

（2）动物：主要包括原生动物、蠕虫动物、节肢动物和腹足动物等，对土壤的性质和有机污染物的分解转化起到一定的作用。

（二）土壤污染与健康

土壤污染是指人类的生产、生活过程中产生的有害物质排入土壤，直接或间接危害人体健康的现象。

1. 土壤污染的方式与来源　土壤污染主要包括以下几点。

（1）气型污染：是大气中的污染物进入土壤。主要污染物是铅、镉、二氧化硫等污染物。

（2）水型污染：主要是工业废水和生活污水，常含有重金属和致病微生物等。

（3）固体废弃物型污染：主要是生活垃圾、农药和化肥及工业废渣，造成重金属、放射线等污染。

2. 土壤污染对健康的危害

（1）生物性污染的危害：土壤的生物性污染主要来自于未经处理的粪便、垃圾、城市生活污水等，含有大量的致病菌、病毒和寄生虫卵，引起肠道传染病、寄生虫病、钩端螺旋体病和破伤风。

（2）重金属污染的危害：造成土壤污染的重金属主要包括汞、镉、铅、铊、铬和类金属砷，多通过农作物和水进入人体，造成体内物质蓄积和机能损害。痛痛病是由重金属镉引起的慢性中毒，其病因是含镉废水灌溉农田污染稻米所致。铊是一种稀有金属，土壤铊污染主要来自于电子工业，可以损害神经系统和肝、肾。六价铬主要来自于电镀厂废水，蓄积于肺、肝、肾和内分泌腺，引起局部器官的不可逆损害。

（3）农药污染的危害：是指农药及其代谢物、降解物进入土壤产生的污染。农药通过食物链传递和浓缩作用进入人体，引起急、慢性中毒。其急性中毒表现为头痛、头昏、无力、恶心、呕吐、腹泻、肌颤、心慌等表现。严重者可出现全身抽筋、昏迷、心力衰竭等表现，甚至死亡。慢性中毒主要影响体内酶的活性，降低机体免疫力，甚至出现致突变、致癌、致畸作用等。

（三）地球化学性疾病

地球化学性疾病（earth chemical disease）是指地球在长期演变过程中，由于地壳中化学元素分布不均衡，致使局部地区的水或土壤中的某些化学元素含量过多或过少，超出人体适应范围而引发的特异性地方病。

地球化学性疾病的特点是：①疾病分布具有明显的地区性；②发病与环境中微量元素水平密切相关；③不同时间、地点、人群中均有同样的相关性。

1. 碘缺乏病（IDD）　是指机体在不同生长发育阶段由于碘摄入不足而引起的一组疾病，包括地方性甲状腺肿、地方性克汀病、地方性亚克汀病及流产、早产、死胎等。

（1）流行病学特征：碘缺乏病是一种世界性地方病，涉及 118 个国家，受威胁人口达 16 亿，占总人口的 28.9%。我国除上海市外，其他地区都有不同程度的流行，主要分布在东北、华北、西北、西南和华南等地区，病区分布特点是山区高于丘陵，丘陵高于平原，平原高于沿海，农村高于城市；女性高于男性，尤以青春期发病率最高。

（2）病因：①环境缺碘，土壤和水源缺碘是引发碘缺乏病的重要因素；②不合理膳食，如低蛋白膳食和缺乏维生素 A、维生素 C 等可影响甲状腺素的合成；③致甲状腺肿物质，如芥菜、卷心菜中含有硫葡萄糖苷，在酶作用下形成硫氰酸盐，抑制甲状腺素合成；④其他因素，如摄入过多的碘、某些药物等。

（3）临床表现

1）地方性甲状腺肿：主要症状是甲状腺肿大，严重时出现周围组织的压迫症状，出现呼吸、吞咽困难、声音嘶哑等症状。

2）地方性克汀病：由于胚胎期和出生后早期严重缺碘，引起中枢神经系统发育分化障碍而致，临床表现为呆、小、聋、哑、瘫。

（4）防治措施：主要是增加碘的摄入，如食用碘盐、摄入碘油制剂、增加富碘食品的摄入。其次是改善营养，如补充蛋白质、热量及维生素等营养物质等。

2. 地方性氟中毒　是指由于长期摄入过量氟所引起的以氟骨症、氟斑牙为主要特征的慢性全身性疾病。

（1）流行病学特征：我国绝大多数病区的地质环境为富含氟的岩石层，气候多为干旱少雨多风。氟病的发生与性别无关，氟斑牙的发病以 7～15 岁最高，氟骨症一般在 10 岁或 15 岁后发病，患病率和病情均随年龄增加而升高和加重。

（2）病因：根据氟元素的来源可分为以下三种类型。①饮水型，即长期饮用含氟过高的水引起，是最主要的病区类型，影响人口最多。②燃煤型，燃烧高氟劣质煤污染空气、饮水、食物，居民长期吸入或摄入过多的氟而发病。③食物型，是我国特有的氟中毒现象。由于长期食用含氟高的砖茶、食物和蔬菜而引起的氟中毒，集中在内蒙古、西藏、四川、青海等地。

（3）临床表现：①氟斑牙，主要发生在恒牙的生长发育期，可分为白垩型、着色型和缺损型。②氟骨症，主要表现为腰背和四肢大关节酸痛、关节僵硬，活动后缓解，休息后加重。严重者出现脊柱固定，四肢关节强直、肢体变形、肌肉萎缩甚至瘫痪。X线表现主要有骨质硬化或疏松，关节周围软组织的钙化及关节的退变坏死。

（4）防治措施：减少氟的摄入是预防该病的根本措施。通过改善饮用水源、少用或不用含氟高的燃煤及提倡以低氟砖茶替代砖茶等方法，减少氟的摄入量。

四 居住环境与健康

住宅是人们重要的生活环境，随着社会的进步，人们对住宅的要求越来越高，其卫生状态对居民健康的影响越来越受到关注。

（一）住宅的基本卫生要求

1. 气候适宜　地段适宜，空气清新；冬暖夏凉，适宜的干湿度，具备通风、采暖、防寒、隔热等设备。

2. 采光照明良好　白天充分利用阳光采光，晚间照明适当。

3. 空气清洁卫生　应避免室内外各种污染源对室内空气的污染，冬季室内也应有适当的换气。室内建筑装饰材料、家用电器不会带来有害影响。

4. 环境安静整洁　空气清新，环境安静，能保证休息、睡眠、学习和工作，并能满足一定的心理需求。

5. 卫生设施齐全　应有上、下水道和其他卫生设施，以保持室内清洁卫生。室外有一定的绿化场地，尽可能接近自然。

（二）住宅设计的基本卫生要求

1. 居室朝向　是指住宅建筑物主要窗户所面对的方向，决定着室内的日照。住宅朝向的选择要使居室冬季得到尽量多的日照，夏季能避免过多的日照，并且有利于自然通风。我国住宅主要房间朝南或东南。

2. 住宅间距　是指住宅群中相邻两建筑物的距离，以保证室内得到适量的日照、采光和通风。间距的确定以日照和通风的卫生要求为根据，一般要求居室在冬季中午前后能有3个小时左右的日照时间。呈行列式住宅建筑的正面日照间距系数为1.5～2.0，侧面为1.0～1.5。

3. 采光和照明　采光指通过门窗进入室内的直接阳光照射。室内充足的阳光是维持正常视觉功能的条件，同时可增强机体免疫力、组织再生能力、新陈代谢，促进机体生长发育。另外，阳光中的紫外线有抗佝偻病和杀菌作用。室内采光状况可用采光系数和自然照度系数评价。一般居室采光系数为1/（8～10），投射角不小于27°，开角不小于5°；主室最暗处自然照度系数不低于1%。当采光不能满足要求时，可通过人工照明增加光亮，人工照明时，室内工作面照度不低于100lx，厨房、卧室等不低于25～50lx。

4. 居室的卫生规模

（1）居室容积：是指每个居住者所占有的居室空间体积。居室容积的大小常以室内空气中二氧化碳的浓度来估算，我国规定城镇住宅居室容积为每人20m³。

（2）居室净高：是指室内地板到天花板的高度。净高影响居室的通风、采光、换气及保暖等方面。我国的住宅标准要求住宅建筑室内净高为2.4～2.8m。

（3）居室面积：适当的居住面积，可以保证室内空气清新，避免过分拥挤和减少传染病传播的机会。我国人均居住面积的标准为 8～10 m²。随着我国经济发展和人民生活水平的不断提高，大多数地区人均居住面积已超过 20 m²，达到小康水平。

（4）居室进深：是指开设窗户的外墙内表面至对面墙壁内表面的距离。进深的大小与室内日照、采光和通风换气有关。例如，室内采光在靠近窗户处得到的照度最大，离窗户 2～2.5m 处，照度显著降低。一侧采光的房间进深以不超过地板至窗上缘高度的 2～2.5 倍为宜，两侧采光的房间居室进深以不超过地板至窗上缘高度的 4～5 倍为宜。

5. 室内微气候 室内微气候的要求可随季节、地区、房间的用途有所不同。夏季居室要求有良好的遮阳和穿堂风，适宜温度为 21～32℃（最适宜范围为 24～26℃），气流最大不超过 3 m/s。冬季适宜温度为 16～20℃，垂直温差不大于 3℃，水平温差不大于 2～3℃，昼夜温差不大于 3℃，气湿（相对湿度）为 30%～45%，气流为 0.1～0.5m/s。对于病房或老人、小儿的专用居室应根据情况进行调整。

（三）室内空气污染

室内空气污染（indoor air pollution）指住宅居室中有害物质的浓度超过国家标准，对人体健康产生影响。

1. 室内空气污染的来源及污染物种类

（1）室外污染空气的进入：室外污染空气经机械通风系统、门窗等进入室内，造成室内空气的污染。

（2）生活炉灶：污染物的排放随燃料的不同存在差异，主要污染物有二氧化硫、二氧化碳、一氧化碳、烟尘等。此外，烹调油烟的污染日益引起人们的重视。

（3）人为活动：人的呼吸、排汗、吸烟、咳嗽等活动能排放挥发性化合物和病原体，同时也可散发出不同的气味。

（4）建筑及装饰：近年来，大量的化学物质被引入建筑和装饰材料，处理不当可造成居室污染。如苯、甲醛等物质存在于黏合剂、油漆、涂料中，放射性物质氡主要来自于石材，它是一种确认致癌物。

（5）其他：室内喷洒各种杀虫剂、清洁剂，可造成苯、甲苯的污染；微波炉、电视、电脑等释放电磁辐射。另外，植物花粉、动物毛屑、昆虫鳞片等也可造成室内空气污染。

链接

室内空气污染不容忽视

中国室内环境监测中心提供的数据，我国每年由空气污染引起的超额死亡数可达 11.1 万，72.1% 的死因直接或间接与室内空气污染有关，特别是一些新建和新装修的幼儿园和家庭，室内环境污染十分严重。北京、广州、深圳、哈尔滨等大城市近几年白血病患儿都有增加趋势，住在过度装修过的房间是其重要原因之一。

2. 室内空气污染的特点

（1）室外进入室内的污染物其浓度低于室外。室外污染物进入室内时由于墙壁的吸收或门窗的阻挡作用，使得室内污染物的浓度低于室外。

（2）室内所产生的污染物浓度高于室外同类污染物的浓度，如厨房燃煤产生的一氧化碳，其浓度远高于室外空气中的浓度。

（3）建筑材料和装饰品对室内空气的污染是影响人体健康的主要因素。

（4）室内通风不良可造成空气污染，如空调使用不当造成局部空气污染，严重时导致"空调综合征"。

（5）吸烟引起的室内空气污染是我国的严重公害问题之一。

3. 室内空气污染的危害 室内空气污染分为化学性、物理性、生物性和放射性四种，这些因素往往共存于室内环境中，对人体造成的危害多种多样。

（1）诱发癌症：吸烟烟雾中含有大量的致癌物质，可导致多种癌症的发生。

（2）中毒性疾病：燃料燃烧不完全，通风不畅导致大量一氧化碳的聚集，引起急性一氧化碳中毒。

（3）不良建筑综合征：多发生于办公室工作人员，表现为感官刺激，注意力不集中等，可能与通风不良、室内挥发性有机化合物、甲醛、烟草烟雾污染有关。

（4）其他：如呼吸道传染病发病率增加，诱发呼吸道感染，引起变态反应等。

4. 室内空气污染的防治措施

（1）科学设计，合理布局。房屋应有不同的功能分区，内部设计布局合理。

（2）选用环保的建筑材料和装饰装修材料。这是降低室内甲醛及其他挥发性有机物浓度、减少建筑材料中氡逸散的关键措施。

（3）经常开窗，通风换气，可安装换气设备和坚持定期清扫制度，必要时进行空气消毒以杀灭病原菌。

（4）改进个人生活习惯，如改变烹饪习惯、室内禁烟等措施。

（5）合理使用和保养家用电器设备，如空调要定期清洗，微波炉要正确摆放和使用等。

（6）贯彻执行室内空气污染法规。我国《室内空气质量卫生规范》中规定室内空气中二氧化碳含量应小于 0.07%，最高不超过 0.1%；甲醛不超过 0.08mg/ m³；清洁室内空气细菌总数不超过 2500 CFU/ m³。

目标检测

一、名词解释

1. 生态系统
2. 生态平衡
3. 环境污染
4. 温室效应
5. 地方性氟中毒

二、选择题

A₁ 型题

1. 天然形成的，未受或少受人为因素影响的环境称为（ ）
   A. 自然环境　　　B. 复合环境
   C. 原生环境　　　D. 次生环境
   E. 社会环境

2. 生态系统的四个组成部分是（ ）
   A. 生产者、一级消费者、二级消费者、分解者
   B. 生物群体、空气、土壤、水
   C. 生态平衡、物质循环、能量流动、信息传递
   D. 生产者、消费者、分解者、非生命物质
   E. 水圈、气圈、岩石圈、生物圈

3. 环境污染的特征是（ ）
   A. 影响范围大，作用时间长
   B. 影响人群面广
   C. 低浓度、多物质联合作用
   D. 环境污染一旦形成，消除很困难
   E. 以上都是

4. 室内空气中氡的主要危害是（ ）
   A. 中毒　　　　　B. 致癌
   C. 免疫抑制　　　D. 致畸
   E. 非特异效应

5. 引起水体富营养化的元素是（ ）
   A. 钙、镁　　　　B. 汞、镉
   C. 磷、铅　　　　D. 氮、铜
   E. 磷、氮

6. 不能反映饮用水消毒效果的指标是（ ）
   A. 细菌总数　　　B. 大肠菌群
   C. 葡萄球菌　　　D. 粪大肠菌群
   E. 游离性余氯

7. 当今世界面临的主要环境问题是（ ）
   A. 酸雨、温室效应、臭氧层破坏
   B. 酸雨、水体富营养化、烟雾事件
   C. 温室效应、烟雾事件、臭氧破坏
   D. 酸雨、水体富营养化、温室效应
   E. 水体富营养化、烟雾事件、臭氧层破坏

8. 以下哪项属于慢性中毒事件（ ）
   A. 印度博帕尔事件
   B. 水俣病事件
   C. 切尔诺贝利核扩散事件
   D. 洛杉矶光化学烟雾事件
   E. 伦敦烟雾事件

9. 人与环境之间的关系是（ ）
   A. 人类征服环境的关系
   B. 环境决定人类的关系
   C. 对立统一的关系
   D. 互为因果的关系
   E. 无特异关系

10. 环境中的主要致癌因素是（ ）
    A. 物理性有害因素
    B. 化学性有害因素
    C. 生物性有害因素
    D. 食物中有害因素
    E. 药物因素

11. 新鲜空气中，重离子与轻离子的比值是（ ）
    A. 不超过100　　B. 不超过75
    C. 不超过50　　　D. 不超过25
    E. 不超过15

12. 地球化学性疾病是（ ）
    A. 区域内的传染病
    B. 自然疫源性疾病
    C. 地质环境因素引起的疾病
    D. 公害病
    E. 遗传性疾病

三、简答题

1. 环境污染有哪些类型？
2. 室内空气污染的来源是什么？
3. 温室效应对人体健康的危害有哪些？
4. 生活饮用水的基本卫生要求有哪些？
5. 碘缺乏病的原因和防治措施有哪些？

（支红霞）

第七章　传染病的社区护理

21世纪以来，传染病层出不穷，2003年的"非典"震惊世界，2006年禽流感（H5N1）大流行，2009年甲型流感（H1N1）席卷全球。近几年来，结核病在我国悄然抬头，霍乱在东南亚等地游走，2013年我国再次出现禽流感（H7N9）及加拿大出现新型冠状病毒几十例。近20年新发现的30余种传染病中，艾滋病（AIDS）、埃博拉病毒病（Ebola virus disease）、军团病（legionnaires' disease）、莱姆病（Lyme disease）、急性出血性结膜炎（AHC）和严重急性呼吸综合征（SARS）等，不仅对人类健康造成极大威胁，同时对社会和经济也造成严重损失。这些都在提醒人们对传染病的认识不能掉以轻心。

第1节　传染病概述

● 案例7-1

王某，男，32岁。因发热、胸痛、咳嗽、血痰1周入院。近3个月来有明显厌食，消瘦，咳嗽。午后低热，夜间盗汗。查体：体温38℃，脉搏88次/分，呼吸28次/分，神志清楚，查体合作，胸部检查无明显异常。X线检查可见双肺纹理增粗，右肺间有片状阴影。结核菌素（PPD）试验强阳性。取痰送检，经浓缩集菌后涂片，抗酸杆菌阳性。

　　问题：1. 该患者诊断为何种疾病，依据有哪些？

　　　　　2. 该病传播途径有哪些？

　　　　　3. 该患者家庭护理应采取哪些措施？

随着全球经济一体化的发展及科学技术的迅猛发展，人类的生存环境和人类的行为都在发生着深刻的改变，对传染病的发生和流行产生了巨大影响，主要表现为，"新传染病不断出现，旧传染病死灰复燃"。由于抗生素滥用、病原体变异等原因，传染病的种类和数量呈现抬头趋势，疾病谱演变为传染病—躯体疾病—精神疾病—传染病。

传染病与其他类别疾病的主要区别是具有传染性，病原体能够通过各种途径传染给他人，其传染强度与病原体种类、数量、毒力、易感者的免疫状态等有关。传染病的流行强度根据发病率可以分为：①散发（sporadic），是指发病率呈历年（一般为前3年）的一般水平。②暴发（outbreak），是指在一个地区或集体单位中，短时间内突然有很多相同的患者出现。③流行（epidemic），是指某病在某地区显著超过该病历年发病率水平。④大流行（pandemic），是指某病的发病率远远超过流行的水平，超过了国界、州界等。

 传染病

（一）传染病的概念

传染病（infectious disease）是指由病原体感染并能够在人与人、人与动物之间相互传播的疾病。其特点是具有传染性和流行性，有些还有季节性和地方性，许多传染病感染后具有免疫性。这里的病原体主要是微生物（如病毒、细菌、真菌、螺旋体等），少部分为寄生虫（有原虫、绦虫等）。传染病流行过程有三个基本环节：传染源、传播途径、易感人群。

（二）传染病流行过程的基本环节

1. 传染源 是指病原体已在体内生长繁殖并能将其排出体外的人和动物，包括患者、隐性感染者、病原携带者和受感染的动物。患者是重要的传染源，包括急性期和慢性期患者，在社区护理中，更应重视病情较轻、数量多的轻型患者；隐性感染者也是重要的传染源；病原携带者包括病后病原携带者和健康病原携带者两类，不显示症状而长期排出病原体的慢性病原携带者，具有更重要的流行病学意义；某些动物间的传染病也可以传染给人类，如鼠疫、狂犬病等。

2. 传播途径 是指病原体离开传染源后，到达另一个感染者所经过的途径。传播途径可由外界环境中的各种因素所组成，呼吸道传染病可通过空气、飞沫、尘埃传播；水、饮食等可成为消化道传染病的门户；虫媒包括蚊子、跳蚤、白蛉、恙虫等可传播疟疾、斑疹伤寒；乙型肝炎、艾滋病可通过血液、血制品、体液等传播；破伤风、寄生虫病可通过土壤传播。

3. 易感人群 是指对某种传染病缺乏免疫力而易感染该病的人群。当易感者在人群中达到一定的数量时，则容易引起传染病的流行。

传染病的流行是在传染源、传播途径和易感人群这三个基本环节相互作用下形成的，因此，只要采取措施阻断三者的联系，就可中止传染病的流行。

（三）影响传染病流行过程的因素

1. 自然因素 主要是地理、气候和生态等条件，对流行过程的发生、发展有着重要影响。例如，地理和气候因素，使得血吸虫病、内脏利什曼病、鼠疫等传染病呈地区性分布。夏季暴雨引起洪水泛滥，易导致钩端螺旋体病的暴发。自然因素还可通过降低机体的非特异性免疫力而促进流行过程的发展，如呼吸道传染病多见于冬春季节，消化道传染病多见于夏季。

2. 社会因素 包括社会制度、经济和生活条件、文化水平、卫生设施、医疗状况、营养水平、人口迁移、宗教信仰、风俗习惯、社会安定与动荡、职业、人口密度等。社会因素非常复杂，因此它对传染病的流行过程的影响也相当复杂。如对饮用水和食品实行卫生监督与立法，在全国开展群众性爱国卫生运动等，有力地控制了某些传染病的流行。计划免疫的实施，使麻疹、脊髓灰质炎、白喉、破伤风、百日咳等疾病的发病率大大下降。

 传染病的分类

传染病可以按病原体的种类分为病毒性、细菌性、真菌性等，也可以按传播途径分为呼吸道、消化道等传染病。目前比较普遍的是按照法定传染病分类，《中华人民共和国传染病防治法》规定的法定传染病有甲、乙、丙三类，分别为以下几种。

甲类传染病（2 种）：是指鼠疫、霍乱。

乙类传染病（26 种）：是指严重急性呼吸综合征（传染性非典型肺炎）、艾滋病、病毒性肝炎、脊髓灰质炎、人感染高致病性禽流感、甲型 H1N1 流感、麻疹、流行性出血热、狂犬病、流行性乙型脑炎、登革热、炭疽、细菌性和阿米巴性痢疾、肺结核、伤寒和副伤寒、流行性脑脊髓膜炎、百日咳、白喉、新生儿破伤风、猩红热、布鲁氏菌病、淋病、梅毒、钩端螺旋体病、血吸虫病、疟疾。

丙类传染病（11 种）：是指流行性感冒、流行性腮腺炎、风疹、急性出血性结膜炎、麻风病、流行性和地方性斑疹伤寒、内脏利什曼病、包虫病、丝虫病，除霍乱、细菌性和阿米巴性痢疾、伤寒和副伤寒以外的感染性腹泻病、手足口病。

对乙类传染病中严重急性呼吸综合征、炭疽中的肺炭疽和人感染高致病性禽流感，采取甲类传染病的预防、控制措施。

 三 传染病的预防原则

传染病的预防原则按照传染病流行的三个基本环节进行。

（一）传染源管理

1. 对患者主要实行"五早"方案

（1）早发现：及时发现传染病患者有利于采取隔离措施，有效地防止疫情进一步扩大。健全社区初级卫生保健工作，提高医务人员的业务水平和责任感，普及社区群众的卫生常识是早期发现患者的关键。

（2）早诊断：诊断可包括三个方面，临床表现、实验室检查及流行病学资料。早期诊断有助于及时治疗。

（3）早报告：根据《中华人民共和国传染病防治法》规定，疫情报告是疫情管理的基础，是每个卫生工作者重要的法定职责。我国传染病报告卡见图 7-1。

中华人民共和国传染病报告卡

卡片编号：　　　　　报卡类别：1.初次报告　2.订正报告

患者姓名*：＿＿＿＿＿＿＿（14 岁及 14 岁以下患儿家长姓名：＿＿＿＿＿＿）
身份证号：□□□□□□□□□□□□□□□□□□性别*：□男　□女
出生日期*：＿＿年＿＿月＿＿日（如出生日期不详，实足年龄：＿＿年龄单位：□岁　□月　□天）
工作单位：＿＿＿＿＿＿＿（学生与幼托儿童填写学校（幼儿园）与班级）联系电话：＿＿＿＿＿＿
病人属于*：□本县区　□本市其他县区　□本省其他地市　□外省　□港澳台　□外籍
现住址（详填）*：＿＿省＿＿市＿＿县（区）＿＿＿＿乡（镇、街道）＿＿＿＿村＿＿＿＿（门牌号）
患者职业*：
□幼托儿童、□散居儿童、□学生（大中小学）、□教师、□保育员及保姆、□餐饮食品业、□商业服务、□医务人员、
□工人、□民工、□农民、□牧民、□渔（船）民、□干部职员、□离退人员、□家务及待业、□其他（　　　）
病例分类*：（1）□疑似病例、□临床诊断病例、□实验室确诊病例、□病原携带者、□阳性检测结果（献血员）
　　　　　　（2）□急性、□慢性（乙型肝炎、血吸虫病填写）
发病日期*：＿＿年＿＿月＿＿日（病原携带者填初检日期或就诊时间）
诊断日期*：＿＿年＿＿月＿＿日＿＿时＿＿分
死亡日期：＿＿年＿＿月＿＿日

甲类传染病*：
□鼠疫、□霍乱

乙类传染病*：
□传染性非典型肺炎、□艾滋病、□病毒性肝炎（□甲型、□乙型、□丙型、□戊型、□未分型）、□脊髓灰质炎、
□人感染高致病性禽流感、□麻疹、□流行性出血热、□狂犬病、□流行性乙型脑炎、□登革热、□人感染 H7N9 禽流感、
□炭疽（□肺炭疽、□皮肤炭疽、□未分型）、□痢疾（□细菌性、□阿米巴性）、□肺结核（□涂阳、□仅培阳、□菌阴、
□未痰检）、□伤寒（□伤寒、□副伤寒）、□流行性脑脊髓膜炎、□百日咳、□白喉、□新生儿破伤风、□猩红热、
□布鲁氏菌病、□淋病、□梅毒（□Ⅰ期、□Ⅱ期、□Ⅲ期、□胎传、□隐性）、□钩端螺旋体病、□血吸虫病、□疟疾
（□间日疟、□恶性疟、□未分型）

丙类传染病*：
□流行性感冒（包括 H1N1）、□流行性腮腺炎、□风疹、□急性出血性结膜炎、□手足口病、□麻风病、□流行性和地方性斑疹伤寒、□黑热病、□包虫病、□丝虫病、□除霍乱、细菌性和阿米巴性痢疾、伤寒和副伤寒以外的感染性腹泻病

其他法定管理以及重点监测传染病：
□非淋菌性尿道炎、□尖锐湿疣、□生殖器疱疹、□水痘、□恙虫病、□生殖道沙眼衣原体感染、□肝吸虫病、
□森林脑炎、□结核性胸膜炎、□人感染猪链球菌、□人粒细胞无形体病、□不明原因肺炎、□不明原因、□发热伴血小板减少综合征、□AFP、□其他

订正病名：	退卡原因：
报告单位：	联系电话：
报告医生*：	填卡日期*：___年___月___日
备注：	

注：报告卡带"*"部分为必填项目。

图 7-1 中华人民共和国传染病报告卡

1）报告的种类：我国法定传染病报告的病种分为甲类、乙类和丙类三种。上述规定以外的其他传染病，根据其暴发、流行情况和危害程度，需要列入乙类、丙类传染病的，由国务院卫生行政部门决定并予以公布。对乙类传染病中严重急性呼吸综合征、炭疽中的肺炭疽和人感染高致病性禽流感，采取甲类传染病的预防、控制措施。

2）报告时限：责任报告单位对甲类传染病和乙类传染病中严重急性呼吸综合征、艾滋病、肺炭疽、脊髓灰质炎的患者，病原携带者或疑似患者，城镇应于 2 小时内、农村应于 6 小时内通过传染病疫情监测信息系统进行报告。对其他乙类传染病患者、疑似患者和伤寒、副伤寒、痢疾、梅毒、淋病、乙型肝炎、白喉、疟疾的病原携带者，城镇应于 6 小时内、农村应于 12 小时内通过传染病疫情监测信息系统进行报告。对丙类传染病和其他传染病，应当在 24 小时内通过传染病疫情监测信息系统进行报告。

（4）早隔离：管理传染源，保护易感人群。隔离期限应根据各种传染病的最长潜伏期实施，可采取以下措施，防止其发病或成为传染源。

1）应急预防接种：对潜伏期较长的传染病接触者进行自动或被动免疫预防，如在麻疹流行时对接触者可注射麻疹疫苗。

2）药物预防：对某些有特效药物防治的传染病，必要时可用药物预防，但药物预防只用于密切接触者，如疟疾流行时，密切接触者可用乙胺嘧啶预防。

3）医学观察：一般对乙类、丙类传染病接触者可每日体检及测量体温等，注意早期症状的出现。接触者可正常工作和学习。

4）留验：又称为隔离观察，如甲类传染病接触者应在指定地点进行观察、检验等。

（5）早治疗：对传染病患者进行早期治疗不仅可减少传染源，防止进一步传播、扩散，还可以防止患者转变为病原携带者。

2. 对疑似患者及时报告，尽早诊断 甲类传染病的疑似患者、乙类传染病中的严重急性呼吸综合征、肺炭疽等疑似患者必须在指定地点或医院进行隔离观察和治疗。其余疑似患者应在

医疗保健机构指导下进行治疗或隔离治疗。

3. 对接触者进行检疫 检验期限从最后接触之日算起相当于该病的最长潜伏期。检疫内容主要包括留验、医学观察、应急预防接种和药物预防等。

4. 对动物传染源管理 有经济价值、对人类的危害又不是很大的动物可由兽医部门进行隔离治疗；无经济价值、对人类的危害又很大，则应予以杀灭，如老鼠、引起禽流感的家禽、患狂犬病的狗等，应彻底杀灭并深埋。

（二）切断传播途径

1. 消毒 传染病消毒是用物理方法或化学方法消灭停留在不同的传播媒介物上的病原体，借以切断传播途径，阻止和控制传染的发生。其目的：①防止病原体播散到社会中，引起流行发生；②防止病者再被其他病原体感染，出现并发症，发生交叉感染；③同时也保护医护人员免受感染。

2. 消除鼠害和蚊、蝇等病媒昆虫 杀灭能作为传染源的啮齿类动物以防止鼠源性疾病的传播；杀灭能传播疾病如蚊、蝇、蚤、虱、臭虫等媒介昆虫来控制多种传染病的传播。

3. 改善公共卫生设施 针对不同传染病的传播途径采取不同的措施，如呼吸道传染病应对空气进行消毒，保持室内空气流通、戴口罩等；消化道传染病应加强饮食、饮用水卫生，生活垃圾、污水、粪便等的管理等；血液传染病应加强对血液、血制品、理发馆、美容院等的管理；体表传染病应避免接触传播。

（三）保护易感人群

保护易感人群最主要是提高人群的免疫力，可以从以下几个方面进行：平衡膳食，保持充足的睡眠，每天保证适量的体育锻炼，加上一个良好的心态。另外，保护易感人群的方法有药物预防及个人防护等。

1. 经常开展社区预防传染病的健康教育 社区护士应根据不同的季节有计划、有目的地宣传常见传染病的传播来源、传播途径、临床早期症状、自我保健及防治方法等；改变人们的不良生活习惯，提高社区居民的防病能力。

2. 提高人体的特异性免疫力 通过预防接种来提高人体的主动或被动特异性免疫力，是保护易感人群、防治传染病的重要措施之一。

第2节 常见传染病的社区护理

● 案例 7-2

患者，女，28岁，出租车司机。患者在1个月前开始出现腹泻、面黄、肝区疼痛、厌食、厌油腻等症状。未加以注意，两周来食欲不振。查：ALT 160U，甲型肝炎 IgG 抗体（+），HBsAg（+），HBeAg（+），抗 HBc-IgM 抗体（+）。肝功能有明显损害，出现肝区疼痛。

问题：1. 该患者初步诊断为什么疾病？

2. 该病主要传播途径有哪些？

3. 该患者饮食护理应注意哪些问题？

一 传染病的社区护理特点

传染病护理在社区护理中占据着重要的地位，社区的居民各年龄段都有，加上接触密切，一旦出现疫情，控制难度大，护理较为复杂，因此，掌握传染病社区护理的特点对医护人员来说便于有的放矢，在一定时间内采取最有效的措施，以达到预防和控制疾病，促进健康的目的。常见传染病的社区护理特点如下。

1. 群体性 社区护理是以社区整体人群为服务对象，包括个人、家庭、团体、人口群体、社区五个层次，以家庭及社区为基本的服务单位。人口多，年龄跨度大，情况复杂。

2. 多样性 因为社区为开放式环境，传染源来源也多。所以社区疾病种类多，发病方式也多。

3. 综合性 社区护理承担的是"六位一体"的服务。因为影响健康的因素有很多，所以要求社区护士不但要提供预防疾病、促进健康等服务，还需要从卫生管理、社会支持、家庭和个人保护、咨询等方面对社区人群、家庭、个人进行综合服务。

4. 可及性 社区传染病护理属于初级卫生保健的范畴，所提供的服务必须看得见、摸得着，这就要求社区护理服务具有方便性、主动性和就近性，也就是说，能够实实在在地为社区居民提供具体的服务，以满足社区人群的护理要求。

5. 自主性和独立性 社区护士具有独立的诊断和治疗资格，所开护嘱也由自己执行，所以需要一定的认识问题、分析问题和解决问题的能力。社区护士工作范围广，需要运用流行病学的方法来预测和发现人群中容易出现健康问题的高危人群，以达到防治传染病的目的。

6. 以预防为主 传染病预防价值高于治疗，如果社区护士防患于未然，从传染病的三个基本环节下功夫，将会减少防治成本，节约人力、物力和财力。

7. 针对性防治 社区卫生服务在我国的发展处于刚刚起步阶段，在传染病防治方面仍然很薄弱。针对社区传染病突发性强、危害面广、传播快等特点，社区护士应采取针对社区传染病防治的有效措施和手段，以提高防控质量，为制订合理的传染病预防策略和措施提供准确的基础资料。

 社区常见传染病的居家护理及社区管理

（一）社区传染病的居家护理

传染病需要隔离治疗。社区传染病重者医院隔离，轻者居家护理。居家护理需要遵循以下原则。

1. 选择正确的隔离方式 呼吸系统疾病患者使用独立房间，与家人接触时戴口罩，使用专门的碗筷、水杯；消化系统疾病患者餐具专用；皮肤疾病患者衣服必须消毒等。

2. 加强健康教育 传染病的居家护理是在社区护士的指导下以家人护理为主的操作模式，所以对患者和家属的健康教育至关重要。因为具体的护理过程由家属承担，甚至由患者自己完成，在此过程中需要患者及其家属清晰地了解相关的知识及技能，做出符合条件的处理措施。

3. 以预防为主 在护理过程中也要做好三级预防，对家属及接触者的管理较为重要。

（二）社区传染病的访视

1. 初访要求

（1）核实诊断：医院门诊发现传染病后，不仅要填报"传染病报告卡片"，还应填写传染病的"诊断依据卡"，作为社区护士的参考。

（2）调查传染病的来源、传播途径、疫情性质、蔓延情况。

（3）采取防疫措施：不同的传染病依据传染病流行的三个环节，实施切实可行的措施。

（4）记录：填写相关表格以分析、总结。

2. 复访要求

（1）了解病情和周围的继发情况。

（2）了解防疫措施具体落实情况，进一步进行卫生宣传教育。

（3）填写相应表格，记录更全面的资料和发展过程。

（4）患者痊愈或死亡即结束本案管理。

（三）社区常见传染病的社区管理

链接

结核的发展趋势

结核病是一种古老的疾病，后来因为卡介苗接种得到较好的控制，近几年来结核病又有上升趋势，据 WHO 报道，目前全球有 1/3 的人感染了结核杆菌，也就是说将近 20 亿人体内有结核杆菌，患者数接近 1000 万。2014 年结核病在全球范围死亡人数为 150 万，近 960 万新发病例。90% 以上在发展中国家。WHO 估算我国 2014 年的新发肺结核人数为 93 万，位居全球第三位。结核病在全球范围仍然是最严重的公共卫生威胁。

1. 结核　结核病的病原体是结核分枝杆菌，以呼吸道传播为主，偶尔有消化道和内源性传播。开放性肺结核患者咳出的痰液带有大量的结核杆菌，在飞沫核中可以长期存活。潜伏期因人而异，肺结核的潜伏期长短由两种情况来决定：①感染结核菌的数量和毒力。②感染者的抵抗力或免疫力。所以，有的人受到感染后可以在几个月内发病，有的可能若干年后当抵抗力下降时才发病，一般 3 个月左右就会有结核症状出现。多数人（约 90%）可能一生都不会发病。

肺结核病的主要症状：咳嗽咳痰超过 3 周；咯血；发热或胸痛超过 3 周，午后低热，盗汗，体温一般为 37～38℃，消瘦。治疗一般采用四联用药，即利福平、异烟肼、吡嗪酰胺和盐酸乙胺丁醇。

结核病的社区护理措施如下。

（1）原发性肺结核

1）饮食护理：结核病为慢性消耗性疾病，应给予高热量、高蛋白、高维生素、富含钙质的食物，以增强抵抗力。

2）观察药物副作用：观察有无眩晕、耳鸣、胃肠道反应、视力减退或视野缺损、手足麻木、皮疹等；定期复查肝功能。

3）观察体温：定时测体温，高热时给予适当处理，出汗多时做好皮肤护理。

4）日常生活护理：有发热和中毒症状者应卧床休息，减少体力消耗，保证充足睡眠，病情稳定应注意休息，保证足够的睡眠时间，同时可进行适当的户外活动。

5）精神护理：结核病程长，治疗用药时间长，护理人员应与患者尤其是家属进行沟通，保持应有的耐性，做好长期持续用药的准备。

（2）血行播散型肺结核

1）对症处理：高热时降温，盗汗时护理好皮肤，呼吸困难时吸氧等。

2）饮食护理：进食高热量，高维生素易消化的半流质饮食，必要时通过静脉补充营养。

（3）继发性肺结核：给予高热量、高蛋白饮食；注意原发灶护理。

（4）结核性胸膜炎：①给予高蛋白、高热量、高维生素、清淡易消化的饮食，少量多餐；②协助医生抽胸腔积液，做好抽水后的护理；③遵医嘱给予抗结核和抗炎治疗；④病情允许的情况下，鼓励患者下床活动，增加肺活量。

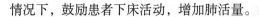

| 链接 |

乙型肝炎现状

我国是一个乙型肝炎大国，我国的乙型肝炎患者和病毒携带者一直在 1.25 亿左右。据统计，在感染了乙型肝炎病毒的 1.2 亿人口中，约有 1 亿人处于慢性乙型肝炎病毒携带阶段。全国约有 1200 万慢性病患者，每年因为乙型肝炎死亡者达 330 万之多。我国每年用于肝炎和肝病的医疗、保健费用高达 1000 多亿元。乙型肝炎已成为我国重大的公共卫生问题之一，同时也成了全世界医学界共同关注的重要课题。

2. 乙型肝炎　乙型肝炎的传染源主要是乙型肝炎患者和病毒携带者。传播途径包括：①输血及血制品及使用污染的注射器或针刺等。②母婴垂直传播（新生儿在分娩过程中吸入羊水，或通过产道血液得到传染，也可通过哺乳、胎盘感染）。③生活上的密切接触。④性接触传播。此外，尚有经吸血昆虫（蚊、臭虫、虱等）叮咬传播的可能性。人类对各种肝炎病毒均易感。乙型肝炎在高发地区新感染者及急性发病者主要为儿童、青少年。

（1）急性乙型肝炎：①饮食护理。清淡、易消化、富有营养。高蛋白饮食，适当吃一些禽蛋、牛奶、豆浆、瘦肉、鱼汤，有利于受损的肝细胞修复、生长、更新，可缩短病程，减少肝炎慢性化概率。②消毒隔离。有条件让患者独住一间，如有困难至少分床或分被睡觉。照料患者最好由一个人专门负责，照料暂告段落后，双手用强力消毒剂或 5% 碘伏浸泡 2 分钟，然后再用流动水冲洗、擦干。

（2）慢性乙型肝炎：①休息。活动量越大，肝血流量越小，肝营养越差，恢复就越慢。②少用药。任何药物对肝脏都有损害作用，能不用药尽量不用。③饮食护理，避免摄取发霉、油炸、腌渍、罐头等加工食物，戒酒。

3. 艾滋病　全称为获得性免疫缺陷综合征（AIDS），是由人类免疫缺陷病毒（HIV）感染引起的，以严重免疫缺陷为主要特征的性传播疾病。HIV 破坏人体辅助性 T 淋巴细胞，造成人体免疫功能下降，临床上以淋巴结肿大、发热、关节疼痛、慢性腹泻、乏力等全身症状起病，逐渐发展至各种机会性感染和肿瘤等，病死率很高。自 1981 年美国报道首例艾滋病患者以来，现已波及 200 多个国家和地区；1985 年我国发现首例艾滋病患者，目前 HIV 感染者已达 84 万。

艾滋病的传染源是患者和无症状携带者。传播途径有性传播、血液传播和母婴传播等方式。艾滋病的护理措施如下。

（1）饮食护理：高热量、高蛋白、高维生素饮食。

（2）预防感染：艾滋病属于免疫缺陷型病毒引起的疾病，其寿命的长短取决于感染的严重性，所以预防感染成为延长艾滋病患者寿命的重要措施。

（3）严密观察病情进展：注意有无肺结核等并发症。

（4）心理护理：艾滋病患者需要自尊和被人尊重，需要爱和温暖，需要实现自我，这就需要对其心理进行疏导，让其寻找适合自己的生存方式，能够自信地活着有利于延长寿命，提高生活质量。

（5）预防：艾滋病目前还不能够治愈，疫苗研究还未成功，因此，预防本病变得尤为关键。①宣传教育对艾滋病应有正确的认识。一方面，应认识到艾滋病的疫情在我国明显上升，波及我国 31 个省、自治区、直辖市；艾滋病已从高危人群向一般人群传播。另一方面，应认识到在日常生活工作中与 HIV 感染者或艾滋病患者握手、拥抱、礼节性亲吻、共用浴池、手巾等途径不会感染 HIV，HIV 感染者不会通过打喷嚏、咳嗽等方式传播疾病。鼓励高危人群进行血液检查，开展艾滋病教育，使人们认识到感染 HIV 的危险因素，采取安全性行为，减少感染机会。②控制传染源。患者、病原携带者的血液、精子、子宫和阴道分泌物、唾液、泪液等都含有病毒，具有传染性。因此，对患者及病原携带者应注意隔离。患者的血液、分泌物等应进行消毒。③切断传播途径。倡导正确的性观念，避免多个性伙伴，正确使用安全套；加强血液检测，保证安全用血；远离毒品、不吸毒，不与他人共用注射器；防止医源性感染，推广使用一次性注射器；HIV 感染的育龄妇女，应避免怀孕，避免母乳喂养。④保护易感人群。加强公用生活用品的消毒，如理发店的剃须刀、美容院的文身工具、穿耳器具等。医务人员要加强自身防护，直接接触患者的血液、体液、黏膜和破损的皮肤时戴手套，一副手套只用一个患者，有创操作、诊断性治疗或治疗性的操作，应戴护眼罩、穿隔离衣，正确使用保护隔离设备；小心处理利器，避免损伤。

 ## 三 社区传染病的消毒与隔离

（一）消毒隔离概念

1. 消毒 是用化学、物理、生物的方法杀灭或消除环境中的致病微生物，达到无害化。消毒是切断传染病传播途径的有效措施之一，包括预防性消毒和疫源地消毒。

（1）预防性消毒：是指未发现传染源情况下，对可能被病原体污染的物品、场所和人体进行消毒，如公共场所消毒，运输工具消毒，饮水及餐具消毒，饭前便后洗手，对饮用水、室内空气、医护人员手的消毒等。

（2）疫源地消毒：是指有传染源（病者或病原携带者）存在的地区，进行消毒，以免病原体外传。疫源地消毒又分为随时消毒和终末消毒两种。①随时消毒。对目前存在的传染源的排泄物、分泌物及所污染的物品及时进行消毒，随时消毒需经常进行。②终末消毒。是指传染源痊愈、死亡或离开后，对其原居地进行一次彻底的消毒，包括对患者所处环境、接触物品、排泄物、患者出院前的一次自身消毒或患者死后的尸体消毒处理。一般对病原体在外界环境中存活时间较长、抵抗力强的疾病才进行终末消毒。

2. 隔离 将传染源传播者和高度易感人群安置在指定地点和特殊环境中，暂时避免和周围人群接触。医学上的隔离可分为传染病隔离和保护性隔离两种。

（1）传染病隔离：将处于传染病期的传染病患者、可疑患者安置在指定的地点，暂时避免与周围人群接触，便于治疗和护理。通过隔离，可以最大限度地缩小污染范围，减少传染病传播的机会，如传染病流行时的疫区、传染病院等。

（2）保护性隔离：将免疫功能极度低下的易感染者置于基本无菌的环境中，使其免受感染，如器官移植病区等。

对传染患者采取传染源隔离，切断传染途径；对易感人群采取保护性隔离。

（二）常用消毒方法和隔离技术

常用的消毒方法有物理消毒、化学消毒和生物消毒。煮沸法、高压蒸气灭菌法、巴氏消毒法、紫外线消毒、焚烧消毒、电离辐射消毒等消毒方法属于物理消毒，对于污染的食物、食具、衣物、金属器械、玻璃器皿、废弃物、尸体等可用此法。化学消毒是使用化学消毒剂来进行的消毒方法，常用的化学消毒剂有含氯消毒剂、醛类消毒剂、氧化消毒剂、醇类消毒剂、碘类消毒剂等，对于污染的墙壁、地面、家具，传染源的分泌物、排泄物等可用此法。对大量的生活垃圾、污水等进行无害化处理则属于生物消毒。

隔离技术的种类很多，根据传染病传染的强度及传播途径的不同，采取不同的隔离方法。

（1）严密隔离：适用于霍乱、肺鼠疫、肺炭疽、严重急性呼吸综合征等甲类或传染性极强的乙类传染病。具体隔离方法是：①患者住单间病室，同类患者可同住一室，关闭门窗，禁止陪伴和探视患者；②进入病室的医务人员戴口罩、帽子，穿隔离衣，换鞋，注意手清洗与消毒，必要时戴手套；③患者分泌物、排泄物、污染物品、敷料等严格消毒；④室内采用单向正压通气，室内的空气及地面定期喷洒消毒液或紫外线照射。

（2）呼吸道隔离：适用于流行性感冒、麻疹、白喉、水痘等通过空气飞沫传播的呼吸道传染病。具体隔离方法是：①同类患者可同住一室，关闭门窗；②室内喷洒消毒液或紫外线照射；③患者口鼻、呼吸道分泌物应消毒；④进入病室的医务人员戴口罩、帽子，穿隔离衣。

（3）消化道隔离：适用于伤寒、细菌性痢疾、甲型肝炎等通过粪-口途径传播的疾病。具体隔离方法是：①同类患者可同住一室；②接触患者时穿隔离衣、换鞋，手清洗与消毒；③患者粪便严格消毒，患者用品、餐具、便器等单独使用并定期消毒，地面喷洒消毒液；④室内防杀苍蝇和蟑螂。

（4）接触隔离：适合于狂犬病、破伤风等经皮肤伤口传播的疾病。具体隔离方法是：①同类患者可同居一室；②医务人员接触患者时应穿隔离衣、戴口罩；③患者用过的物品和敷料等严格消毒。

（5）昆虫隔离：适用于通过蚊子、蚤、虱、蜱、恙螨等昆虫叮咬传播的疾病，如疟疾、斑疹伤寒等。具体的隔离方法主要是病室内有完善的防蚊设施，以预防叮咬及杀灭上述医学昆虫。

（三）社区和家庭常见传染病的消毒技术

消毒（disinfection）是指利用温和的物理化学因素抑制病原体繁殖的手段。消毒有物理方法、化学方法及生物方法，但生物方法利用生物因子去除病原体，作用缓慢，而且灭菌不彻底，一般不用于传染疫源地消毒，故社区和家庭常见传染病的消毒技术包括化学消毒法和物理消毒法。

1. 化学消毒法 常用化学消毒剂按其杀灭微生物的效能可分为高效、中效和低效消毒剂三类。高效消毒剂能杀灭包括细菌芽孢和真菌孢子在内的各种微生物，又称为灭菌剂，如含氯或含碘消毒剂、过氧乙酸、过氧化氢、臭氧、甲醛、戊二醛、环氧乙烷等；中效消毒剂可杀灭细菌芽孢以外的各种微生物，如乙醇和煤酚皂溶液等；低效消毒剂只能杀灭一般细菌繁殖体、部分真菌和亲脂性病毒，不能杀灭结核杆菌、亲水性病毒和细菌芽孢，如氯己定和苯扎溴胺等。

当前，比较适合我国国情的消毒剂仍以氯消毒剂为主，因为这些氯酸盐类消毒剂杀菌谱广，对细菌繁殖体、病毒、真菌孢子及细菌芽孢都具有杀灭作用，特别是其余氯对人体无害，而且经济简便，宜于推广。目前市场上销售的消毒剂有次氯酸钠、次氯酸钙（漂白粉精）、"84"消毒液、二氯异氰尿酸、洗消净、菌伏灵及过氧乙酸等。对各种肝炎、流感、性病、红眼病、伤寒、痢疾等致病菌均有杀灭作用。但消毒液在使用中必须注意两点：一是对消毒剂的选择。处理直接接触损伤皮肤黏膜或经皮肤黏膜进入组织器官的物品，如饮用水、水果、蔬菜，应用高效消毒剂；若处理不进入组织器官或仅接触未破损的皮肤黏膜的物品，可用中效消毒剂。二是要根据被消毒物品所污染的微生物和有机物的种类及数量，决定应用消毒剂的浓度、温度和时间，才能保证最佳的消毒效果。如以"84"消毒液为例，一般在使用中应注意：对于传染患者尤其是肝炎患者用过的物品、血液、排泄物及周围环境，可用 1:200（1 份消毒剂, 200 份水）~1:50 的浓度浸泡、喷洒、擦拭等，消毒时间为 30 分钟或更长一些；对于餐厅、厨房用具及餐具，可用 1:250 的溶液进行浸泡、擦拭，时间为 10 分钟；对于生食的瓜果蔬菜，可用 1:300 的溶液进行浸泡，时间为 10 分钟；对于白色衣物、被单等物品，可用 1:250 的溶液浸泡 20~30 分钟；对于卫生间浴缸及厕所，可用 1:250 的溶液进行刷洗，以达到消毒和除异味的目的。

2. 物理消毒法 家庭里使用化学消毒剂可以起到一定的作用，但同时它或多或少有刺激性、腐蚀性和残留的低毒性。对于一般家庭来说，在选择消毒方法时应尽量采用物理消毒的方法，因为物理消毒方法有其独特的优势，下面即介绍几种较常用的方法。

（1）阳光消毒：利用阳光消毒是最简单的自然消毒方法，阳光中的紫外线能使细菌等微生物的遗传物质在传递过程中出现差错，导致细菌不能存活。阳光消毒效果的大小与光线强度和暴晒的时间有关。按季节来说，夏季光线最强，按气候来说，天气越晴朗，照射强度越大，暴晒时间越长，则杀菌的作用就越好。一般物品在阳光直射下晒 6 小时可达到消毒目的，最好在一日中的 9～16 时进行，而且要注意让物品各个面均受到阳光照射，每隔 2 小时翻动一次，适宜于阳光消毒的主要是被褥、毛毯、床垫、衣服等。

（2）热力消毒：主要是利用蒸气和煮沸时的湿热力对细菌起到杀灭作用。此种方法简便易行，可利用锅、盆、蒸笼等各种工具进行，适用于碗筷、茶具、酒具、剩余饭菜及某些衣物、被单的消毒。蒸煮消毒前应先将物品清洗干净，然后进行消毒。蒸煮时间一般不应少于 15 分钟。家中有微波炉的，对某些食品如牛奶因未及时放冰箱存放，食用前可放入微波炉加热 3 分钟，温度达到 68～70℃即可。另外，一些餐具、茶具可使用电子消毒柜进行消毒。

（3）机械除菌：在室外环境良好、空气清洁的情况下，定时或不定时地打开门窗，尽量形成空气对流。炎热地区和炎热季节可自行掌握时间，寒冷地区和寒冷季节每天至少 2 次，每次 10～30 分钟。而更重要的预防手段就是每个家庭成员回家后的第一件事——洗手。不仅饭前要洗手，抽烟之前也要洗手，上厕所之前更要洗手。洗手时最好能连续洗两三次，每次 15 秒钟以上，用肥皂反复揉搓，然后用流水冲净，只有这样，才能真正达到消毒除菌的目的。

（四）社区常见传染病的消毒

1. 结核病　应做好家庭消毒隔离。最好让患者独居一室，选择朝阳或通风条件好的房间。室内不能潮湿。患者的寝具、食具独用，并定期消毒。痰液最好吐在纸内，然后烧毁，切忌随地吐痰。患者不宜与儿童接触，尽量不到公共场所去，以免病菌扩散传播，影响他人健康。咳嗽和喷嚏时，用手帕捂住口鼻。被褥经常放在太阳下暴晒，餐具可进行煮沸消毒。

2. 艾滋病　患者的血液、分泌物等应进行消毒。加强公用生活用品的消毒，如理发店的刮胡刀、美容院的文身工具、穿耳器具等。医务人员要加强自身防护，直接接触患者的血液、体液、黏膜和破损的皮肤时戴手套，一副手套只用一个患者，有创操作、诊断性治疗或治疗性的操作，应戴护眼罩、穿隔离衣，正确使用保护隔离设备；小心处理利器，避免损伤。

3. 肝炎　做好食品、饮水、食具的卫生消毒工作，搞好环境和个人卫生以阻断甲型肝炎、戊型肝炎的传播。加强对血液、血制品的管理；养成良好的个人卫生习惯；医疗器械进行严格消毒；提倡使用一次性注射用品；公用茶具，理发、美容等用具按规定消毒等来阻断乙型肝炎、丙型肝炎、丁型肝炎的传播。

链接

21 世纪的传染病

非典型肺炎：2003 年 4 月起在中国广东省和北京市暴发，迅速在全世界流行。全球累计"非典"病例共 8422 例，涉及 32 个国家和地区，中国内地和香港达到 6000 多例。全球因非典死亡人数 919 人，病死率近 11%。非典型肺炎为一种由冠状病毒（SARS-CoV）引起的急性呼吸道传染病，WHO 将其命名为严重急性呼吸综合征（severe acute respiratory syndrome，SARS）。非典型肺炎的潜伏期在 4～11 天，临床特征为发热、干咳、气促，并迅速发展至呼吸窘迫，部分患者出现呼吸加速、气促等呼吸困难症状。外周血白细胞计数正常或降低，胸部 X 线为弥漫性间质性病变表现。该病症可能通过飞沫、分泌物和接触呼吸道而感染。

禽流感：分别在2006年和2013年流行，感染了几百例，死亡几十例。2006年感染的病原体为H5N1，2013年为H7N9。潜伏期一般为1～3天，感染者多呈急性起病，早期表现类似普通型流感，主要为发热，体温大多持续在39℃以上，热程1～7天，一般为3～4天，可伴有流涕、鼻塞、咳嗽、咽痛、头痛、肌肉酸痛和全身不适，部分患者可有恶心、腹痛、腹泻、稀水样便等消化道症状，多数轻症病例预后良好，重症患者病情发展迅速，可出现肺炎、急性呼吸窘迫综合征、肺出血、胸腔积液、全血细胞减少、肾衰竭、败血症、休克及Reye综合征等多种并发症，严重者可致死亡。

甲型流感：2009年全球暴发，感染人数达20多万，死亡几千例。症状与人流行性感冒的症状十分相似，包括发热、咳嗽、咽痛、头痛、全身痛、寒战和疲劳等。另据报道，有的人也会有腹泻和呕吐的症状，严重者可以出现肺炎、呼吸衰竭甚至死亡。

目标检测

一、名词解释

1. 传染病
2. 疫源地消毒

二、选择题

A₁型题

1. 确定传染病的隔离期限是根据（ ）
   A. 传染性　　B. 病程长短
   C. 潜伏期　　D. 季节
   E. 温度

2. 预防肠道传染病应以哪项为主（ ）
   A. 隔离传染源　B. 隔离带菌者
   C. 疫苗接种　　D. 切断传播途径
   E. 以上都不是

3. 医疗机构发现疑似麻疹病例时，几小时内报告（ ）
   A. 6小时以内　B. 6～12小时
   C. 12～24小时　D. 24～48小时
   E. 以上都不是

4. 某传染病在一个较小范围内、短时间出现大批相同病例，称为（ ）
   A. 流行　B. 大流行　C. 散发
   D. 暴发　E. 正常

5. 病原体侵入人体后能否引起疾病，主要取决于（ ）
   A. 机体的保护性免疫
   B. 病原体的侵入途径与特异性定位
   C. 病原体的毒力与数量
   D. 机体的天然屏障作用
   E. 病原体的致病力与机体的免疫功能

6. 下列关于狂犬病的描述，不正确的是（ ）
   A. 由狂犬病毒所致
   B. 以侵犯中枢神经系统为主
   C. 急性人兽共患传染病
   D. 不一定有恐水症状
   E. 病死率达100%

7. 传染病流行过程的基本条件是（ ）
   A. 患者、病原携带者、受感染的动物
   B. 周围性、地区性、季节性
   C. 散发、流行、暴发流行
   D. 传染源、传播途径、易感人群
   E. 自然因素、社会因素

8. 下列哪种是甲型肝炎的主要传播途径（ ）
   A. 注射输血　　　B. 飞沫传播
   C. 唾液传播　　　D. 粪-口传播
   E. 垂直传播

9. 熟悉各种传染病的潜伏期，最重要的意义是（ ）
   A. 协助诊断　　　B. 确定检疫期
   C. 追踪传染来源　D. 预测流行趋势
   E. 有助于院内感染的鉴别

10. 艾滋病的传染源是（ ）
    A. 患者及其携带者　B. 猪
    C. 牛　　　　　　　D. 狗

E. 羊

11. 麻疹接种时间一般是（　　）
    A. 1 月　　　B. 3 月　　　C. 5 月
    D. 6 月　　　E. 8 月

12. 2009 年全球大流行的流感病原体为（　　）
    A. H5N1　　　B. H1N1
    C. H7N9　　　D. H5N2
    E. H5N3

13. 卡介苗接种途径为（　　）
    A. 肌肉　　　B. 皮下　　　C. 皮内
    D. 口服　　　E. 静脉给药

14. 艾滋病最常见的并发症是（　　）
    A. 肝炎　　　B. 肺结核　　　C. 伤寒
    D. 菌痢　　　E. 胃癌

15. 社区传染病护理对象是（　　）
    A. 患者　　　B. 健康者　　　C. 老年人
    B. 小孩　　　E. 全人群

A₂型题

16. 患者，男，30 岁。因发热、乏力、恶心、食欲减退 10 日来诊。查体：皮肤、巩膜黄染，肝右肋下 1cm，脾左肋下可及。WBC $5.0×10^9$/L，N 0.48，L 0.52，Hb 130g/L，血清总胆红素 102μmol/L，结合胆红素 70.4μmol/L。可能诊断为（　　）
    A. 伤寒
    B. 急性黄疸型肝炎
    C. 淤胆型肝炎
    D. 急性重型肝炎

E. 慢性肝炎

17. 社区护士在护理患者时，手被乙型肝炎患者血液感染的针刺破，此时应采取的保护性措施是（　　）
    A. 局部涂乙醇消毒
    B. 立即肌注丙种球蛋白
    C. 注射乙型肝炎疫苗
    D. 反复用肥皂及清水洗手
    E. 立即注射乙型肝炎免疫球蛋白并全程注射乙型肝炎疫苗

三、案例思考题

患者，周某，男，已婚，40 岁，工人，心累，气促半年，加重伴咳嗽 10 天，发热 3 天以"肺部感染，口腔白斑原因待查"入院。2 个月前有不洁性史。

查体：体温 38.9℃，脉搏 130 次/分，呼吸 23 次/分，血压 110/70 mmHg，近 5 年来反复出现发热，平均每年 4～5 次，伴有明显体重下降，同时出现口腔白斑，胸部 CT 提示：双肺可疑浅单絮状模糊影，WBC $7.73×10^9$/L，N% 77.7%。

讨论：
1. 为了明确诊断还需要进一步做哪些检查？
2. 该病的主要传播途径有哪些？
3. 患者的家庭护理应注意哪些问题？

（宋新跃）

第八章　社区灾害与紧急救护

第1节　社区灾害与护理管理

● 案例 8-1

患儿，女，11 岁。2008 年在"5·12"汶川大地震中失去亲人。地震开始时由邻居抱着从楼梯逃生，但是由于楼房一直振动、摇晃，邻居体力不支被困。后来被前来支援的解放军解救。她虽然获救了，但却成了一名孤儿。刚开始被安置在附近的一个灾民安置点进行救护，后来被亲友带离此地。

问题：1. 社区护士此时应采取的主要护理措施是什么？

2. 社区护士必须掌握的急救技能有什么？

一　灾害概述

（一）概念

1. 灾害（disaster）　各种组织对灾害的定义有所差异，WHO 将"灾害"定义为"任何能引起设施破坏，经济严重损失、人员伤亡、人的健康状况及社会卫生服务条件恶化的事件，当其破坏力超过了发生地区所能承受的程度而不得不向该地区以外的地区求援时，就可以认为灾害发生了"。国际减灾委员会将"灾害"定义为"灾害是一种超过受影响地区现有资源承受能力的人类生态环境的破坏"。世界灾害流行病学研究中心（Center for Research on the Epidemiology of Disasters，CRED）将"灾害"定义为"当某事件或状况超过了当地的处理能力，需要请求全国或国际水平的外部援助时，则可定义为灾害"。日本灾害护理学会将"灾害"定义为"系统、灵活地应用护理独特的知识和技能，同时与其他专业领域开展合作，为减轻灾害对人类的生命、健康所构成的危害而开展的活动"。总之，凡是对人类的生存或赖以生存环境造成威胁或损害都可称为灾害。

2. 社区灾害（community disaster）　是指发生在社区，对人们生命安全造成损伤的急性病症和意外伤害。社区护士在社区灾害救治工作中，既是现场初步救护的实施者，同时也是社区灾害的现场管理者，所以，社区护士不但要掌握常见社区灾害的救护知识，同时还需要熟悉一定的社区灾害现场管理能力。

（二）社区灾害的分类

灾害的分类较为复杂，如果按照以成因为标志的灾害二元分类体系，依据灾害产生的两大主要原因分别为自然灾害和人为灾害。一般把以自然因素为主因产生的灾害称之为自然灾害，如地震、风暴、洪水、泥石流等，自然灾害就是人力不能或难以支配和操纵的各种自然物质和自然力聚集、爆发所致的灾害。将以人为因素为主因产生的灾害称之为人为灾害，如环境污染灾害、交通事故、煤气中毒等。人为灾害则是指那些在社会经济建设和生活活动中各种不合理、失误或故意破坏性行为所造成的灾害。

按照灾害发生的原因、发展速度、发生的地区和发生规模及所提供的健康服务方法与时限不同进行分类。

按灾害发生原因分类，这是最常见的分类方法，主要包括自然灾害与人为灾害两部分。

1. 自然灾害

（1）天文灾害：陨石灾害、星球撞击、电离层扰动、极光灾害等。

（2）气象灾害：水灾、旱灾、台风、龙卷风、暴风、冰冻灾害、雹灾、雷电、沙尘暴等。

（3）水文灾害：海啸、厄尔尼诺现象等。

（4）地质灾害：地震、火山爆发等。

（5）地貌（表）灾害：泥石流、崩塌、滑坡等。

（6）生物灾害：病害、虫害、草害、鼠害等。

（7）环境灾害：大气污染、水污染、海洋污染、噪声污染、其他污染等。

2. 人为灾害

（1）交通事故灾害：公路交通事故、铁路交通事故、民航事故、地铁事故、海事事故等。

（2）火灾灾害：森林火灾、工矿火灾、城市火灾、农村火灾、其他火灾等。

（3）爆炸灾害：火药爆炸、工业粉尘爆炸、石油化工制品爆炸、其他爆炸等。

（4）建筑物爆炸灾害：房屋倒塌、桥梁断裂、隧道崩塌等。

（5）工伤事故灾害：坠落伤、烧伤、电击伤、撞击伤等。

（6）卫生灾害：职业病、地方病、医学事故、中毒事故、传染病的传播等。

（7）矿山灾害：瓦斯爆炸、矿井崩塌等。

（8）科技事故灾害：核事故、航天事故、生物工程事故灾害等。

（9）战争及恐怖行为所致的灾害等。

（三）灾害的主要特征

1. 突发性　灾害往往无法预料，发生的时间有长有短，短则几分钟、几秒钟，如地震、爆炸事故、毒虫蜇伤等，长则几年、甚至几十年，如土地沙化等。

2. 连锁性　特别是等级高、强度大的灾害发生以后，常常诱发一连串的次生、衍生灾害。这种现象称为灾害的连锁性或连发性，这一连串灾害就构成了灾害链。

3. 区域性　不同灾害的区域性强弱不同，对周围环境和人类健康的影响程度也不同，任何一种灾害，其发生和影响的范围都是有一定限度的。

4. 社会性　灾害的社会属性主要表现灾害对人类社会的破坏性和人类心理的冲击性。另外，人类通过活动，影响自然系统的稳定性，增加了灾害发生的概率和危害程度。

二　社区灾害的救治及管理

社区灾害是在社区发生的，所有危及人们生命安全或导致人员伤亡的突发灾难性事件，主要是由各种自然灾害或人为因素造成的，通常无法预测。随着城市社区的不断发展，各种自然灾害和人为灾害也给城市社区带来了许多安全隐患。同时，各种灾害并不是单一发生，往往是地震、火灾、疫情等一系列社区灾害同时发生。

（一）社区灾害的救治原则

1. 脱离危险环境 例如，将中暑患者移于阴凉处，触电的患者首先切断电源，一氧化碳中毒的患者打开门窗通风，将患者移至上风口或通风较好的地方进行抢救，在实施抢救的同时保护施救者。

2. 先救命后治病 不论是何种社区灾害，首先要解除危及患者生命的危险因素，如保持患者的呼吸道通畅、心跳骤停立即进行徒手心肺复苏，有外伤引起的活动性大出血患者应该当即包扎止血等。

3. 边抢救边分类 根据伤情严重程度进行初步分类并标识，对于危急情况的患者立即进行抢救。

4. 就地取材 社区救治设施设备不如医院充分，但要灵活掌握，就地取材，如可选用适合的木板、竹竿、树枝、纸板等简便材料充当夹板进行骨折的临时固定。

5. 先救后送 伤员须经过急救处理后妥善转送医院。

（二）社区灾害管理

社区灾害管理是指与社区灾害有关的一切管理活动。社区灾害管理职能一般可以分解为社区应急预案的设计、避难体系的建设与管理、社区减灾基金的管理、防灾志愿者队伍的建设、社区灾害管理的文化建设等内容。社区灾害管理组织一般日常工作主要有以下几个方面。

1. 减灾知识的宣传 通过社区灾害图片展、播放减灾防灾知识教育宣传片及相关知识讲座等方式对社区居民进行减灾知识的宣传，促使社区居民对灾害有更多的了解，如煤气爆炸该怎么办；发生火灾如何做；如何开展自救和互救工作等。通过扩大减灾知识的宣传，降低社区居民对灾害的恐慌情绪，提高社区居民的防灾意识。

2. 减灾技能的培训 社区居民在应对灾害时必须要具备一定的自我救护的技能和技巧，例如，在处理伤病员、预防次生灾害、逃生技巧等方面应加强培训，可以与医疗救护单位、消防部门、地震专业部门等单位合作，通过各方面的专家来对社区居民进行具体的专业培训。

3. 防灾演练 社区管理组织应根据本社区的地形、布局、人群等特点，制定相应的灾害应急预案，如某社区火灾应急预案、某社区突发事件应急预案等，并在一定时期内要组织演练，保证应急预案的可行性。同时，提高管理人员及社区居民的执行程度。

总之，社区灾害管理是一项涉及面广、内容复杂的系统工程，但是不管在任何环节，调动社区居民的参与社区灾害的预防、对减灾事业的主动性，是社区灾害预防和管理最有效、持久的内在的根本动力。

三 社区护士在灾害预防工作中的职责

（一）突发灾害性事件的预防

（1）社区护士应熟悉社区环境及居民的基本情况。

（2）对社区居民进行与灾害发生有关的知识与技能的教育。

（3）帮助居民排除可能发生灾害的种种隐患。

（二）灾害发生时的救助与管理

1. 上报灾害事件 社区护士获知灾害发生的信息后，应立即上报灾情并启动救灾应急预案。

2. 预检分诊

（1）伤病员的预检分诊

预检分诊（pre-examination of triage），也称为检伤分类，是指评估伤员身体状况紧急和严重程度，并判断伤员处理的优先顺序，包括伤病员的预检分诊、心理问题，其目的是通过快速、正确地评估，合理地分流，使伤员得到便捷、有效救护，以有限的人力资源在最短的时限内尽可能多救护伤员。常用红、黄、绿（蓝）、黑色表示伤病员的病情轻重，并给其佩戴相应颜色的伤情识别卡。

预检分诊包括对伤情和心理问题进行分诊。分诊人员由经验丰富、判断力强、处置果断的人员担任，要求在 1 分钟内完成对一个患者的现场预检分诊。承担分诊工作的救护人员穿专门衣服（如马甲），佩戴臂套。

1）预检分诊的原则：要求在 1 分钟内完成对一个患者的现场预检分诊，并最大限度地为患者实施急救措施。参与救护的护士通过预检分诊，区分所有伤员的轻重缓急、先后救护次序，做好记录并指挥伤病员的运送和护送。

2）预检分诊的方法

RPM 初步预检分诊：RPM 分别代表的是：R（respiration）呼吸，P（perfusion）灌注量，M（mind）意识。RPM 初步预检分诊的判断依据如下。R（呼吸）：无呼吸，给予通畅呼吸道；仍然无呼吸：等于黑色；呼吸恢复：等于红色。呼吸存在：超过 30 次/分，等于红色；低于 30 次/分，应进一步检查灌注情况。P（灌注量）：桡动脉搏动消失或毛细血管充盈时间超过 2 秒是红色；桡动脉搏动存在或毛细血管充盈时间小于 2 秒，应进一步检查精神状态。M（精神状态）：不能听从简单的指令（无意识）为红色；能听从简单指令为黄色或绿色。

START（simple triage and rapidly treatment）急救处置：START 代表简单分类和快速治疗。START 中的 S（simple）简单，T（triage）分类，A（and）和，R（rapidly）迅速，T（treatment）治疗。这种预检方法比较常见，适用于现场较小、短时间内有大量伤病员的救护状况。主要依据伤员的通气状况、循环及意识状况对伤员进行及时、简捷的预检分诊和迅速、有效的救护。START 具体实施流程：通气状况，死亡，不予以处理，评估下一位；呼吸次数>30 次/分，立即处理（第一优先）；呼吸次数<30 次/分，延迟处理，评估下一项。循环状况，毛细血管充盈时间（红色）>2 秒，立即处理（第一优先）；毛细血管充盈时间（红色）<2 秒，延迟处理，评估下一项。意识状况，不能听从指挥，立即处理（第一优先）；能听从指挥，延迟处理，评估下一位患者。

对每一位患者的评估时间一般不超过 60 秒。

3）预检分诊中的标志颜色：突发事件救护中，用不同的颜色表示伤情，以便于识别不同程度的患者，快速采取相应的措施。

红色：非常紧急，第一优先处置，表示患者伤情严重，威胁生命，需 1 小时内立即送往综合性医院治疗，属于重度损伤，常见如收缩压小于 60mmHg、意识丧失、心跳呼吸骤停或呼吸困难、上呼吸道梗阻、张力性气胸、大出血、昏迷等其他会随时导致生命危险者。

黄色：紧急，第二优先处置，表示患者没有致命的损伤但需要治疗者，可能有潜在生命危险，需 4～6 小时内初步救护后优先送往附近医院，属于中度损伤，常见有严重烫伤、头皮撕脱、肱骨骨折、肩关节错位、稳定性的药物中毒、轻度意识障碍等。

蓝（绿）色：不紧急，第三优先处置，表示患者伤情较轻，意识清醒、生命体征正常、能配合检查、可走路者，不需转诊医院治疗，现场救护，属于轻度损伤，常见有单纯伤口破裂、扭伤等。

黑色：已死亡者或损伤非常严重，没有存活希望的伤员，如躯干分离、高空坠落致严重创伤及内脏脱出者。

（2）心理问题预检分诊：对突发事件中受灾人员或救灾人员进行精神损伤程度的判断和分诊，常见有以下五种情况。

1）正常反应：表现为不安、寒战、恶心呕吐，能执行简单命令。

2）外伤性抑郁：表现为呆坐，像"正常反应"，但能参与简单的救助活动。

3）惊吓：患者丧失判断力，对人群充满恐惧，最好进行隔离护理。

4）过度反应：患者常讲恐怖性故事，到处乱窜等过分反应。

5）转换反应：患者出现听力障碍、视力障碍、癔症性昏迷、麻痹等躯体症状，需及时给予护理。

3. 现场救助

（1）救护原则：社区现场救护不同于医院内急救，要求在紧急情况下，利用现场有限资源，最大限度地救护伤病员，减少伤亡率。救护原则：抢救生命、稳定病情和快速转运。

（2）基本救护技术：救护技术主要包括心肺复苏（CPR）、保证气道通畅、提供有效呼吸、维持循环功能、控制外出血、保护受伤的颈椎和骨折固定。严重多发伤早期急救一般主张按VICSO 程序进行，即 V（ventilation）通气，保持呼吸道通畅；I（injection）输液抗休克；C（control bleeding）控制活动性出血；S（supervise）多功能监护；O（operation）手术治疗。

1）立即使伤者脱离危险区：救护前先评估环境，帮助伤者脱离危险再施救。

2）V（ventilation）通气：保持呼吸道通畅；及时充分给氧迅速处理呼吸道阻塞，取出口腔内活动性假牙、碎牙、血块等异物，吸净呼吸道分泌物。

3）I（injection）输液抗休克：建立静脉通道，迅速补充血容量增加有效血容量是抢救创伤性休克的重要措施。根据休克程度建立 2～3 条静脉通道，宜选用大血管，可用 16～20G 静脉留置针，以便快速输入大量液体，其中一条静脉通道用输血器，为可能的输血做好准备。

4）C（control bleeding）控制活动性出血：紧急控制创伤引起的活动性大出血，避免在短时间内丧失大量血液，造成血容量的锐减甚至发生休克和死亡。有伤口表面立即用敷料加压包扎并配合医师清创缝合止血，骨折用夹板固定。

5）S（supervise）多功能监护：监测生命体征用多功能监护仪持续监测心电图、呼吸、血压、血氧饱和度。留置导尿管，记录每小时尿量。根据监测结果，及时采取相应抢救措施。

6）O（operation）手术治疗：马上做好术前准备对有紧急手术指征的患者，及时做好采血、配血、备皮、剃头、药物实验等术前准备，通知手术室、麻醉科做好相应准备，护送患者进手术室，并与手术室护士做详细交接。

4. 转诊　伤病员在灾害现场初步进行伤情评估、实施救护后，除暂时留观一些危重伤病员外，应迅速、安全地将其与患者转送到相关医院进行进一步专科救护。负责救护的人员要向相关医院通知患者转运情况，负责转运的医护人员应佩戴相应的标志，转运准备完毕后，应给相关医院发负责部门报告车牌号、转运患者数、患者伤情及受伤类型等。

在转运过程中，护士要：①密切观察病情、注意生命体征观察、建立必要的静脉通路和转运过程中预检分诊等工作；②根据伤病员初步预检分诊结果，评估和决定其转运的优先顺序、接收伤病员的医院类型和转运车辆的种类。

（三）医疗救援中社区护士应具备的能力

社区护士是医疗救护的主要成员之一，在预备和应对方面发挥重要的作用。其个人素质及相关知识、技能的高低，自身所具备的灾害应对能力对控制灾害蔓延及有效救援至关重要。从事灾害救护的人员必须提高自身的综合素质，提供灾害护理服务时应服从统一指挥，并加强与其他服务团队之间的沟通与和谐，共同完成好救灾工作。社区救灾人员需要具备以下几个方面的综合能力。

（1）制定科学的、综合的、相互协调的护理计划的能力：在灾害现场，受灾人员的健康、生活与灾害环境中的水、饮食、住处等的清洁卫生关系密切，与通信、运输等因素也息息相关。在制订计划时应注意与各个部门的沟通与合作。

（2）拥有先进的管理理念与能力：了解社区居民灾害自救互救的能力，确定该社区存在的危险因素，鼓励居民积极参与对救灾知识与技能的教育与培训。

（3）灾害救护的基本能力：为了更好地做好灾民与救护人员的心理辅助工作，社区护理人员应具备高度的责任心，拥有良好的身体素质、心理素质与社会活动能力。

（4）具备灾害现场救护的知识与技能：在灾害护理中护士须反应敏捷、判断准确、处置安全迅速，如预检分诊、心脏按压、气管插管、骨折的临时固定、止血等。

（5）熟练应用救护、维护急救器材：如能正确使用监护仪器、掌握操作技术。

（6）做好灾害后疾病预防与控制工作。

第 2 节　社区常见急性病症的护理与预防

社区常见急性病症包括高热、出血、昏迷、休克等，经常危及患者的生命。社区护士应快速、准确对这些急性病症进行合理有效处理，对维持生命、减轻患者痛苦，为赢得抢救时间提供基本保障。

 高热

正常人体温相对恒定，一般为 36～37℃，正常体温在不同个体间稍有差异，并受昼夜节律、年龄、性别、活动程度、药物、情绪、环境等内外因素的影响而略有波动。如一般在清晨 2～6 时体温最低，上午 7～9 时逐渐上升，下午 4～7 时最高，继而下降，昼夜的温差不会超过 1℃。由于致热原作用或各种原因引起体温调节中枢功能紊乱，使机体产热增多，散热减少，体温超出正常范围的 0.5℃或一昼夜体温波动 1℃时，称为发热，当体温高于 39℃以上称为高热（high temperature）。

（一）高热的社区救护

1. 卧床休息　保持室内空气新鲜，定时开窗通风，但要注意防止患者着凉。躁动不安及神志不清者应实施保护性措施，注意防止坠床或意外事故的发生，必要时用床档、约束带固定患者，并向家属说明 24 小时陪护的必要性。

2. 严密观察病情　实时监测体温变化，并注意观察有无呕吐、胸痛、咳嗽等伴随症状，小儿注意观察神志及一般情况，警防小儿惊厥的发生，并做好详细记录。

3. 诊断未明确者，根据病情选择合适的物理降温　如冰袋、冰帽、冷湿敷、乙醇擦浴、温水擦浴、冰水灌肠等，小儿还可用退热贴，必要时遵医嘱给予药物降温。

物理降温常用方法包括：①冰敷：可用冰帽、冰袋置于前额、腋窝、腹股沟、腘窝等处，注意后背、前胸区、腹部和足底等部位切勿冷敷，以免引起胸闷、腹泻等不良反应。②温水擦浴，用 32～34℃的温水全身擦浴。③乙醇擦浴：用 30%～50%的乙醇进行擦拭。④温水浴，水温在 34℃左右的洗浴，用软毛巾或海绵轻轻擦抹全身 15～30 分钟，使血管扩张达到散热目的。

物理降温注意事项：①擦浴方法是自上而下，由耳后、颈部开始，直至患者皮肤微红，擦至腋窝、腹股沟、腘窝等大血管的地方，要稍作停留，以助散热；②不宜在短时间内将体温降得过低，以防引起虚脱；③伴皮肤感染或有出血倾向者，不宜行皮肤擦浴；④降温效果不佳者可辅以药物降温；⑤擦浴过程中注意观察病情，如有发生寒战、心慌、胸闷等时，应立即停止擦浴并报告值班医生。药物降温效果不好，遵医嘱给予药物降温。

4. 加强患者基础护理 对高热患者，应做好基础护理并教会患者家属在家协助患者完成刷牙、洗漱等生活护理，应及时更换汗液弄潮的衣服、被单，保持干燥、透气，增进患者的舒适感。卧床患者定时翻身，做好预防褥疮护理。

5. 注意高热患者的饮食调节 应补充高蛋白、高热量、高维生素、易消化的流质或半流质饮食，多饮水，每日补液量为 3000ml，必要时给予静脉点滴，以保证入量，多吃水果以保持大便通畅。

6. 积极寻找病因 已明确细菌或病毒感染者，合理选用抗生素，并注意观察用药反应及效果；对于原因不明的发热，经治疗 1～2 周没有好转，应引导患者到医院做进一步的检查，寻找病因，明确诊断。

7. 注意患者的心理变化 给予心理疏导，密切联系家属，帮助建立家庭支持系统。

（二）发热的预防

首先是要合理膳食、荤素搭配，加强锻炼、按时作息，增强机体的抵抗能力和防御机制。另外，在气候变化时适当增减衣服、防止着凉。定期体检，做到早检查、早发现、早治疗。

 出血

出血（bleeding）是指血液从血管或心脏流至组织间隙、体腔内或体外的现象。缓慢少量的出血，人体启动凝血系统可自行止血。出血对机体的影响主要取决于出血量的多少、出血部位和出血的速度及患者的健康状态和年龄等。机体的血量占体重的 7%～8%，当失血量达到总血量 20%时，患者会出现明显的症状和体征，头昏、血压下降、脉搏细弱、心率增快等，若失血量达到总血量的 40%，未经积极有效的抢救，可能会危及患者生命。另外，发生在重要器官的出血，如心脏破裂引起心包内出血，脑出血特别是脑干出血，即使出血量不多，也会致命。所以，对于出血患者，要评估出血量，积极采取相应的干预措施，其中止血是一项重要的救治措施。

（一）出血的社区救护

出血的处理原则是快速止血，对于大的出血处理应分秒必争，止血法分两种：一种是伤口直接压迫，在社区救护中，如大批伤员或储备物资不够的情况下，可用干净纱布或其他布类物品直接按在出血区，都能有效止血；另外一种是指压止血法。常用的止血方法主要有以下几种。

1. 指压止血法 是动脉出血最迅速的一种临时止血法，是用手指或手掌在伤部上端用力将动脉压瘪于骨骼上，阻断血液通过，以便立即止住出血，但仅限于身体较表浅的部位、易于压迫的动脉，适用于头部、面部、四肢较大的动脉出血，主要用于临时急救，在指压止血的同时，必须同时做好进一步止血的准备，常见部位的指压止血方法如下。

（1）头顶部出血：在伤侧耳前，对准下颌耳屏上前方 1.5cm 处，用拇指压迫颞浅动脉搏动点。

（2）颜面部出血：用拇指压迫出血同侧下颌骨下缘下颌角前方约 3cm 处面动脉搏动处。

（3）头面部出血：头面部出血量较大时，可用拇指或其他四指在头面部出血侧压迫颈总动脉搏动处，但不能同时压迫两侧。

（4）肩部出血：在锁骨上窝内用食指压迫锁骨下动脉。

（5）前臂与上臂出血：用拇指或其余四指按压上臂内侧肱二头肌内侧沟动脉搏动处，将动脉压向肱骨，达到止血的目的。

（6）手部手掌、手背出血：用两手拇指分别压迫手腕内外侧尺动脉、桡动脉的搏动点。

（7）下肢出血：在腹股沟（大腿根部）中点偏内，使用双拇指重叠用力压迫大腿上端腹股沟中点稍下方股动脉搏动处。

（8）足部出血：用两拇指分别压迫足背中部近踝关节处的足背动脉和足跟内侧与内踝之间的胫后动脉。

2. 加压包扎止血法　适用于毛细血管出血和静脉出血，用无菌敷料、干净毛巾、布类折叠成比伤口稍大垫后覆盖在伤口上，再用绷带、布条或三角巾等加一定压力包扎，包扎的压力要均匀，范围应够大。松紧以控制出血而不影响伤口部位血运为度。必要时可用手掌在包扎好的伤口外加压止血，是最简单、有效的止血办法，但有骨折、可疑骨折、关节脱位或伤口内有碎骨片时，禁用此法，以免加重损伤。

3. 止血带止血法　只适用于不能用加压止血的四肢大动脉出血，在加压包扎无法止血的情况下使用。常用的有橡皮和布制两种。在紧急情况下常选用绷带、布带（衣服扯成条状）、裤带、面巾代替。

（1）橡皮止血带止血法：先提高患肢，尽量使静脉血液回流，减少伤肢的瘀血肿胀。在伤肢近心端，用纱布、棉布或毛巾、衣服等物作为衬垫后再上止血带。

（2）布带止血带止血法：用布带、三角巾、衣袖等平整地缠绕在加有布垫的肢体上，用细棍棒从止血带的外圈下穿过，提起后绞紧，将棍棒一头穿入活结，活结抽紧后固定。

另外，对于鼻腔、宫腔或其他盲管伤和组织缺损处常用填塞止血法，用棉织品将出血的空腔或组织缺损处紧紧填塞，直至止住出血。填实后，伤口外侧盖上敷料后再加压包扎，以达到止血目的。但是，因填塞容易将细菌带入体内造成感染，所以如果不是必须，一般不用此法。

使用止血带的注意事项：①要严格掌握止血带的适应证，当四肢大动脉出血用加压包扎不能止血时，才能使用止血带。②扎止血带的标准位置，上肢为上臂上 1/3，下肢为股中、下 1/3 交界处。目前有人主张把止血带扎在紧靠伤口近侧的健康部位，有利于最大限度地保存肢体。③使用止血带时，应首先垫上纱布、毛巾、衣服等，增加接触面积，以免造成神经损伤。④止血带的松紧适度，应该以出血停止、远端以不能摸到脉搏为度。⑤原则上应尽量缩短使用止血带的时间，通常可允许 1 小时左右，最长不宜超过 3 小时。若止血带使用超过 1 小时者，应每小时放松 2～3 分钟，松开时局部加压止血。⑥止血带要有明显标志，包括使用止血带的开始时间和部位。

（二）出血的预防

从出血的原因可以看出，为预防出血，首先从身体内在因素上要合理膳食，劳逸结合，增强体质，使机体的造血、凝血系统保持良好状态，满足机体需要。其次，在日常的生活、生产活动中，严格遵守工作流程和操作规程，注意安全，防止意外事故的发生；养成良好的生活习惯，如不用指甲挖鼻孔、禁烟酒、高血压患者避免情绪激动等。

三 昏迷

昏迷（coma）是意识障碍最严重的阶段，它是脑功能衰竭的严重合并症，是大脑皮质和皮质下网状结构功能高度抑制的结果。患者由于意识障碍，各种反射减退或消失，严重者躯体反射和内脏反射也受到影响，昏迷患者病情严重，应迅速对症急救和处理。

（一）昏迷的社区救护

昏迷是意识障碍最严重的表现，也是病情危急的信号。护士接诊到此类患者，立即通知医生，并配合抢救，同时，向家属询问病史的同时，观察昏迷程度，如呼吸障碍、气道阻塞、血压及脉搏等异常情况。

1. 密切观察病情　要定时观察患者的心率、心律、呼吸、血压、血氧饱和度、瞳孔等生命体征，评估昏迷的程度，若瞳孔对光反射消失或瞳孔散大，提示患者病情危重，通知医生配合救治。

2. 保持呼吸道通畅　患者取平卧位，头偏向一侧，若有义齿应取下，肩下可适当垫高并使颈部伸展，防止舌后坠和误吸，以免阻塞气道。如果患者有呼吸道阻塞的症状，可使用口咽通气管、舌钳，或配合医生做气管插管等，保持呼吸道的通畅，并在床旁备好吸痰器及物品，必要时吸痰。

3. 建立和维持静脉通路　穿刺尽量选择较粗的静脉，特别是需要脱水治疗的患者，输注血浆、白蛋白、高渗脱水剂对血容量与心功能有影响，因此，必须加强心功能与血压指标的动态观察。

4. 加强基础护理　昏迷患者大多出现大小便失禁，要保持床单、衣服的清洁、干燥、平整，定时翻身、排背、做好口腔护理、尿道口护理和预防褥疮护理，防止皮肤破损和坠积性肺炎等并发症的发生。

5. 加强患者的营养供给　昏迷患者由于不能自主进食，病情较重，胃肠需要休息的患者可通过肠外营养支持，在无胃肠内进食禁忌，可通过鼻饲为患者提供营养支持，指导家属为患者准备高蛋白、高维生素、高热量、易消化的食物，如牛奶、豆浆、菜汤、肉汤等流质饮食，保证每天热量供应，并做好胃管护理。

6. 加强患者安全管理　对有躁动的患者，应根据情况给予约束，并交代家属24小时陪护，护士加强巡视和管理，防止发生坠床、拔管、烫伤等意外事故的发生。

7. 其他护理　昏迷患者眼睑不能闭合者，涂抗生素眼膏加盖盐水纱布，口腔不闭合者，可用盐水纱布覆盖，并经常保持纱布的湿润状态。

（二）昏迷的预防

加强自我保护意识，遵守国家法律法规，定期检查身体，如有疾病，及时治疗。疾病的康复期定期到医院复查，对有高血压、糖尿病等慢性病的患者要严格遵医嘱服药并定时监测。

四 休克

休克（shock）是机体有效循环血容量减少、组织灌注不足、细胞代谢紊乱和功能受损的过程，它是由多种病因引起的一种综合征。休克不是一个独立的疾病，现代观点将休克视为序贯性事件，是一个从亚临床阶段的组织灌注不足向多器官功能障碍综合征发展的连续过程，因此，在休克的不同阶段应采取不同的救治措施。

（一）休克的社区救护

1. 患者体位　松解患者的衣领、裤带，若患者病情允许，将其置于休克体位（中凹卧位），即头躯干抬高 20°～30°，下肢抬高 15°～20°，保持气道通畅，注意保暖，增加回心血量，注意保暖和安静，尽量不要搬动，必须搬动时动作轻柔。

2. 建立静脉通路　选择粗大的静脉建立通路，遵医嘱补充血容量，如果周围静脉萎陷穿刺困难时，可考虑做锁骨下静脉、股静脉等深静脉置管。

3. 尽快消除休克病因　对有明显伤口的出血，应立即给予初步有效止血，骨折的患者妥善固定，骨折疼痛所致休克者，应固定患肢，并服用止痛药以止痛。

4. 吸氧和保持呼吸道畅通　根据病情、有条件者根据动脉 PCO_2、PO_2 和血液 pH，采用鼻导管、面罩给氧或气管内插管、呼吸机辅助呼吸。

5. 尿量的观察　尿量是反映心、脑、肾等重要器官最敏感的指标之一。休克患者应每小时测定尿量，如无肾病史，少尿或无尿提示可能心力衰竭或血容量补充不足，应积极查找原因和治疗，保证每小时尿量大于 20～30ml/h。

6. 生命体征的观察　密切观察脉搏、呼吸、血压的变化，根据病情 15～30 分钟测量一次，如果平均动脉压低于 60mmHg，提示冠状动脉和脑血管供血不足，应加强治疗，低温患者应注意保暖。

7. 观察意识状态　休克时患者表现烦躁不安或兴奋，甚至狂躁，随休克加重，由兴奋转为抑制，患者表现精神不振，反应迟钝，甚至昏迷，提示病情加强，引起重视，加强治疗。

8. 遵医嘱使用药物　根据病情给予强心、扩容、血管活性药物、肾上腺皮质激素等综合救护。

9. 做好基础护理　做好保暖、预防褥疮护理及口腔护理，预防并发症的发生。

10. 合理饮食　可给予高热量，高维生素的流质饮食，不能进食者可给予鼻饲；能进食的患者可食用大枣、花生、红糖、鸡蛋等补血之品。

（二）休克的预防

对于有可能发生休克的社区伤员，应采取相应的预防措施，如活动性大出血的患者应采取有效的止血措施，有开放性伤口的患者要注意保护，防止感染，对于感染引起的休克，要合理使用抗生素，并积极清除原发病灶，有条件可切开排脓等。总之，预防休克要积极消除病因，提高机体的调节代偿能力。

第 3 节　社区常见急性意外损伤的护理与预防

 骨折

骨折（fracture）是指因骨和骨小梁的完整性或连续性中断所引起的以疼痛、肿胀、功能障碍、畸形及骨摩擦音等为主要临床表现的疾病。

（一）骨折的社区救护

1. 紧急处理 首先要抢救生命，对症处理，如休克的急救处理、心跳骤停立即行徒手心肺复苏，有大出血进行止血，迅速建立静脉通道，保持气道通畅，并给予氧气吸入。

2. 临时固定 可疑骨折按骨折处理，在急救中对骨折采取的临时固定有利于：①避免骨折端在搬运时移动而进一步损伤软组织、血管、神经或内脏；②减轻骨折引起的疼痛；③便于转运。

固定材料可就地取材，夹板可用树枝、竹竿、木板、雨伞等替代，固定带可用绳索、皮带、布条等代替，固定时注意：①在固定时先用棉花、衣服等作垫子，防止皮肤受压；②四肢要露出指（趾）尖，以便观察血液循环，如出现苍白、发凉、麻木等情况时应放松。

3. 减轻再次污染 伤口立即用消毒纱布或干净布包扎伤口，伤口表面的异物要取掉，外露的骨折端切勿推入伤口，骨折断端外露应在原位包扎，不应立即复位，以免被污染的骨端再污染深部的组织。

4. 安全搬运 特别是怀疑有脊柱损伤的骨折，要将患者仰卧固定于硬板床上，使其头部、颈部、躯干、骨盆在同一直线上并逐一固定，保持脊柱伸直位。

（二）骨折的预防

年老、幼儿及慢性病的患者为骨折的高危人群，要注意日常生活和运动安全，预防跌倒的发生。改变不良的生活习惯，如长期吸烟，过量饮酒，不喜欢运动；多食奶制品、豆制品、骨头汤等含钙高的食物；在家庭环境设施上要注意安全，特别是在浴室、卫生间、厨房等地方，可以在浴室安装扶手、在浴室放置防滑垫，降低跌倒导致的骨折。

二 烧伤

烧伤（burns）要指由于热力、化学物质、电能、放射线等引起组织损害，包括皮下和黏膜，严重者可伤及肌肉、关节和内脏。烧伤以男性多见，男女比例为 3：1，年龄分布上以青年和小孩多见。

（一）烧伤的社区救护

（1）脱离热源：不论是热力烧伤还是化学、电力烧伤，均要迅速脱离热源，脱去被污染的衣服，切断热源，清理残留的热源。

（2）小面积烧伤的处理

1）Ⅰ度或浅Ⅱ度：小面积烧伤保持清洁干燥一般可自愈，小面积烧伤可用冷水冲淋或浸泡，可减少损害、减轻疼痛。

2）创面水疱的处理：可用注射器在无菌条件下抽去水疱内的液体，使其紧贴创面，待愈合后剪除，对深Ⅱ度烧伤的水疱，应去除腐皮以避免感染。

（3）在没有判断清楚烧伤的深度时，不要在创面上涂抹任何治疗烧伤的药品，避免妨碍判断；大面积烧伤的患者补液时喝淡盐水或是口服补液盐，而不能大量喝淡水，否则会加剧水肿。

（4）对于烧伤创面污染严重的患者，在社区处理时无须强行清除创面上的衣物碎片和污物，简单包扎处理即可送往医院救治。

（5）对于强酸、强碱化学烧伤的患者，要用大量清水冲洗创面，特别是眼部的冲洗要彻底，10～15 分钟。如果是生石灰烧伤，首先应清扫石灰粉再冲洗，否则石灰遇水生热加重烧伤；冲洗完毕可根据情况选择中和剂，随后再用大量水冲洗。

（二）烧伤的预防

通过社区的宣传栏、视频资料等宣传烧伤对社会和家庭的危害及烧伤的可预防性，如暖水瓶、取暖器、打火机放在孩子不易碰到的地方，煤气不用时关上总开关，电源插座可加盖或置于高处等，加强全民的安全意识和防范教育。

三 一氧化碳中毒

一氧化碳中毒（carbon monoxide poisoning）是含碳物质燃烧不完全时的产物经呼吸道吸入引起的中毒。一氧化碳是无色、无臭、无味的气体，比空气轻，易于燃烧，燃烧时为蓝色火焰。

（一）一氧化碳中毒的社区救护

（1）迅速将患者移离中毒现场至通风处，松开衣领、松裤腰，注意保暖，密切观察患者的意识状态。

（2）根据情况给予鼻塞式、面罩、鼻导管 8～10L/min 高浓度吸氧，中度和重度患者有条件转往医院的尽早给予高压氧治疗、输血治疗、换血疗法等纠正缺氧。

（3）急性一氧化碳中毒患者若有脑水肿，根据脑水肿的程度选用 20%甘露醇 125～250ml 静脉快速滴注。

（4）对于高热昏迷的患者可参照发热、昏迷的社区救护进行护理，随后转到医院继续治疗。

（5）准确记录出入量，并密切观察病情。

（二）一氧化碳中毒的预防

加强一氧化碳中毒症状、危害及预防措施的知识普及，提高自救和互救能力。工业生产中，进入一氧化碳高浓度环境，戴防护面具或正压空气呼吸器，条件允许可安装一氧化碳浓度监测自动报警器。在日常生活中，定期检查煤气管道是否老化、破裂，使用煤气炉、煤气热水器时，注意开窗通风，不要将车窗全部关闭并躺在开着空调的汽车内睡觉。

四 毒虫蜇伤

毒虫蜇伤（insect bite）是指毒虫螫伤所致的皮肤疾病。因被毒虫螫咬，而出现伤处红肿疼痛麻木，或可伴有寒热、恶心、呕吐、头晕、头痛等到全身症状。常见的有毒昆虫和节肢动物有马蜂、大黄蜂、蝎、蜈蚣等，它们对人体的伤害多局限于叮咬部位，全身反应常见于继发性的过敏反应，当成批毒虫如马蜂群起攻击可造成严重伤害。

（一）毒虫蜇伤的社区救护

1. 急救处理 仔细检查蜇伤部位有无毒刺并予以拔除或刮除，用针尖挑开伤口，并用负压方法吸出毒液。根据毒虫的毒液的酸碱性选择适宜的冲洗液，如蜜蜂蜇伤、蜈蚣咬伤、蝎子蜇伤宜用肥皂水或小苏打水等碱性溶液冲洗和涂抹；黄蜂蜇伤蜂毒呈碱性，伤口应用食醋等弱酸性液体冲洗或涂抹。

2. 用药护理 口服抗组胺药物，如氯雷他定、特非那丁片等药物，严重者可以口服糖皮质激素类药物，如泼尼松等。近年来，很多临床研究报告局部可外用蛇药片治疗效果较好。肌肉抽搐或强直者，可在镇静同时静脉注射 10%葡萄糖酸钙 10～20ml。

3. 病情观察 密切观察患者被蜇伤的局部皮肤情况和患者的全身体症状，若病情较重，应转往医院进一步治疗。

（二）毒虫蜇伤的预防

在日常生活中，注意保持居住环境的干燥、清洁，对开窗通风，通风时关好门窗；户外活动避免在草地、树林中长时间坐卧，露营时可在帐篷周围喷洒一些驱虫药水，裸露的皮肤涂抹驱避剂。在蜜蜂出没较多的地方避免穿鲜艳的衣服。

目标检测

一、选择题

A₁型题

1. 社区现场抢救一氧化碳中毒患者，第一步要做的是（　　）
   - A. 报警
   - B. 心肺复苏
   - C. 紧急送往医院
   - D. 开窗通风，将患者安置于空气流通处
   - E. 予以患者平卧位

2. 对灾害后心理反应的预检分诊中错误的说法是（　　）
   - A. 表现为呆站或呆坐的状态——外伤性抑郁
   - B. 表现为听力障碍、视力障碍、癔症性昏迷——转换反应
   - C. 表现不安、寒战、恶心、呕吐——正常反应
   - D. 对判断为惊吓的人实施安慰后，进行简单的救助
   - E. 表现为丧失判断力——惊吓

3. 以下社区严重多发伤早期现场急救的VICSO程序中，描述错误的是（　　）
   - A. V（ventilation）保持呼吸道通畅
   - B. I（infusion）维持有效循环
   - C. C（control bleeding）控制活动性出血
   - D. S（supervise）多功能监护
   - E. O（operation）手术治疗

4. 社区灾害性事件的共同特点是（　　）
   - A. 发生紧急
   - B. 对人们日常生活和工作影响不大
   - C. 伤亡人数多
   - D. 稳定有序的社会秩序被破坏
   - E. 破坏性强

二、简答题

1. 简述一氧化碳中毒的社区急救方法。
2. 简述社区护士在灾害预防工作中的任务。
3. 简述社区灾害的救助原则。

（李　菲）

第九章 社区重点人群的保健与护理

人的一生要经历新生儿期、婴儿期、幼儿期、学龄前期、学龄期、青少年期、青年期、中年期和老年期等各个阶段。而在不同阶段的健康问题各有不同。社区护士应具备有关疾病与健康问题的预防、早期保护和全面管理的知识。掌握社区不同人群的保健与护理要点，有助于做好社区人群的健康保障和疾病预防，可有效提高社区人群的整体健康水平。

第1节 社区儿童保健与护理

儿童的年龄界定国内外存在很多争议。1989年11月20日联合国大会通过了《儿童权利公约》，明确规定国际公认的儿童是指18周岁以下的任何人。根据中国的法律规定，不满14岁属于儿童。不满18周岁属于未成年人。社会和人们公认的儿童年龄段为0～14岁。一般医院也将14岁以下的儿童划分为儿科范围。儿科护理学是研究儿童生长发育、小儿保健、疾病防治和护理，以促进儿童身心健康的学科。儿童保健是根据儿童生长发育特点开展的以儿童为对象的健康保健。通过对儿童进行健康教育、健康咨询、预防接种及儿童生长发育的筛查等保健措施，促进儿童的生长发育及正常人格的形成，增强儿童体质，降低婴幼儿死亡率，减少儿童常见病及疑难病的患病率。社区护士应掌握儿童生长发育规律及其各个年龄段的行为特点，做好儿童常见病的护理及健康指导，保障儿童的健康成长。

儿童生长发育

儿童与成人的根本区别在于儿童处于不断变化的生长发育过程中，其身体大小、比例、组成部分及器官功能都在随着年龄的增长不断变化并逐渐成熟。生长是指儿童身体各器官、系统的长大，可有相应的测量值来表示其量的变化；发育是指细胞、组织、器官的分化与功能成熟。儿童生长发育的特点包括体格、骨骼与牙齿、神经、精神心理和智能等。在儿童生长发育过程中，外界环境和教育可起极大作用。

（一）体格生长发育

一般将体重、身长、头围、胸围等作为儿童体格生长发育的指标。

1. 体重　是全身各器官、组织和体液的总重量。体重是衡量儿童生长和营养状况最重要的指标。我国正常新生儿的平均出生体重为3.20～3.30kg(平均为3kg)，一般男婴比女婴重100g。

新生儿出生后 1 周内可有暂时性体重下降，称为生理性体重下降。原因是新生儿出生后数日内多睡少吃、吸乳不足、水分丢失、胎粪排出等因素导致生理性体重下降，一般不超过出生体重的 10%。在出生后 3～4 天体重下降至最低点后再逐渐回升，多在出生后 7～10 天恢复到出生时体重。体重增加的速度与年龄有关。最初 3 个月内增长最快，平均每月增长 800～1200g，然后生长速度减半，出生后 4～6 个月内每月平均增加 600g；出生后 6 个月至 1 周岁时每月平均增长 300g。全年共增重约 6.5kg。与出生时的体重相比较，一般出生后的 3 个月、1 周岁、2 周岁、4 周岁分别是出生时体重的 2 倍、3 倍、4 倍和 5 倍。

儿童体重计算公式：1～6 岁体重（kg）=年龄×2+8；7～10 岁体重（kg）=年龄×3 +2。

2. 身长（身高）　是指从头顶到足底的垂直距离，它可反映全身的生长水平和速度。婴儿出生时身长平均值为 50cm，出生后前半年增长最快，平均每月增长 2cm；后半年每月平均增长 1.5cm。1 周岁时身长约为 75cm；1 周岁后生长速度逐渐减慢，2 周岁时约为 85cm；2 岁以后每年长 5～8cm。2～10 岁的身高计算公式：身长（cm）=年龄×6.5＋76。青春期时身高的增长明显加速，一般持续 3 年左右，男孩每年可增长 7～9cm，女孩每年可增长 6～8cm。

3. 头围　是经眉弓上方、枕后结节绕头一周的长度。头围反映头颅的大小和脑的发育程度。出生时，新生儿头围平均为 34cm，3 个月为 40cm，6 个月为 42cm，1 岁为 46cm，2 岁为 48cm，5 岁为 50cm，15 岁为 54～58cm（接近成人）。头部发育最快的时期是 1 周岁以内，从头围的增长速度看，第 1 年增加约 12cm，第 2 年仅增加 2cm，第 3 年增长 1cm，以后增长十分缓慢。

4. 胸围　反映胸廓、胸背肌肉、皮下脂肪及肺的发育程度。出生时，比头围小 1～2cm，平均为 32cm。1 岁时与头围相等约 46cm。以后，胸围超过头围，头围、胸围之差约等于其岁数。

（二）骨骼与牙齿的发育

1. 骨骼发育　颅骨的发育可通过头围、囟门大小和骨缝闭合的情况来反映。前囟出生时为 1.5～2.5cm，至 12～18 个月闭合。后囟在 2～4 个月内闭合。颅骨骨缝一般在 6 个月以内闭合；脊柱发育在出生后 1 岁内增长最快，出生时脊柱完全是直的，2～3 个月俯卧抬头时出现颈椎前弯，6 个月小儿坐直时呈胸椎后弯，7 个月翻身；8 个月爬行；9 个月可以扶站；1 岁末站立行走时出现腰椎前弯。2 岁可以跳跃；3 岁可自己跑；6～7 岁时上述弯曲为韧带所固定。

2. 牙齿发育　乳牙多于出生后 6～8 个月萌出，最早 4 个月，2～2.5 岁出齐，共 20 个，乳牙数为月龄减 4～6。小儿于 6 岁开始出恒牙，首先出第一磨牙，共 4 个；至 12 岁时恒牙逐个替换乳牙；12 岁左右出第二磨牙，共 4 个；17～18 岁以后出现第三磨牙，共 4 个，但也有终身不出者。

（三）神经、精神心理和智能发育

小儿精神心理和智能发育的基础是神经系统的生长发育。神经系统的发育包括脑、脊髓和神经纤维髓鞘的发育。

1. 脑　初生新生儿的脑重是成人脑重的 25% 左右。年龄越小，大脑发育越不成熟。小脑是出生时神经系统发育较差的一部分，出生后 6 个月达生长高峰，以后减慢；2～3 岁时小脑尚未发育完善，随意运动仍不准确，共济运动较差；6 岁时小脑发育达成人水平。

2. 脊髓　胚胎期脊髓发育较早，出生时形态结构已较完善，2 岁时与成人近似。

3. 神经纤维髓鞘　部分神经髓鞘在胎儿期已初步形成。神经髓鞘的发育成熟一直延续至性成熟期，在婴儿期神经髓鞘的形成较不完全，对外来刺激反应较慢且易泛化。

（四）语言的发育

小儿一般在 2 个月可以发喉音；3～4 个月咿呀发音并能笑出声；5～6 个月发单音认识母亲及生熟人；7～8 个月发双重音；9 个月懂得再见；10～11 个月模仿成人动作；1～1.5 岁能说出物品及自己的名字，2 岁可以用简单语句表达需要。

 二 儿童各年龄段的分期及行为特点与保健

儿童时期是人生发展的关键时期。儿童保健工作的首要任务是保障儿童健康，其主要内容包括营养状况、体格发育水平和儿童时期常见病的预防等。对儿童健康的关注应该自其出生前开始至成人的每一个阶段。儿童各年龄段的分期及行为特点与保健要点如下。

（一）胎儿期特点与保健

从受精卵迅速分化，到初具人形的阶段称为胚胎发育期，通常指受精后的前 8 周。从第 9 周至婴儿出生为止为胎儿期。此期是以胚胎组织及器官的迅速生长和功能渐趋成熟为特点。在孕期最初 3～4 个月，易受宫内感染及其他不良因素影响而发生胎儿畸形。保健重点在于预防：预防先天性发育不全，预防遗传性疾病，预防早产。通过加强对孕妇的保健和充足的孕妇营养，确保胎儿在宫内健康发育生长，直至安全娩出。

（二）新生儿期特点与保健

围生期是指妊娠 28 周至出生后 7 天。从胎儿娩出后断脐至出生后 28 天为新生儿期。此期发病率和死亡率较高，原因多为早产、窒息、产伤、感染等。国内外文献报道，新生儿期死亡人数占婴儿期死亡总数的 60%～70%，出生后 7 天以内的死亡者又占新生儿期死亡总数的 70%左右。故保健重点是掌握新生儿的生理特点，预防出生时的缺氧、窒息、产伤、低体温和感染等。

1. 胎龄分类　根据出生时胎龄分为足月儿、早产儿和过期产儿。正常足月儿指胎龄＞37 周至＜42 周（260～293 天）、体重在 2500～4000g；早产儿是指胎龄≥28 周至 37 周（≤259 天），胎龄＜28 周者称为极早早产儿；过期产儿是胎龄≥42 周（≥294 天）的活产婴儿。

另外，高危儿是指已经发生或可能发生危重疾病而需要特殊监护的新生儿；足月小样儿（又称为低体重儿）指胎龄已足月而出生体重≤2500g 的新生儿。

2. 新生儿的生理特点

（1）呼吸：正常足月儿出生时，呼吸系统已具备建立和维持呼吸活动的条件。早产儿因呼吸中枢及呼吸器官发育相对不成熟，呼吸浅表而不规则，常出现呼吸暂停现象，如呼吸停止时间达 15～20 秒或虽不到 15 秒，但伴有心率减慢＜100 次/分，并出现发绀及四肢肌张力下降称为呼吸暂停综合征（简称呼吸暂停）。

（2）循环：胎儿娩出后脐带结扎，胎盘的循环终止，体循环阻力上升。随着新生儿呼吸建立，肺循环压力下降，使得左心房压力增高，回心血量减少，右心压力下降，生后数分钟使卵圆孔功能性关闭（2～3 个月结构性关闭）；出生后 72 小时内动脉导管功能性关闭（1 周岁时结构性关闭）。以上变化均与血氧分压增高关系密切，故围生期缺氧持续较长可导致动脉导管或卵圆孔的关闭不全，引发新生儿持续性肺动脉高压。足月新生儿系率波动范围为 120～140 次/分，血压平均为 75/50mmHg。血压高低与脐带结扎早晚有关。早产儿因动脉导管延迟关闭，造成心、肺、肾、肠的血供不足，心功能偏弱，常出现血压偏低。

（3）消化：足月新生儿吸吮、吞咽与呼吸运动三者协调良好。出生 2 周内食管括约肌压力比较低，胃底发育差，呈水平位，贲门括约肌发育不成熟，幽门括约肌较发达，故新生儿易出现溢奶。早产儿更多见。胃容量出生时为 30～60ml，1～3 个月为 90～130ml，1 岁时达 250～300ml。新生儿生后 24 小时排出胎便，3～4 天排完。

（4）泌尿：新生儿肾的尿浓缩功能相对不足，使得新生儿在液体量不足或疾病状态下极易发生脱水。新生儿肾脏浓缩功能与稀释功能无昼夜差异。

（5）血液：足月新生儿血红蛋白均值为 168g/L，早产儿稍低 140～150 g/L；新生儿第一天白细胞计数增多，以后逐渐降为正常范围；血小板波动较大，出生后 48 小时内数量较低，约为 $150×10^9/L$（15 万/mm^3），两周后可达 $300×10^9/L$（30 万/mm^3），早产儿血小板数略低于足月儿。

（6）神经：新生儿脑的发育领先于其他器官，其重量占体重的 10%～12%（成人为 2%）。脊髓末端约在第 3～4 腰椎下缘，故腰椎穿刺应在第 4～5 腰椎间隙进针。足月儿出生时已具备一些原始反射如觅食、吸吮、吞咽、握持、拥抱等。早产儿胎龄越小，以上反射很难引出或反射不完整。在新生儿期，克氏征、巴氏征均可呈阳性反应，而腹壁反射、提睾反射则不稳定。

（7）体温调节：新生儿体温调节功能差，皮下脂肪薄，体表面积相对较大，皮肤散热快，早产儿尤甚；加之早产儿的体温中枢发育不成熟，产热能力差，棕色脂肪少，故常出现低体温（<35℃）。新生儿的保暖至关重要。

（8）能量和代谢：由于葡萄糖醛酰转换酶不足，使新生儿胆红素代谢障碍而有不同程度的"生理性"黄疸。

（9）免疫系统：新生儿的特异性和非特异性免疫功能均不够成熟，新生儿的血清免疫球蛋白中，出生时的 IgG 完全来自于母体（IgG 能通过胎盘），但早产儿体内含量低。IgA、IgM 不能通过胎盘，为胎儿自己产生。母乳喂养的新生儿可从母乳中获得分泌型 IgA、乳铁蛋白和溶菌酶等，可增进其免疫力。早产儿比足月儿的免疫力弱，易患感染性疾病。

3. 新生儿的保健与护理

（1）注意保温、避免过暖：新生儿体温调节中枢发育不完善，体温常因外界环境变化而变化。例如，环境温度低或保温不好，会使其体温过低，致使皮下脂肪硬化导致"硬肿症"。新生儿居室的适宜温度一般为 20～24℃。以 20℃为宜。湿度为 50%～60%。早产儿需要的适中温度为 32～35℃，相对湿度在 55%～65%。适中温度是指能维持正常体核及皮肤温度的最适宜的环境温度。在此温度下身体耗氧量最少，蒸发散热量最少，新陈代谢最低。新生儿内衣的衣料要用柔软、易于吸水、颜色浅的棉织品。

（2）倡导母乳喂养，确保营养供给：正常足月儿生后半小时即可让其回到产妇身边开始喂母乳。在无法由母亲喂养情况下可首先试喂 10%葡萄糖水 10ml/kg，或给配方乳，每 3 小时 1 次。早产儿可试喂 10%葡萄糖液 2ml/kg，以后给奶量 2～5ml，如能耐受，每次增加 1～2ml，直到每日需要的热量。体重<1500g 者哺乳间隔时间为 1～2 小时，>1500g 则 2～3 小时一次。吸吮能力差或不会吞咽的早产儿可用鼻胃管喂养，仍有困难者可给予静脉高营养液。

（3）保持皮肤清洁：新生儿的眼部护理需准备一杯温开水和一些消毒的脱脂棉。用脱脂棉蘸上温开水，从新生儿内眼角向外眼角的方向擦拭；换一块脱脂棉相同的方法擦拭另一只眼。新生儿出生后一周左右就可以出院回到家里洗澡了。夏天，要天天洗，冬天可每周洗 1～2 次，洗澡时室温不宜低于 23℃，水温在 40℃左右。

（4）预防感染：因新生儿免疫功能不足、抵抗力弱，容易发生感染。故预防新生儿感染是至关重要的。首先是预防呼吸道感染，新生儿居室应保持空气新鲜，温湿度适宜；其次是预防病从口入，母亲喂奶前要洗手，清洗乳头。奶具要及时消毒干净备用；脐带一般在出生后 3~7 天脱落。脐带脱落以前不要浸湿，以免感染。脐带残端应保持清洁干燥，脱落后如有黏液或少量渗血，可用碘伏涂抹，如有肉芽组织可用硝酸银局部烧灼，促其脱落。

（5）加强新生儿抚触："婴儿抚触"是通过触摸婴儿的皮肤和机体，来刺激婴儿感觉器官的发育，增进婴儿生理成长和神经系统反应，并增加婴儿对外在环境的认知。方法是用双手对婴儿进行有顺序、有手法技巧的抚触。抚触时要确保舒适安静，可以播放柔和的背景音乐，保持房间温度在 25℃ 左右，抚触时间在 20 分钟左右。抚触是新生儿和婴儿护理中的重要环节。

（三）婴儿期特点与保健

婴儿期是指出生后满 28 天至 1 周岁。婴儿期生长速度快，是体格生长第一高峰期。故婴儿期的保健重点是加强营养，及时合理地添加辅食。婴儿期是视觉、情感、语言发育的关键时期。要重视培养婴儿的感知觉、动作和语言的发育。加强户外活动和补钙，定期进行体格检查，按照计划免疫程序，在 1 周岁内完成各种疫苗的基础免疫。小儿肠管相对比成人长，易发生肠扭转和肠套叠。提倡方便经济的母乳喂养。母乳喂养是指以母乳为主要食物来源，不添加其他乳品或代乳品。母乳营养丰富，易于消化和吸收；有利于婴儿脑的发育；可增进婴儿免疫力，提高婴儿的抗病能力；有利于促进母子感情和产后康复。婴儿在 6 个月后从母体获得的被动免疫抗体逐渐消失，而主动免疫功能尚未成熟，极易患感染性疾病。但母乳喂养的新生儿因从母乳中获得分泌型 IgA、乳铁蛋白和溶菌酶等，可增进其免疫力。母乳喂养的优点如下。

（1）人乳营养丰富、热量高、营养素比例适合小儿消化能力与需要，尤其最初 4~6 个月最为适宜，在此时期单独母乳喂养即可满足营养需要。

（2）人乳含丰富的免疫成分，有抗感染作用，此点是牛乳无法相比的。

（3）人乳为直接喂哺，无感染变质的可能，且方便经济，乳量随小儿生长而增加。

（4）喂哺母乳可增进母子感情，并可密切观察小儿微细变化。

（5）母亲产后即哺乳，有助于子宫收缩促其早日恢复，推迟月经复潮，有利于计划生育。

（四）幼儿期特点与保健

幼儿期是指满 1 岁至未满 3 岁，语言、行动和表达能力明显发展，能用人称代词，能控制大小便，前囟闭合，乳牙出齐。特别是 2 岁以后，开始具备了人类的特点：能直立行走，能用双手使用工具，能以简单的语言进行交流。幼儿期要合理安排膳食，每 3~6 个月进行健康检查，注重牙齿的保健，培养幼儿良好的生活习惯。加强早期教育，促进幼儿智力和动作发育。注意意外事故如跌伤、烫伤、异物吸入等。

（五）学龄前期特点与保健

学龄前期是指满 3 岁至 6 岁或 7 岁，相当于"幼儿园"阶段。此期小儿的特点是动作和语言能力发展迅速，感觉、知觉及思维与想象能力逐步提高，对周围的新鲜事物日益发生兴趣，喜欢探索，好奇多问，也易发生意外事故，如溺水、烫伤、坠床、坠窗等，故应特别注意事前预防和安全教育。

（六）学龄期特点与保健

学龄期泛指进入小学以后至青春期，一般为 6~7 岁至 11~12 岁。这个时期脑的形态结构基本完成，智能发育快，感觉（如视觉和听觉）、知觉、注意力与记忆力、思维与想象、情感、意志、个性、语言等能力发展迅速，一些直观的、具体的事物比较容易引起他们的注意。任何新异的刺激都会引起他们的兴奋,分散注意力。此期的保健重点是保证足够的营养和体育锻炼,每年 1～2 次进行生长发育监测,进行龋齿、缺铁性贫血等常见病的筛查与矫治;注意培养正确的坐、立姿势及良好的学习习惯和生活习惯。重视早期教育,注意培养独立生活能力和讲卫生、讲礼貌、爱集体、爱劳动的道德品质。加强体格锻炼,注意安全,预防意外。

（七）青春期特点与保健

青春期是由儿童发育到成人的过渡时期,是人体发育走向成熟的阶段。体格生长到了出生后的第二个生长高峰期(婴儿期是第一个生长高峰),尤其是身高增长迅速。生殖器官及第二性征开始发育逐渐成熟,出现生殖功能。当性器官发育到一定程度时,女性出现月经,男性出现遗精。一般女孩青春期为 10～17 岁或 18 岁,男孩 12～19 岁或 20 岁。此期的特征为体格发育首先加速,继而生殖系统发育成熟。除此之外,智能发育跃进,独立性增强,总是希望得到他人的承认和尊重,希望摆脱成人的约束,渴望独立。开始关注同龄人之间的交往,将彼此之间的交往与认可看得极为重要。随着性意识的萌动与性别角色的深化,开始关心自己性别角色的完美程度、被他人接受和欣赏的程度,情绪多变,应当注意适当的正确诱导和教育。此期的疾病常与内分泌有关,如月经不调、痤疮、肥胖症、贫血等。故应加强营养,注意体育锻炼和卫生保健,加强生理卫生教育和安全教育。

儿童免疫规划

免疫规划是根据国家传染病防治规划,使用有效疫苗对易感人群进行预防接种所制定的规划、计划和策略,是对儿童计划免疫的完善和发展。计划免疫是根据儿童的免疫特点和传染病的发病情况制定的免疫程序,有计划和有针对性地实施基础免疫(即全程足量的初种)及随后适时地加强免疫(即复种)。社区应当为辖区儿童建立预防接种卡,及时通知和督促儿童家长严格按照免疫程序接种。

（一）预防接种

预防接种是指利用人工制备的抗原或抗体,通过适宜的途径接种于机体,使个体和群体对某种传染病产生特异性的自动免疫或被动免疫,以预防传染病。

1. 接种前的准备工作

（1）确定接种对象。接种对象包括本次应种者、上次漏种者和流动人口等特殊人群中的未种者。在安排接种对象时应注意:①各种疫苗的第一次接种时间为最小免疫起始月龄,不能提前;②接种的针次间隔不能缩短,2 种减毒活疫苗应至少间隔 4 周再接种;③未按期接种者应及时补种,必须在规定的月龄范围之内完成预防接种。基础免疫要求在 1 周岁内完成。

（2）通知儿童家长或其监护人采取预约接种。明确告知其接种疫苗的种类、时间及地点,并嘱其提前给儿童洗澡、换上整洁内衣,带领儿童并携带接种证,按时到指定地点进行接种。

（3）领取疫苗接种单位根据各种疫苗接种人数计算领取疫苗数量,做好疫苗领取登记和冷藏管理。始终使各种疫苗处于其所需低温环境,确保疫苗质量。

2. 接种时的工作

（1）接种场所要求:接种场所要宽敞清洁、光线明亮、通风保暖,并准备好接种工作台、坐凳及提供儿童和家长休息、等候、哺乳的条件。按照咨询、登记、接种、记录、观察等进行合理分区,确保接种工作有序进行。做好室内清洁消毒,并做好消毒记录。接种工作人员穿戴工作衣、帽、口罩，双手要洗净，严格无菌操作，避免交叉感染。

（2）核实接种对象：应查验儿童预防接种证、预防接种卡，核对接种者姓名、性别、出生年、月、日及接种记录，确认是否为本次接种对象、接种疫苗的品种。对需要接种而因有接种禁忌而不能接种者，应对其本人或监护人提出医学建议，并在接种卡和接种证上注明。

（3）接种前告知和询问健康状况：在实施接种前，要询问接种者的健康状况及是否有接种禁忌等情况，并如实记录告知和询问情况。应告知接种者或者其监护人所接种疫苗的品种、作用、禁忌、不良反应及注意事项。做好解释工作，以取得其合作。

（4）接种操作前再次查验：核对接种对象姓名、预防接种证、接种凭证和本次接种的疫苗种类，无误后才可给予接种。注射法接种疫苗或菌苗时必须严格无菌操作。因活疫苗或活菌苗易被碘酊杀死，故在接种时，只能用75%乙醇消毒注射部位皮肤。

3. 接种后的工作

（1）整理用物、处理剩余疫苗，记录疫苗的使用情况及废弃数量。剩余疫苗按以下要求处理：要焚烧处理已开启安瓿的疫苗；将冷藏容器内未打开的疫苗做好标记，放入冰箱保存，于有效期内在下次接种时首先使用。

（2）接种后要在医院或防疫站观察 15～30 分钟；注射疫苗当天不要洗澡；因为疫苗都有抗原，可有反应式发烧，故嘱咐接种对象要多喝白开水；观察有无异常发烧，注射地方有无异常反应。

（3）统计本次接种情况和下次接种的疫苗需用计划，并按规定上报。

（二）免疫程序

免疫程序是指应该接种疫苗的先后顺序及其要求，有计划地给人群接种，从而使人体对这类传染病的免疫力增加，有效控制相应疾病的流行。凡自动免疫制剂统称为疫苗。随着现代科学技术的发展，疫苗的种类也随之扩展。常见的疫苗有以下几种。

1. 减毒活疫苗　是将病原微生物（细菌或病毒）在人工培育的条件下，促使产生定向变异，使其毒力降低，很大程度丧失致病性，但仍保留一定的免疫原性。此类疫苗接种人体后，使机体产生一次类似临床感染过程，从而获得免疫力。这类疫苗是活的疫苗，运送和储存一定要在冷藏条件下进行，并注意有效时间，如麻疹减毒活疫苗。

2. 灭活疫苗　包括细菌、病毒、立克次体及类毒素。此类疫苗对贮运条件要求相对较低，有效期相对较长。此类疫苗完全丧失致病力，但仍保留相应的抗原性，如流行性乙型脑炎灭活疫苗。

3. 亚单位疫苗　是指从细菌或病毒的培养物中，以生物化学和物理方法提取纯化有效的特异性抗原成分而制成的疫苗，如吸附无细胞百日咳疫苗。

4. 合成疫苗　仿照特异性抗原的某些成分，用人工方法合成抗原而制成的疫苗。此类疫苗正在研究中，尚无应用于临床。

实施计划免疫首先应制订切实可行的免疫程序，即给何人、何时接种何种疫苗，以充分激发机体免疫功能，达到最佳效果。制定程序主要依据当地针对性传染病的流行特点、控制规划及疫苗的生物学特性、免疫效果和实施的可行性等来实施计划免疫。我国现行的儿童免疫程序是全国计划免疫专题委员会根据 WHO 的要求，结合我国国情，卫计委规定的儿童计划免疫程序。于 2007 年颁布的《扩大国家免疫规划实施方案》儿童免疫程序见表 9-1。

表 9-1　国家卫生与计划生育委员会规定的扩大国家免疫规划

接种年龄	接种疫苗
出生 24 小时内	卡介苗、乙型肝炎疫苗（第 1 剂）
1 月龄	乙型肝炎疫苗（第 2 剂）
2 月龄	脊髓灰质炎减毒活疫苗（第 1 剂）
3 月龄	脊髓灰质炎减毒活疫苗（第 2 剂） 百白破联合疫苗（第 1 剂）
4 月龄	脊髓灰质炎减毒活疫苗（第 3 剂） 百白破联合疫苗（第 2 剂）
5 月龄	百白破联合疫苗（第 3 剂）
6 月龄	乙型肝炎疫苗（第 3 剂） A 群流脑疫苗（第 1 剂）
8 月龄	麻疹疫苗（第 1 剂）、乙脑减毒活疫苗（第 1 剂）或乙脑灭活疫苗（第 1、2 剂，间隔 7～10 天）
9 月龄	A 群流脑疫苗（第 2 剂）
18 月龄	甲型肝炎减毒活疫苗（第 1 剂）或甲型肝炎灭活疫苗（第 1 剂）
2 岁	百白破联合疫苗（第 4 剂）
2～2.5 岁	甲型肝炎减毒活疫苗（第 2 剂）或甲型肝炎灭活疫苗（第 2 剂）
3 岁	流脑 A+C 群疫苗（第 1 剂）
4 岁	脊髓灰质炎减毒活疫苗（第 4 剂）
6～7 岁	百白破联合疫苗（第 5 剂）、乙型肝炎疫苗（第 4 剂） 麻疹疫苗（第 2 剂）、流脑 A+C 群疫苗（第 2 剂）

四　儿童常见疾病及护理

（一）新生儿黄疸

生理性黄疸是新生儿最常见的临床问题。新生儿在出生 24 小时后血清胆红素由出生时的 17～51μmol/L（1～3mg/dl），逐步上升到 86μmol/L（5mg/dl）或以上，临床上出现黄疸而无其他症状，5～7 天最重，10～14 天消退，未成熟儿可延迟至 3～4 周，血清胆红素足月儿不超过 205.2μmol/L（12mg/dl），早产儿＜257μmol/L（15mg/dl），但患儿一般情况良好，食欲正常。尽管多数预后良好，但因未结合胆红素对中枢神经系统有潜在的毒性，处理不当可造成永久性的后遗症，因此不容忽视。

1. 病因　黄疸是新生儿最常见的临床问题，与新生儿胆红素代谢特点有关。新生儿胆红素生成较多，每天产生的胆红素量约为成人的 2 倍；肝细胞对胆红素的摄取能力不足，肝脏微粒体中形成结合胆红素的功能缺陷；肝酶活性相对低下和肝脏清除胆红素能力较差。因此 60% 的足月儿和 80% 的早产儿在出生后 1 周内可出现程度不一的黄疸。

2. 生理性黄疸和病理性黄疸的鉴别　生理性黄疸多在足月儿出生后 2～3 天出现，第 4～6 天达高峰，10～14 天消退，早产儿可延迟到 3～4 周消退。一般情况良好，肝功能正常；而病理性黄疸出现过早（出生 24 小时内），且黄疸持续过久（足月儿＞2 周，早产儿＞4 周）。

3. 治疗与护理　治疗的目的是为了预防胆红素脑病的发生。光疗是最常用的安全、有效的方法。光照疗法是一种通过荧光照射治疗新生儿高胆红素血症的辅助疗法。主要作用是使未结合胆红素变为水溶性的异构体，从而易于从胆汁和尿液中排出体外。光疗时采用波长 427～475nm 的光线效果最好，灯管与皮肤的距离一般是 33～50cm。但蓝光波长易对黄斑造成伤害，故光疗时应用黑色眼罩遮住双眼，用遮光的尿布遮盖会阴部，尽量暴露其他部位的皮肤。光疗过程中不显性失水增加，应注意补充液体，避免脱水。同时要密切监测患儿的体温。

（二）维生素 D 缺乏性佝偻病

佝偻病是一类多种因素导致的钙磷代谢异常、骨化障碍而引起的以骨骼变化为主要特征的慢性疾病，发生于骨骺闭合之前的儿童生长发育期，是儿童营养性疾病的常见病、多发病之一。其中以维生素 D 缺乏性佝偻病最为常见，主要见于 2 岁以下的婴幼儿。由于维生素 D 缺乏导致钙、磷代谢失常，从而使正在生长的骨骺端软骨板不能正常钙化，造成以骨骼病变为特征的一种全身慢性营养性疾病。

1. 病因　维生素 D 缺乏。导致维生素 D 缺乏的因素为日光照射不足导致皮肤合成维生素 D 不足；人乳和牛乳中的维生素 D 含量较低，容易造成婴幼儿对维生素 D 的摄入不足；婴幼儿的生长发育过快，对维生素 D 的需求量大；还有某些疾病或药物的影响。

2. 临床表现　好发于 3 个月至 2 岁的婴幼儿，特别是 <3 个月的婴儿。根据病情的发展，在临床上可分为初期、激期、恢复期和后遗症期。初期表现为多汗、夜惊、夜啼、易激惹及枕秃。激期可出现骨骼改变：①颅骨软化，多见于 3～6 个月婴儿；②方颅，多见于 8～9 个月婴儿；③前囟门大及闭合延迟，严重者可迟至 2～3 岁；④出牙延迟，可至 1 岁以后出牙，胸廓畸形多发于 1 岁左右小儿，可出现肋骨串珠、肋膈沟（赫氏沟）、鸡胸或漏斗胸。四肢的变化：①腕踝畸形，多见于 6 个月以上小儿，状似手镯或脚镯；②下肢畸形，1 岁左右站立行走后小儿因负重而发生骨骼变形，出现 "O" 形腿或 "X" 形腿，严重者可出现脊柱侧弯或后突及骨盆畸形。恢复期是在初期和激期经过日光照射和补充维生素 D 治疗后，症状逐渐减轻或消失；后遗症期多见于 3 岁以后的儿童，因发现治疗不及时导致的婴幼儿期严重佝偻病所遗留不同程度的骨骼畸形。

3. 治疗与护理　治疗的目的在于预防发病，控制疾病活动期，防止畸形，因此应做到早发现、早诊断、早治疗。佝偻病的预防应从围生期开始，以 1 岁内小儿为重点对象，并系统管理到 3 岁，做到抓早、抓小、抓彻底。根据患儿的具体情况给予个性化用药治疗，但要严格掌握维生素 D 的预防和治疗剂量，并注意定期检测病情变化。对于畸形严重的患儿可建议行外科手术矫正治疗。护理的重点是保持适当的日晒，晒太阳是预防佝偻病最直接有效、方便经济的方法；同时注意补充维生素 D，孕妇应经常进行户外活动，进食富含钙、磷食物。对于婴幼儿，提倡母乳喂养，多进行户外活动。维生素 D 强化食品在预防维生素 D 缺乏和儿童佝偻病方面，起着十分重要的作用。

（三）麻疹

麻疹是小儿最常见的病毒感染性疾病，为高度传染的急性出疹性呼吸道传染病。本病的主要临床特点是发热、出皮疹，可发生肺炎。我国使用麻疹减毒活疫苗已近 50 年，流行性发病得到控制，但 1 岁以内的婴幼儿偶有发生。麻疹患者是本病的唯一传染源，接触麻疹后 7 天至出疹后 5 天均有传染性，可通过直接接触和飞沫传播。

1. 病因　接触麻疹病毒感染所致。

2. 临床表现　典型麻疹可分为以下四期。

（1）潜伏期：接触后 9～14 天，最长可达 4 周。

（2）前驱期：一般为 2～4 天，有不适、咳嗽、流涕、流泪和发热，体温可高达 40℃以上，此期皮疹尚未出现，易误诊为流感，但畏光和口腔内的麻疹黏膜斑（又称 Koplik 斑）是该病的特征。

（3）出疹期：多在发热后 3 天～4 天出现皮疹，出疹时发热更高。首先在发际、耳后、颈部出现红色斑丘疹，陆续遍布全身各部。出疹第 4 天后，皮疹开始消退，消退顺序与出疹顺序相同。

（4）恢复期：皮疹出现 3～5 天，体温开始下降，皮疹退后皮肤变为棕褐色及脱屑。

3. 治疗与护理　目前尚无特异性抗病毒疗法，可对症治疗，预防并发症，控制感染。控制传染源，切断传播途径，保护易感人群。麻疹的预防关键是接种麻疹疫苗。麻疹疫苗的初种年龄为 8 个月，复种年龄为 6～7 岁。所用的疫苗为我国自行研制的麻疹减毒活疫苗，剂量为 0.5ml，皮下注射。

第2节　社区青少年健康保健与护理

青少年期包括少年期和青年期，处于儿童时期之后、成人之前的时期。按照我国公安部门的规定，青少年的年龄界定为 13～25 岁。在此期间，生殖器官发育逐步成熟，第二性征发育成熟，具备繁殖生育能力，在人类及高等灵长类雌性以第一次月经出现为标志，泛指青春期的年龄。青春期是指由儿童逐渐发育成为成年人的过渡时期，也是人体迅速生长发育的关键时期，更是继婴儿期后，人生第二个生长发育的高峰期。青少年期（或青春期）（adolescence）一般指 12～18 岁这段时期。初中阶段（12～15 岁）被称为少年期，高中阶段（16～18 岁）被称为青年初期。处于这两个阶段的青少年正值青春发育时期，故又被称为青春发育期（adolescence puberty）。

 青少年生长发育特点

（一）青少年生理发育

青少年期是生理发育的高峰期，此期身高和体重的发育随着年龄的增长而逐渐增加，体重增长的时间较身高增长时间长一些。体重的增加反映出内脏增大、肌肉发达、骨骼增长和变粗，最终形成男性上体宽粗、下体窄细，而女性则相反，形成上体窄细、下体短粗的体格形态。青少年时期新陈代谢旺盛，第二性征逐渐明显并趋于成熟，男性出现变声，胡须、腋毛开始长出，性腺、生殖器官逐渐发育成熟，开始有遗精现象；女性的第二性征也开始发育，说话声调变高，乳房丰隆，子宫体增大，卵巢增大并且有卵泡的形成，开始出现月经，脂肪分布于肩、胸、臀部，形成女性的丰满体态。

（二）青少年期的心理特征

青少年期作为个体心理迅速走向成熟而尚未完全成熟的一个过渡期，在心理发展方面更是错综复杂。青春期是个体一生中智力发展、世界观形成、信念确立的关键时期。其心理特征一方面带有童年期的某些痕迹；另一方面又开始出现成人期的某些心理特征，因此具有半幼稚、半成熟、独立性和依赖性并存、变化多端等特点，心理上表现为情感多变、情绪不稳定或易激动等。心理学家称此年龄阶段为"危险年龄阶段"。青少年期的心理特征主要表现在以下几个方面。

1. 智力发展显著　这个时期，青少年的感觉、知觉灵敏，记忆力、思维能力不断增强，逻辑抽象思维能力逐步占据主导地位，通过分析、综合、抽象、概括、推理、判断来反映事物的关系和内在联系，并从一般的逻辑思维向辩证思维过度，更多地利用理论思维，而且思维的独立性、批判性、创造性都有显著的提高。青少年逐步开始用批判的眼光来看待周围事物，有独到见解，喜欢质疑和争论。这时，他们会开始思考人生和世界，提出许多有关"人生目的""人生意义""生活理想"等一类问题。由于这些问题的解决是一个充满矛盾的过程，所以他们常常会为此感到苦恼、迷茫、沮丧与不安。

2. 自我意识增强　个体进入青少年时期，开始对自己的内心世界及个性品质方面进行关注和评价，并且凭借这些来支配和调节自己的言行。但在相当长的一段时间内，他们并没有形成关于自己的稳固形象，也就是说，他们的自我意识还不够稳定。随着生理、心理、社会功能的发展，青少年日益渴望独立，希望从家庭和学校的束缚中解脱出来，并具有很强的逆反心理。随着对社会认识的不断提高，生活经验的不断积累，开始对自己的内心世界和个性品质进行关注和评价。但青少年对自我的评价带有一定的盲目性，容易夸大自己的能力，甚至出现居高自傲、盛气凌人的心理，由于对事物识别能力不足，看问题时往往片面主观，加上心理的易损性，一旦遇到暂时的挫折和失败，他们往往又会走入另一极端，灰心丧气、怯懦自卑、抑郁不振甚至自暴自弃。青少年时期是人生观、世界观形成的关键时期，开始思索人生的价值和个人的追求，逐渐形成对人生和世界的看法，并确立自己的理想和奋斗目标。评价别人时也常常带片面性、情绪性和波动性。而且，他们对于周围人给予的评价非常敏感和关注，哪怕一句随便的评价，都会引起内心很大的情绪波动和应激反应，以致对自我评价发生动摇。如何建立起对自己的正确认识，变得自信而强大，是青少年期常遇到的心理问题。

3. 性意识的觉醒和发展　所谓性意识，一般是指青少年对性的理解、体验和态度。性意识的觉醒，指青少年开始意识到两性的差别和两性的关系，同时也带来一些特殊的心理体验。进入青春期后，开始意识到性别差异，出现朦胧的两性意识，对性发育感到困惑不解与好奇，对异性会产生爱慕感，对性知识开始感兴趣。青少年若不能得到良好的性知识和性道德教育，容易发生不正当的性行为，危害身心健康。青少年性意识有一个持续发展的过程，这个过程大致可分为以下三个阶段。

（1）疏远异性阶段：青少年在青春发育初期，由于生理上的急剧变化，性别发育差异，往往对性的问题感到害羞、腼腆、不安和反感。于是在心理上和行为上表现出不愿接近异性、彼此疏远、男女界限分明、喜与同性伙伴密切相处等情况。这一时期的性意识是对两性关系由无知到意识状态，是一种朦胧状态。

（2）接近异性阶段：随着年龄的增长，生理、心理的进一步成熟，青年男女之间会产生一种情感的吸引，相互怀有好感，对异性表示出关心，萌发出彼此接触的要求和愿望，开始喜欢一起学习、参加各种活动和交往，但这时是将其作为一般朋友，还不属于恋爱。这个阶段的性意识带有朦胧的向往的特点。

（3）恋爱阶段：随着生理上的进一步成熟及社会生活的全面影响，青年男女之间开始萌生爱情。他们仅把特定的异性视为自己交往的对象，持续地交往，相互爱慕，进入恋爱。这个阶段的爱情多为内心隐蔽的爱情，多以精神内容为主，重视纯洁的感情。

4. 情感的发展与现实的矛盾　青少年在情感发展过程中表现出来的丰富的心理特点，并非孤立地存在，它们错综复杂交织在一起，构成了影响青少年心理发展的各种矛盾。这些矛盾集中反映了青少年发育过程中的心理特点，研究这些矛盾可以很好地认识青少年心理发展的规律。现将这一时期产生的几个主要矛盾做一简单的分析。

（1）闭锁性与强烈交往需要的矛盾：青少年期的青少年自尊心强，思想情感，个体秘密不愿轻易向他人吐露，如果长辈不能正确对待，他们极易造成心理上的闭锁性。秘密感成为青少年特有的心理活动，不愿将内心的想法表露出来，与老师、家长难以沟通，不愿意表露自己的想法。这种闭锁性心理出现导致了他们与父母、师长及交往熟悉的人之间产生距离，由于感到缺乏可以倾诉衷肠的知心人，于是产生一种难以名状的孤独感。这种状态与青少年随生活空间的扩大而出现的强烈的交往需要，两者构成了一对难以排解的矛盾。

（2）独立性与依赖性的矛盾：一方面，尤其是自认为已经成人的青少年，强烈要求自作主张，竭力摆脱家长的管束，在思想言行的各方面都表现出很大的独立性，表现出心理"断乳"愿望；另一方面，他们对父母、成人及长辈又存在较多的依赖性。因为青少年阅历还不够丰富，面对陌生或复杂的环境时，往往缺乏信心，难作决断；同时，在经济上大多还靠父母，对家庭的依赖作为一种惯性影响仍然存在，青少年要摆脱这种影响并非易事，报考大学、选择就业，甚至择偶都要听从父母的意见。

（3）求知欲强与识别力低的矛盾：青少年具有极强的求知欲，这有利于增长知识，但由于识别能力低，往往瑕瑜不分，糟粕不辨。这一矛盾在青少年心理发展过程中表现得尤为突出，必须正视这一问题，给予适当引导。

（4）理智与情感的矛盾：青少年情感丰富，情绪不够稳定，往往容易感情用事。虽然他们也懂得一些世故道理，但不善于处理情感与理智之间的关系，常常不能坚持正确的认识和理智的控制而成为情感的俘虏，事后却往往为此追悔莫及、苦恼不已。

（5）理想与现实的矛盾：少年多朝气蓬勃，富于幻想，胸怀远大的理想与信念，对未来充满美好的向往。然而他们往往又是急躁的理想主义者，他们对现实生活中可能遇到的困难和阻力估计不足，以致在升学、就业、恋爱等问题上遭受挫折，或一旦困惑于现实生活中某些不正之风，又容易引起激烈的情绪波动，出现沉重的挫折感，有的甚至悲观失望，严重的陷入绝望境地而不能自拔。

（6）性意识的发展与道德规范的矛盾：这个时期的男女交往有一个特点，就是极其敏感、容易冲动，常常表现为激情，而他们此时思想尚未成熟，道德观念不强，意志力薄弱，强大的生理冲击力有时会使他们做出违反道德规范的行为，给身心健康带来严重的不良后果。所以这个时期应特别注意将性科学知识教育与伦理道德教育结合起来，使他们的性意识发展走上健康的道路。

 青少年保健

（一）生理卫生保健

1. 合理的营养及平衡膳食

（1）膳食中各种营养素的供给必须满足青少年的生长发育需求：注意膳食的构成和合理搭配：食物种类应该多样化，膳食成分应包括谷类、动物类、蛋类、奶类、蔬菜和水果类；并注意主、副食搭配，荤素搭配，粗细搭配，使营养素的作用互补，并且注意铁、锌、碘的补充。

（2）注意三餐能量的合理分配：早餐、中餐、晚餐的热能分配以 30%、40%、30%较为合理；每次进餐应保证有充足的时间，不宜匆匆忙忙，以免影响消化吸收。

2. 培养良好的饮食卫生习惯　一日三餐定时定量，注意食物的品种多样化，养成不挑食、不偏食、不多吃甜食、不吃不洁食物、不暴饮暴食等饮食习惯。青少年时期避免盲目减肥，防止造成营养不良或更加严重的后果。

3. 定期体格检查和健康教育　通过定期的体格检查，及早发现青少年常见的疾病，并通过举行健康专题讲座，提供有效预防各种青少年常见疾病的信息，促进青少年的健康发展。

（二）性心理卫生保健

根据年龄和生长发育情况通过健康教育来进行性生理、性心理、性道德、性美学等教育，使其了解生殖器官的解剖与生理、第二性征的发育、遗精、月经来潮现象，解除对性发育的神秘感和对遗精、月经来潮的恐惧，帮助青少年科学地、理性地认识青春期的各种现象，建立对性问题的正确态度，增强对心理卫生和健康行为的正确引导和教育，明确自己的性别角色，培养自尊、自爱、自强、自信的优良品质。

（三）青春期的保健重点

保证充足的营养；形成健康的生活方式；加强青春期心理生理和卫生教育；培养良好的品德。保健的具体措施如下。

1. 营养　青春期生长发育较快，家长、学校和保健人员均有责任指导青少年选择营养适当的食物和保持良好的饮食习惯。

2. 日常生活　养成良好卫生习惯，保持生活规律，避免受凉、剧烈运动及重体力劳动，注意会阴部卫生，避免坐浴等；保证充足的睡眠，以满足此期迅速成长的需求；坚持体育锻炼，以保持体格健壮；不吸烟、不酗酒，抽烟的习惯往往在青少年时养成，因此应在他们形成吸烟习惯前进行健康教育。强调青少年要开始对自己的生活方式和健康负有责任。

3. 预防疾病和意外　继续防治儿童期的急性传染病及沙眼、龋齿、近视眼、寄生虫病和脊柱弯曲等疾病。由于青春期神经内分泌调节不稳定，痤疮、结核病、甲状腺肿、高血压、月经病等成为此期特殊的健康问题，需要积极预防。意外创伤和事故是青少年，特别是男性青少年的重要问题，应继续做好安全教育工作。

4. 性教育　由于生理和心理变化，青少年经常对性和异性关系感到困惑和矛盾。家长、学校和保健人员都有责任对他们进行性教育。在解答他们提出的问题时，注意用直接的、科学的语言。

5. 常见的心理行为问题

（1）自杀：是一种蓄意自我伤害，想要结束自己生命的行为。家长和学校有责任及早发现青少年自杀倾向，及时进行健康检查，采取有效的预防措施。注意培养他们解决问题的能力和学习使用应对压力和危机的方法。必要时可进行心理治疗。

（2）肥胖引起的心理行为问题。青少年肥胖与遗传因素有某种程度的关系，早期的预防和控制十分重要。对肥胖儿童采取适当的方法控制进食行为，鼓励他们参加运动，教会他们用其他方法处理情绪问题。在指导青少年减肥的同时，帮助他们对自身形象建立信心，改善社交技巧，通过同伴或集体的支持和鼓励，最终达到身心健康发展。

链接

青春期内性意识发展的四个时期

1. 性抵触期　在青春发育之初，有一段较短的时期，青少年总想远远地避开异性，以少女表现得尤为明显。由于第二性征的生理变化，使青少年对自身所发生的剧变感到惘然与害羞，本能地产生对异性的疏远和反感，持续1年左右。

2. 仰慕长者期　在青春发育中期，男女青年常对周围环境中的某些在体育、文艺、学识及外貌上特别出众者（多是同性或异性的年长者），在精神上引起共鸣，仰慕爱戴、心向往之，而且尽量模仿这些长者的言谈举动，以致入迷。

3. 向往异性期 至青春发育后期，随着性发育的渐趋成熟，青年人常对与自己年龄相当的异性产生兴趣，并希望在接触过程中吸引异性对自己的注意。但由于青少年情绪不稳，自我意识甚强，因而在异性接触过程中，容易引起冲突，常因琐碎小事而争吵甚至绝交，因此交往对象之间常有转移。

4. 恋爱期 青春发育完成，已达成年阶段，青年把友情集中寄予自己钟情的一个异性身上，彼此常在一起，情投意合，在工作、学习中互相帮助，生活中互相照顾体贴，憧憬婚后的美满生活，并开始为组织未来的家庭做准备工作，这时的青年对周围环境的注意减少。女青年常充满浪漫的幻想，向往被爱，易于多愁善感；男青年则有强烈爱别人的欲望，从而得到独立感的满足，他们的心情往往较兴奋。

学校的健康保健

（一）学校健康保健的作用

1. 学校健康保健的任务 《学校卫生工作条例》（以下简称《条例》）规定，学校卫生工作的主要任务是监测学生健康状况；对学生进行健康教育，培养学生良好的卫生习惯；改善学校卫生环境和教育卫生条件；加强对传染病、学生常见病的预防和治疗。

2. 学校健康保健的作用

（1）促进学校教育目标的实现：开展学校健康保健与护理，可以使师生在最佳的健康状态下和最佳的环境中学习和工作。

（2）培养学生良好的生活行为习惯：开展形式多样的学校健康护理能更好、更快地培养学生良好的生活习惯和行为，为个人健康奠定基础。

（3）早期发现和处理健康问题：通过各种健康护理活动，能尽早发现学生和教职工存在和潜在的健康问题，如药物滥用、吸烟、意外伤害、肥胖、自杀、压力等，并及时处理，保持和促进学校健康。

（4）维护师生享受健康的权利：严格执行《条例》，及时发现不利于学校群体健康或违反《条例》的行为，并向有关行政主管部门反映，真正维护学生和教职工健康的权利。

（二）学校健康保健的内容

根据《条例》规定的学校卫生工作任务，学校健康保健与护理工作的主要内容如下。

1. 健康教育 《条例》中规定，"学校应当把健康教育纳入教学计划。普通中小学必须开设健康教育课，普通高等学校、中等专业学校、技工学校、农业中学、职业中学应当开设健康教育选修课或者讲座"。通过健康教育能使青少年学生学习到必要的健康知识，形成正确的健康态度，逐步建立健康的行为模式。

2. 健康服务 健康服务的目的是保护和促进学生及教职工的健康，明确他们的健康问题和需要，帮助学生对自己健康负责，确保他们处于最佳的健康状态。其具体内容如下。

（1）健康检查：①目的，了解学生的生长发育和健康状况；早期发现疾病和身体缺陷，以便早期治疗；为学校制定健康政策和健康教育计划提供依据；促使家长、教师和社会认识健康检查的重要性。②检查时间与内容，一般中、小学生一年做一次健康检查。常规检查项目包括身高、体重、眼病和视力、听力和耳鼻喉、口腔、脊柱、胸廓、四肢、皮肤、心脏和呼吸系统、寄生虫、血红蛋白等。在传染病流行期间、病愈返校或校内集体食物中毒时应进行临时性的健康检查。保健护士应对每个学生建立健康档案，详细记录每次检查结果，并进行分析，找出学生存在和潜在的健康问题。

（2）常见疾病和伤害的处理：学生常见健康问题包括近视、沙眼、龋齿、寄生虫感染、传染病、意外受伤等，学校应制定相应干预措施并组织实施，就学生健康问题、校内矫治、转诊校外矫治、复查情况等与家长取得联系。学校保健护士可以采取书面通知、家长预约、家庭访视、电话通知、家长座谈会等方式让家长了解学生的健康状况，并对家长进行相关的健康指导。

1）眼睛的保健：重点在于培养学生保护视力的观念并规律地开展眼保健活动，具体包括①指导平衡膳食和合理营养，多吃富含维生素A的食物；②保证充足的睡眠和休息；③培养正确的用眼习惯；④坚持做眼保健操；⑤注意保持眼睛卫生，及时治疗眼疾。

2）口腔的保健：指导学生树立正确的口腔保健观念，采纳正确的清洁口腔、牙齿的方法，养成早晚和饭后清洁口腔和牙齿的习惯；营养均衡，多吃富含维生素C、维生素D和钙的食物。

3）寄生虫感染的管理：常见的为蛔虫和蛲虫感染。定期进行寄生虫和虫卵的检查；指导学生采纳正确的预防感染和传染他人的方法；指导和督促学生及其家长坚持治疗和监测。

4）传染病管理：学校应认真贯彻执行传染病防治法的规定，做好急、慢性传染病的预防和控制管理工作。

5）意外伤害的处理：学校内常见意外伤害有创伤出血、骨折、扭伤、脱臼、抽筋、中暑、休克、脑震荡、动物咬伤、昆虫蜇伤等。出现意外伤害时，保健护士应及时实施救护，对受伤学生进行紧急评估和处理，如止血、伤口消毒和保护、生命体征观察、人工复苏等，同时紧急送医或联系急救，并通知家长。

（3）健康咨询指导：学校保健护士应对学生开展心理辅导和咨询，引导学生正确面对和处理各种复杂的个人、家庭和社会问题，提高个人心理承受能力，维持和促进健康。

3. 维护学校健康环境

（1）配合教师建立健康的学校人际关系，加强学校人文环境建设。

（2）根据学生身心发育特点参与学校作息时间的安排，并按照《条例》规定，严格控制好学校或教师布置给学生的作业量。

（3）合理安排学校安全教育，建设安全的校园环境，防止意外事故发生。

（4）按照《中小学校教室采光和照明卫生标准》规定做好教室的通风换气、采光照明、选择合适课桌椅等，保护青少年学生的健康。

（三）学校健康保健的组织管理

（1）根据《条例》的规定，教育部门负责学校卫生工作的行政管理，卫生部门负责对学校卫生工作的监督与技术指导，学校方面成立学校卫生领导小组，负责协调教育、卫生部门的关系，使他们各尽其职，共同推进学校卫生工作顺利开展。

（2）普通高等学校设立校医院或者卫生所，校医院应设保健科（室）负责师生的卫生保健工作；城市普通中小学、农村中心小学和普通中学设卫生室，按学生人数600∶1的比例配备专职卫生技术人员（学生人数不足600人的学校可以配备专职或兼职保健教师）开展学校卫生工作。

（3）各级疾控中心应对本地区学校卫生工作进行技术指导实施学校卫生监督，掌握本地区学生生长发育和健康状况，掌握学生常见病、传染病、地方病的动态，制定常见病、传染病和地方病的防治计划，开展学校卫生服务。

（4）经本地区卫生行政部门批准，教育部门可以成立区域性的中小学保健机构，其主要任务是，调查研究本地区中小学生体质健康状况，开展中小学生常见病的预防和矫治，开展中小学校卫生技术人员的技术培训和业务指导。

（5）各级卫生行政部门应当组织医疗单位和专业防治机构对学生进行健康检查、传染病和常见病的治疗，接受转诊治疗、社区护士应协助、参加本社区内中、小学生的生长发育检测及常见病的检查和防治。

（6）县以上卫生行政部门对学校卫生工作行使监督职权。其职责包括对新建、改建、扩建校舍的选址、设计实行卫生监督；对学校内影响学生健康的学习、生活、劳动、环境、食品等方面的卫生和传染病防治工作实行卫生监督；对学生使用的文具、娱乐器具、保健用品实行卫生监督。行使学校卫生监督职权的机构设立学校卫生监督员，由省级以上卫生行政部门聘任并发给学校卫生监督员证书。学校卫生监督员执行卫生行政部门或者其他有关部门卫生主管机构交付的学校卫生监督任务。

第3节　社区妇女健康保健与护理

根据妇女一生的年龄和生殖内分泌变化，划分为胎儿期、新生儿期、儿童期、青春期、性成熟期（含围婚期、围生期）、绝经过渡期（又称为围绝经期）和绝经后期七个阶段，但各阶段并无绝对界限。妇女一生各阶段具有不同的生理特征，其中以生殖系统的变化最显著。掌握女性生殖系统的生理变化特点，熟悉围婚期、围生期、围绝经期的保健与护理要点，是做好妇女健康保健的基础。定期组织对妇女常见病、多发病的普查、普治，提高妇女的健康水平。

 妇女一生各阶段的年龄分期及生理特点

（一）胎儿期

受精卵是由父系和母系来源的 23 对（46 条）染色体组成的新个体，其中一对染色体在性发育中起着决定性作用，称为性染色体，决定胎儿的男女性别。XX 合子发育为女性，XY 合子发育为男性。从受精卵迅速分化，到初具人形的阶段称为胚胎发育期，通常指受精后的前 8 周。从第 9 周至婴儿出生为止为胎儿期。此期以胚胎组织及器官的迅速生长和功能渐趋成熟为特点。如果受精卵着床在子宫体腔以外并生长发育则成为异位妊娠或宫外孕，可引起腹痛及出血，应高度重视。

（二）新生儿期

自出生后 4 周内，称为新生儿期。女性胎儿出生后因血中女性激素水平由于脱离母体环境而迅速下降，可出现少量阴道流血现象，短期内可自然消退。

（三）儿童期

从出生后 4 周至 12 岁左右，称为儿童期。儿童早期（约 8 岁之前）下丘脑-垂体-卵巢轴的功能处于抑制状态，无雌激素分泌。儿童后期（约 8 岁之后）抑制状态解除，垂体开始分泌促性腺激素，卵巢内的卵泡受促性腺激素的影响，有一定发育并分泌性激素，但达不到成熟阶段。

（四）青春期

WHO 规定青春期为 10～20 岁。青春期发育男孩比女孩一般要晚，一般女孩为 10～18 岁；

男孩为 12～20 岁。此期的特征为体格发育首先加速，继而生殖系统发育成熟。女孩第一次月经来潮，称为月经初潮，为青春期的重要标志，但月经周期常不规则。

（五）性成熟期

性成熟期又称为生育期或育龄期，是卵巢生殖机能与内分泌机能最旺盛的时期，一般为 20～45 岁。在此期间内，女性要经历一生中最重要的几个时期：围婚期、围生期、产褥期、哺乳期。

（六）绝经过渡期

绝经过渡期指卵巢功能开始衰退直至最后一次月经的时期。一般于 40～45 岁开始，历时 10 年左右，至 50～55 岁结束。妇女一生中最后一次月经称为绝经。WHO 将卵巢功能开始衰退直至绝经后 1 年内的时期称为围绝经期。由于雌激素水平的降低，常常出现血管舒缩障碍和精神神经症状，表现为潮热、出汗、情绪不稳定、抑郁或烦躁、失眠等，称为围绝经期综合征。

（七）绝经后期

绝经后期指绝经后的生命时期。体内雌激素水平明显降低，整个机体发生衰老改变。

 妇女各期的保健与护理要点

（一）青春期保健

从乳房发育等第二性征出现至生殖器官逐渐发育成熟，获得性生育能力的一段生长发育期，称为生育期。少女青春期的常见健康问题是痛经、早恋或意外怀孕，其中宫外孕可引起腹痛、出血等严重后果。

1. 月经的一般知识 随着卵巢功能的周期性变化，子宫内膜发生周期性剥落，产生的流血现象，称为月经。月经期由于盆腔充血，经血下行，会出现腰腹坠痛，乳房微涨，头痛、乏力等不适。在月经周期开始时子宫内膜会逐渐增厚，准备接纳受精卵。如果没有受精，在排卵后 14 天左右，黄体开始萎缩，雌激素和孕激素分泌量下降，子宫内膜中的血管收缩，内膜坏死而脱落，引起出血，以经血的形式从阴道排出体外，形成月经。

2. 卵巢的功能 主要是产生卵子和合成卵巢激素。月经周期的长短，取决于卵巢周期的长短，一般为 28～30 天，也有 23～45 天，极个别 3 个月或半年为 1 个周期。经期为 2～7 天，每一次月经出血总量为 20～60ml，一般不超过 80ml。育龄期女性每个月经周期中会有几个卵泡发育，但只有一个卵泡发育成熟发生排卵，其他的卵泡均自行退化而闭锁。

3. 子宫内膜周期性变化 在月经周期中，子宫内膜经历着增殖、分泌、脱落的过程；卵巢内则经历着卵泡的发育、成熟、排卵、黄体形成、黄体退化的过程。

4. 基础体温的测定方法（了解排卵时间） 正常育龄妇女的基础体温与月经周期呈同步周期性变化，这种体温变化与排卵有关，所以测定基础体温可以检测排卵状况，了解自己的排卵时间。基础体温需要测定一个月经周期，即从月经来潮第一天开始测至下一次月经来潮的第一天结束，每天早上睡醒后即测的体温较为准确，包括不能说话、不能上厕所、不能喝水等任何活动，所以建议睡前将体温表放在床边准备好，醒后即测，注意一天也不能间断。女性月经周期平均约为 28 天，其中又以排卵日为分隔，分为排卵前的卵泡期与排卵后的黄体期。排卵后次日黄体形成，分泌孕激素会使体温上升 0.3～0.5℃，持续 12～16 天（平均 14 天），若无怀孕，黄体萎缩停止分泌孕激素，体温下降，回到基本线，月经来潮，使体温呈现高低两相变化；若怀孕，因黄体受到胚胎分泌的人绒毛膜促性腺激素（HCG）支持，转变为妊娠黄体，继续分泌孕激素，维持高体温状态；若卵巢功能不良，没有排卵也没有黄体形成，体温将呈持续低温状态。

5. 月经周期中乳腺的周期性变化　卵泡期因雌激素作用，乳腺管增生；黄体期受孕激素作用，乳腺小叶、腺泡增生；经前期乳腺管扩张充血，间质水肿，表现为乳房胀痛。

6. 月经不调　多发生在青春期和围绝经期。青春期初潮后第一年，绝大多数女孩月经都不规律，多数人要在月经来潮的 1～2 年才会形成规律的月经周期。围绝经期月经不调是雌激素水平下降的首发表现，提示卵巢功能开始衰退。常见的月经不调主要有痛经、经前乳房胀痛、经期头痛、月经提前、月经错后，月经淋漓不止及月经后腰痛等。严重的月经不调要及早发现，及时诊治，可有效改善。

（二）性成熟期的保健与护理

1. 育龄期婚前保健　包括婚前检查、婚前卫生指导和婚前卫生咨询。保健的重点是普及优生优育知识，教育女性在配偶选择中，不仅要有感情和性爱基础，而且还要考虑遗传因素、健康因素及其他因素对下一代的影响。夫妻双方的健康是优生的根本条件。有些疾病是不宜结婚后生育的，如遗传性精神病；有些疾病在治愈前是不应结婚的，如肝炎、肾炎、心脏病、活动性肺结核。直系血亲或三代以内的旁系血亲之间属于近亲，不宜结婚，因为他们具有共同的遗传基因，会影响子代的优生。做好计划生育，防止意外受孕。避孕方法多种多样，常用的避孕方法有工具避孕如避孕套和宫内节育器及药物避孕。

2. 围生期保健　是指从妊娠前、妊娠期、分娩期、产褥期、哺乳期为孕母和胎儿婴儿的健康所进行的一系列保健措施。

（1）最佳生育年龄与受孕时机：女性生殖器官一般在 20 岁以后才逐渐发育成熟，骨骼的发育成熟要到 23 岁左右。有学者认为最佳生育年龄为 25～29 岁。冬末春初是各种病毒性疾病好发的季节，如风疹、流感、腮腺炎等，一旦孕妇感染后很容易造成胎儿畸形，所以最好要避开这个季节受孕。

（2）妊娠期护理：妊娠期亦称为怀孕期，是胚胎和胎儿在母体内发育成熟的过程，是从卵子受精开始至胎儿及其附属物自母体排出的一段时间。预产期的推算方法：按末次月经的第一天算，月份加 9 或减 3，日期加 7。妊娠 12 周末以前称为早期妊娠；第 13～27 周末称为中期妊娠；第 28～40 周称为晚期妊娠。由于卵子受精日期很难绝对准确，实际分娩日期与推算的预产期可以相差 1～2 周，所以，临床上将妊娠在 38～42 周均称之为足月妊娠。

1）妊娠前期和妊娠早期保健：我国育龄妇女叶酸缺乏较为普遍。如果叶酸缺乏可导致胎儿神经血管畸形或口唇、腭、心血管等器官畸形。故在怀孕前 3 个月到怀孕后 3 个月期间，应每天补充叶酸，以 0.4～0.8mg 为宜。同时要戒烟戒酒，避免接触有毒物质和放射线，预防病毒感冒，减少胎儿致畸的危险因素。早孕反应多在停经后 6 周左右出现，表现为畏寒、头晕、乏力、嗜睡、食欲不振、喜食酸物或厌恶油腻、恶心、晨起呕吐等。一般于妊娠 12 周左右症状减轻或消失。孕早期，胎盘发育还不充分，孕激素分泌处于低潮，容易发生流产，所以勿剧烈运动，应节制或避免性交，以防流产。

2）孕中期保健：孕中期胎儿生长发育较快，是做好孕期保健重要时期。具体措施包括：①胎教，胎儿大脑细胞分裂增殖有两个高峰期，第一个高峰期是怀孕的 2～3 个月，第二个高峰期是怀孕的 7～8 个月。18～20 周出现胎动时，是最佳的胎教时机。怀孕 7～8 个月时胎儿的听觉系统迅速发展，常听音乐有助于胎儿的心智发展。②补钙，孕 20 周后，胎儿的骨骼生长开始加快，孕 28 周时胎儿的骨骼开始钙化。此时，仅胎儿体内每日所需沉积的钙就约 110mg。孕妇可以在怀孕足 3 个月后开始补钙，最迟不要超过怀孕 20 周。孕期补钙的种类较多，最好根据医嘱服用。③孕检，孕期检查的项目随孕周的变化而各有不同，孕 12 周（3 个月）以内检查一次，以及时识别早孕症状，尽早确定宫内孕还是宫外孕及胚胎是否健康，同时明确胚胎的数目。怀孕 12 周应建立围产保健档案即"孕妇健康手册"；孕中期重点筛选高危妊娠疾病，给予必要的纠正治疗。18～20 周可出现胎动，胎动每小时 3～5 次。孕 28～36 周每半月检查一次，以及时发现各种妊娠期并发症、合并症；孕 36 周以后至足月妊娠时，每周检查一次，以密切观察孕妇和胎儿的情况，以便更好地为接生做好准备。④营养与体重，标准体重=身高–105，在这个基础上孕期体重可上下浮动 10%均为正常体重，最好不要超过 13 公斤。如果孕前低于标准体重的 10%，孕期应增加 14～15 公斤为正常，若孕前超过标准体重 20%，孕期应增加 7～8 公斤。理想的体重增长是孕早期增加 2 公斤，而到了孕中期和孕晚期，每月平均增加 1.5 公斤，孕中期（怀孕 3～6 个月）、孕晚期（怀孕 7～9 个月）各增加 5 公斤左右，前后共增加 12～13 公斤为宜。体重增长过快容易引起妊娠高血压综合征，而且胎儿过大也容易引起难产；如果体重增长过于缓慢，极有可能是胎儿发育迟缓，或孕妇摄入的营养不足等。⑤孕期教育，开设孕妇学校，利用孕妇大讲堂分别向孕妇讲授早孕期、中孕期和晚孕期及产后的有关知识。

3）孕晚期保健：孕晚期胎儿生长发育最快，体重明显增加。在补充营养的同时，严格进行产前监测，及早发现并矫正胎位异常，及时纠正胎儿缺氧状况。做好分娩前的心理准备。指导孕妇做好乳房护理，为产后母乳喂养做好准备，指导孕妇每日锻炼乳头 10～20 次，用拇指及食指轻捏住乳头做环形转动。为防止哺乳期发生乳头皲裂，于妊娠 7 个月开始，每日用温水毛巾轻擦乳头，增加皮肤韧性。如乳头扁平或凹陷，应每日坚持用一只手的食指与中指分开扶住乳头两旁固定乳房，另一只手的拇指及食指轻捏住乳头向外牵拉 1～2 次，帮助乳头凸出，以利于婴儿哺乳。孕晚期应避免性生活，以防胎膜早破和引起宫缩早产；孕晚期洗澡要防摔倒。妊娠晚期由于子宫增大，孕妇容易失去平衡，浴室内应铺设防滑垫，以防摔伤。

4）分娩期保健：是指分娩与接产时的各种保健与处理。这段时间虽短，但却是保证母儿平安的重要阶段。今年我国卫生部针对分娩期保健提出"五防、一加强"，内容是防出血、防感染、防滞产、防产伤、防窒息，加强产时监护和产程处理。

（3）产褥期保健：产褥期是指从胎盘娩出至产妇全身各器官（除乳腺外）恢复或接近正常未孕状态（包括形态和功能）所需要的一段时期。一般为 6 周。产褥期俗称坐月子。产褥早期，皮肤排泄功能旺盛，排出大量汗液，以夜间睡眠和初醒时更明显，不属病态，于产后 1 周内自行好转，但要注意防止受风感冒。

1）恶露：产后随子宫蜕膜的脱落，含有血液及坏死蜕膜组织的血性液体经阴道排出称为恶露。恶露分为血性恶露、浆液恶露、白色恶露。血性恶露约持续 3 日，逐渐转为浆液恶露，约 2 周后变为白色恶露，约持续 3 周干净。血性恶露持续 3～7 日，浆液性恶露持续 7～14 日，白色恶露持续 14～21 日，产后 3 周左右干净。正常恶露无臭味，有血性味。如恶露变为混浊，有臭味，恶露增多，持续时间长或伴有全身症状，可能提示产褥感染。为便于观察伤口和恶露情况，可选用前开口的护理内裤。产褥期不宜性交，避孕工具以避孕套为宜。一般情况下，产后 4～6 个月即可恢复排卵，所以应于产后 42 日起采取避孕措施，避孕原则是哺乳者以工具避孕为宜，自然生产后 3 个月、剖宫产后 6 个月可采用节育环避孕。

2）子宫复旧：胎盘娩出后 6～8 周，子宫逐渐恢复至未孕状态，此过程称为子宫复旧。产褥期第一天子宫底为平脐，以后每天下降 1～2cm，产后 10～14 日降入骨盆，耻骨联合上方扪不到子宫底。产后 6~8 周，子宫恢复到未孕时大小。如不按期复旧或有压痛，应进一步及时检查处理。

3）会阴部护理：产褥期内机体抵抗力低，易发生感染。尤其是在产后的最初几天，恶露量较多，应选用消毒过的卫生垫，并及时更换，保持会阴部清洁干燥。如果会阴部有切口缝线者，每日应检查伤口有无感染迹象，正常情况下切口于产后 3~5 天便可拆线痊愈。如若伤口愈合不佳时要坚持温水坐浴每天 1~2 次，持续坐浴 2~3 周即可痊愈。还要注意的是，睡眠应取健侧卧位，如果伤口在左侧，应向右侧睡；如果伤口在右侧应反之。

4）产后运动：自然分娩的产妇在产后 6~12 小时即可下床走动，不仅有利于恶露的排出及子宫复原，也可以及早地自解小便，避免产后尿潴留和便秘。行会阴切开或行剖宫产的产妇，可推迟至产后第 3 日起床稍事活动，待拆线后伤口不感疼痛时，应开始做产后健身操，包括能增强腹肌张力的抬腿、仰卧起坐动作和能锻炼骨盆底肌及筋膜的缩肛动作，上述动作每日做 3 次，每次 15 分钟，逐渐加大运动量。产后在两个月内进行产后美体锻炼，宽大的骨盆、分离的耻骨联合都可以很快缩复到孕前的水平。

5）心理护理：产妇产后数天至数周可因各种原因发生心理障碍，包括产后沮丧和产后抑郁，应及时给予相应的心理指导或请专业人员调理。为避免产褥期感染和产后意外怀孕，产褥期内禁忌性交。

6）产后复查：产后家庭访视由围产保健护士完成，至少 3 次，第一次在产妇出院后 3 日内，第二次在产后 14 日，第三次在产后 28 日，以了解产妇及新生儿的健康状况，访视内容包括了解产妇饮食、大小便、恶露及哺乳等情况，检查两侧乳房、会阴伤口、剖宫产腹部伤口等，若发现异常应给予及时指导。一般在产后 42 天左右，产褥期即将结束，产妇应到医院做一次产后检查，同时带婴儿来医院做一次全面检查。

（4）哺乳期保健：哺乳期是产后产妇用自己的乳汁喂养婴儿的时期，通常为 10 个月。

1）乳汁分泌与乳房保健：随着胎盘剥离和排出，产妇血中的胎盘生乳素、雌激素、孕激素水平急剧下降。婴儿的吸吮刺激能反射性地引起神经垂体释放缩宫素，是保持乳腺不断分泌的关键。乳汁分泌还与产妇营养、睡眠，情绪及健康状况密切相关。另外孕妇在生产前后要特别注意进行乳房的保健护理，一则为哺乳做好准备；二则为避免产后乳腺炎的发生。

2）倡导母乳喂养：初乳系指产后 7 日内分泌的乳汁，是早期新生儿理想的天然食物。产后 7~14 日分泌的乳汁为过渡乳，产后 14 日以后分泌的乳汁为成熟乳。初乳和成熟乳均含有大量免疫抗体，故母乳喂养的新生儿患胃肠道感染者甚少。现在倡导生产后 24 小时内，每隔 1~3 小时应哺乳一次。哺乳时，母亲及新生儿均应选择最舒适位置，需将乳头和大部分乳晕含在新生儿口中，实行口乳相接式哺乳，产妇用一手扶托并挤压乳房，协助乳汁外溢，并注意防止乳房堵住新生儿鼻孔。每次哺乳后，应将新生儿抱起轻拍背部 1~2 分钟，排出其胃内空气以防吐奶。哺乳期以 10 个月至 1 年为宜。

3）乳腺炎的预防及护理：乳腺炎是指乳腺的急性化脓性感染，是产褥期的常见病，最常见于哺乳妇女，多发生于产后 3~4 周的泌乳高峰期，主要症状是乳房的胀痛，局部皮肤温度高、压痛等。

乳腺炎的预防应及早纠正乳头畸形，掌握乳头按摩的方法。哺乳期乳腺管高度扩张，分泌大量乳汁并通过乳头排出，若乳头有擦伤、皲裂，细菌可直接由乳头破口侵入，腺管内淤积的乳汁则成为良好的培养基，使细菌大量繁殖，导致乳腺炎的发生。预防措施是防止乳头损伤；避免乳汁淤积；不要给孩子养成含乳头睡觉的习惯；及早矫正乳头畸形。在睡前、起床后每天坚持进行 15～20 分钟的乳头提拉按摩，可以使乳头皮肤变得坚韧，产后哺乳时不容易发生破损。故应从孕中期就要开始做乳头护理。

急性乳腺炎病程较短，预后良好，若治疗不当，会使病程迁延，引发严重后果。如果形成脓肿，则应及时将脓液排出。脓肿较小者可先采用穿刺排脓；对较大的脓肿应进行切开排脓后，一般在引流后 2 周内治愈。

（三）围绝经期妇女保健

1. 围绝经期的概念　围绝经期是指女性从卵巢功能开始衰退直至绝经后一年内的时期，之前称为更年期，因其定义模糊，1994 年 WHO 提出废除"更年期"这一术语，推荐使用"围绝经期"一词，多发生在 45～50 岁年龄段。历时 1～2 年，长至 10 余年，绝经年龄平均为 49.5 岁，分为绝经前期、绝经期及绝经后期。

2. 围绝经期综合征的表现　月经紊乱是进入围绝经期的主要表现形式，提示已进入绝经过渡期，自过渡期至绝经平均约 4 年。围绝经期综合征的表现是容易出现潮热、出汗、不安、失眠、烦躁或抑郁、易激动、情绪不稳、月经紊乱等。与雌激素分泌减少的速度和程度有关，即雌激素减少迅速，症状就越严重。在此时期还容易出现血钙和血脂代谢改变，引起骨质疏松症、高血压及冠心病等内科疾病。

3. 骨折的预防　从 40 岁左右起，女性骨质开始脱钙，骨丢失呈几何学速度下降，如不及时补钙，可导致骨质疏松，容易发生骨折，女性骨折的发生率为男性的 6～10 倍，常见于上肢桡骨远端及下肢股骨。预防骨折是围绝经期妇女的保健重点，应科学补钙，增加户外运动，加强钙吸收。人体钙的日需要量：25～50 岁妇女 1000mg/d，绝经后妇女 1000～1500mg/d，65 岁以上妇女 1500mg/d，一般人的钙摄取量远远低于此标准。解决缺钙的方法要食补、药补相结合。

4. 激素替代疗法　激素替代治疗的有利有弊，专家建议在绝经前早期使用，采用最低的有效剂量，可明显改善其症状，提高围绝经期女性的生活质量。治疗期间如果有出现阴道流血现象时要及时到医院请专科医生诊治。

5. 心理疏导　围绝经期综合征是一个正常的生理变化过程，可持续几个月甚至几年，因此出现一些症状是不可避免的，不必过分焦虑，要解除思想负担，保持豁达、乐观的情绪。多参加一些娱乐活动，以丰富生活乐趣。亲属应在精神及生活上多给予一些安慰和照顾，避免精神刺激和过分激动。这样可使围绝经期的症状减轻或没有自觉症状。

（四）老年期保健

国际老年学会规定 65 岁以上为老年期。老年期是一生中生理和心理上的一个重大转折点。由于生理方面的明显变化所带来的心理及生活的巨大变化，使处于老年期的妇女较易患各种身心疾病，如萎缩性阴道炎，子宫脱垂和膀胱膨出、直肠膨出，妇科肿瘤，脂代谢紊乱，老年性痴呆等。保健的重点是鼓励老年期妇女加强适宜的身体锻炼，定期进行身体检查，合理应用激素类药物，以利于健康长寿，提高晚年生活质量。

第4节　社区中年人健康保健与护理

● 案例 9-1

患者，男，40 岁，公司经理，最近回家后经常与爱人发生争吵，互不相让，两人都觉得自己工作好累。

问题：患者目前存在何种危机？

中年期是一生中最安定、充实、成熟的时期，常被称为"成就的年代"。由于现代社会激烈的竞争和快节奏的生活方式，使得中年人承担着工作和生活的双重压力。此外，从中年期开始，衰老现象会逐渐明显。因此，中年人应了解此时期的生理、心理及社会特点，学会应对压力，调节自己心态，学会如何预防疾病、保健及护理的技巧。

关于中年人年龄的划分，1991 年 WHO 对人生的时期做了重新划分，规定 45～59 岁为中年人。而我国根据自己的地域、民族、人的身体状况、人口年龄构成、社会状况等划分了年龄界限，规定 35～44 岁为中年早期，45～59 岁为中年后期（相当于老年前期）。

一 中年人的特点

（一）生理特点

无论体力上还是脑力上，中年时期既是稳定、健全的时期，又开始经历生理衰退过程。例如，体力开始有所下降，在 40 岁左右开始出现眼睛老化症状，但中年人有充分贮备能量来应对生活的挑战。

1. **循环系统** 人到中年以后，血管壁弹性下降，而外周血管阻力增加，导致心脏负荷增大，心肌收缩力、心排血量和心搏出量逐渐减少，使各脏器血流量相应减少，组织供氧受影响。同时，中年以后对血压的反射性调节能力减退，容易发生高血压病或体位性低血压。

2. **呼吸系统** 中年以后，由于肺泡间质纤维量的增加，肺组织弹性和肺扩张能力下降，肺活量、最大通气量和肺对感染的抵抗力减少或减弱，呼吸肌的肌力下降，导致呼吸运动功能降低，所以，中年人能胜任的劳动强度下降。

3. **消化系统** 中年以后的消化功能明显下降，由于胃液等消化液的分泌量明显下降，其中所含消化酶等有效成分也相应减少。因此此时期应该注意饮食的调整，切不可每日大鱼大肉。

4. **泌尿系统** 人体的排泄功能随着年龄的增加而降低，由于肾血管的硬化，40 岁以后肾小球滤过率每年约下降 1%，到老年时，由于肾小动脉硬化，可使肾血流量减少 47%～73%，导致肾脏的储备能力下降。

5. **生殖系统** 女性于 45～50 岁时卵巢开始萎缩而出现月经失调，出现围绝经期的表现，如面部潮红、头痛、发热、手麻、出汗、情绪不稳定和血压升高等，一般为时 2 年，症状可自然消失，少数患者需要治疗。此后，月经完全停止，生育能力丧失，进入绝经期。男性进入 40 岁以后，睾丸的功能便开始减退，在 55～65 岁也可能出现男性更年期的表现，但症状较女性轻，发生率也较低。

6. **中枢神经系统** 随着年龄的增加，中枢神经系统发生的主要改变是脑的萎缩及动脉硬化。但是，人脑有很大的潜力，大脑皮质的神经细胞达 140 亿之多，即使到 70～80 岁，死去的神经细胞仍然只占很小一部分，因此中年仍是创造性思维的"黄金时代"，此时期的中年人在智力活动和创造性思维上有很大优势，能为人类做出更多的贡献。

7. **其他感官** 中年以后各种感觉器官的功能均开始衰退。例如，视力逐渐减弱，听力和嗅觉在 50 岁以后开始下降，皮肤触觉在 55 岁以后灵敏性降低。

（二）心理社会特点

1. 智力发展成熟　中年时期，智力的发展和知识的积累都达到了较高的水平，认知方面发展为更善于联想，更善于进行推理性判断，有独立的见解和独立解决问题的能力，是发挥创造力、做出成就及创造财富的阶段。

2. 个性稳定，意志坚定　中年人能够正确认识自己，给自己准确定位，了解自己的能力和所处的社会地位，善于调节自己的心态，在调节个人活动方面更为自觉和妥当，坚定信念，以自己独特的方式建立稳定的人际及社会关系，并顺利完成自己追求的人生目标。中年人心理上的总特点是成熟稳重，社会容忍力较强。但随着年龄的增长，心理特征也有所变化。在中年前期，知识和能力仍处于积累上升的阶段，因此在思想、情绪、理智、行为及事业上都比较稳定专一，积极向上，表现出稳定"不惑"的特点。到中年后期，由于生理上的衰退，表现在对事物的好奇心和兴趣不如年轻人，社会角色转换相对较困难，所以在心理上逐渐产生一种求稳怕变的趋势，遇事瞻前顾后，患得患失，唯恐失去已经取得的成就，易形成角色紧张。

3. 情绪稳定，情感成熟　中年人的情绪趋于稳定状态，内在体验不易形之于色，能够控制情绪，不再像青少年时期容易激动和冲动，看待事物从青年期的理想、冲动转入现实、冷静，人格趋于不断完善。情感方面进一步成熟丰富，为了自己的家庭努力奋斗，承担着家里的重要角色。

4. 发展任务　在"爱"的基础上，稳步发展作为社会骨干的"亲和力"，通过履行扶老携幼、承前启后的世代责任，达到"四十不惑"。

二 中年人常见的问题与需求

1. 不良的生活习惯　如大量吸烟、过度饮酒、熬夜等不良生活习惯会逐渐影响中年人的身体健康。

2. 职业压力和心理压力　经过努力奋斗，中年人在工作单位晋升到中层管理岗位，由于处在上下级的中间位置，更易陷入左右为难的境况。过度的工作容易产生疲劳，导致劳动能力和工作效率下降，机体抵抗力和免疫力降低而引起疾病。他们常因工作、生活压力过大、过多而应对不良，心有余而力不足，严重者会患抑郁症，甚至有自杀行为。

3. 家庭危机　中年夫妻在情感上也处于第二危机时期。婚后双方将精力投入到生养、教育和培养子女方面，无暇顾及各自的想法；如今子女长大成人趋于独立，这给父母带来很大的自由空间，于是夫妻开始把注意力转向自己，重新审视自己的发展机会，经济条件的改善为中年夫妻提供了更多发展、提高、改变的可能性，但也使他们更容易面临压力与诱惑。中年夫妻在生理、心理、人生观、价值观及生活方式上易产生冲突及隔阂，若处理不好会发展到离婚。

三 中年人的保健与护理措施

（一）中年人的生理保健护理

1. 合理膳食，适当的能量摄取　营养是人们赖以生存不可缺少的物质，一些中年期的常见病、多发病，如高血压、高脂血症、心脑血管疾病等的发生均与饮食和生活方式有着密切的关系，而这些疾病的发病往往是在中年后期。中年人由于自身活动量的减少和代谢的降低，摄入的热量应适当减少，适度地摄取糖类、脂肪类、蛋白质类食物，以防热量摄入过多而导致身体肥胖，为此社区护士应当重视从生活的角度对中年人进行饮食指导。

（1）适当的能量（热量）：能量的摄取主要取决于性别、身高、年龄及平时的活动强度。指导中年人如何了解每日热量摄入的状况，嘱其不要边看电视边吃东西，嘱其进餐速度不宜太快等行为，做到有针对性的指导。

（2）控制脂肪和食盐的摄取：近年来，高脂血症（分为高胆固醇血症和高三酰甘油血症）患者增多，其原因与遗传性因素、糖尿病、肝脏病变等继发性因素、糖和脂肪摄取过多而运动量过少等有关。高脂血症可以加速动脉硬化的形成，而动脉硬化是导致心脏病的因素之一，因此限制脂肪的摄取是预防心脑血管病的关键。社区护士有必要对居民进行摄取适量脂肪的指导。此外，高盐饮食是高血压的高危因素之一，因此我们每日摄取的食盐要限量，最好在 10g 以下，这样可以预防高血压和脑卒中的发生。

2. 工作与休息　中年人是家庭和工作单位的主力，他们在工作时既有受伤的危险，又有患疾病的风险。因此要注意劳逸结合，要合理安排作息时间，拥有充足的睡眠与休息，保持情绪稳定，心情舒畅是保证中年人维持健康的重要因素。

3. 合理的运动　随着现代交通工具的发达、体力劳动的减少，导致现代人的生活出现运动不足。中年期由于运动减少会导致其肥胖、高血压、糖尿病、冠心病等发病率升高。运动是去除以上患病因素和解除压力的最好办法。

运动分为有氧运动和无氧运动。有氧运动是指长时间、大量补氧的全身运动，如竞走、交际舞、游泳、网球、长跑等。通过有氧运动可以增加全身持久力，消耗体内的糖原和脂肪，减缓静息状态下的心率并使心肌收缩力增强，促进血液循环，可以起到预防动脉硬化和血栓形成的作用。90%的有氧运动是产生在运动 10 分钟之后，所以平时应该至少坚持 20 分钟以上的有氧运动。无氧运动是指肌肉在"缺氧"的状态下进行高速剧烈的运动。无氧运动大部分是负荷强度高、瞬间性强的运动，不能长时间持续进行。

4. 纠正不良行为习惯

（1）吸烟：中年人吸烟者占全部吸烟者的 1/4 左右。长期大量吸烟可导致肺气肿、慢性支气管炎等慢性阻塞性肺疾病的患病率增高。这主要是与烟中焦油、尼古丁和亚硝酸等有害物质刺激支气管黏膜，破坏呼吸器官的天然防御能力，降低机体免疫力等有关。社区护士应该指导患者减少吸烟和戒烟。

（2）饮酒：经调查显示少量饮酒能延长人的平均寿命，但是长期大量饮酒会给人体带来不可估量的危害。长期大量饮酒可以导致脂肪肝，最后由慢性肝炎进展至肝硬化而死亡。此外饮酒会增高三酰甘油，从而使心脑血管疾病的发生率增高。因此应该指导中年人适度饮酒，切不可大量饮酒。

（二）中年人的心理保健护理

由于面对的问题复杂而繁多，中年人承受着来自许多方面的压力。社区护士应指导中年人正确应对压力，调节好自己的心态从而起到预防疾病和增进健康的目的。调节自己的心理方法：正确认识自己，努力寻找压力的根源，才能以最好的心态应对压力。最好是建设性地应对，坦然面对现实，改变不良的生活习惯，进行轻松的户外活动，加强个人修养，保持积极进取、乐观的人生态度等；用适当的方式来发泄自己的心理压力，如倾诉法、音乐疗法、活动转移法等来调节自己的情绪；创造良好的家庭环境，给予中年人充分的关心和照顾，减轻生活压力。鼓励中年人扩大人际交往，多参加社会活动和朋友聚餐，培养广泛的兴趣和爱好。

（三）职业和婚姻保健

在紧张的工作生活中，注意精神保健及压力的调节，加强工作团队中成员的有效沟通，共同营造安全、舒适、和谐的工作环境。在家庭生活中，夫妻双方应该及时沟通，增进夫妻间的交流与理解，及时感知对方的需求和变化，仍需要向对方表达爱意，进一步使爱情保鲜，提高婚姻质量。

第5节　社区老年人的健康保健与护理

● 案例 9-2

李某，79岁。近1个月来，李某有时会一边说"回家"，一边就要出门，对家人的解释置之不理，经常出现答非所问，记忆下降等症状，家人十分困惑，向社区卫生服务中心护士求助。

问题： 1. 李某可能存在何种问题？

　　　 2. 护士对李某的问题该如何进行预防及护理？

老年是生命中的一个重要阶段，衰老是人生命过程中必经的阶段，也是人体对外环境适应能力减退、生物效应力降低、活动能力减弱等系统生理功能和代谢功能下降的过程，并存在个体差异，因此很难确定个体进入老年的时间，人们通常用年龄来划分。按照 WHO 提出的老年人的年龄标准，发达国家65岁以上的人群为老年人，发展中国家60岁以上人群为老年人；而我国属于发展中国家，故把60岁以上的人群称为老年人。

一　老年人的特点

（一）老年人生理变化特点

1. 体形外表改变　身高下降、头发变白、皮肤出现皱纹，牙龈组织萎缩，牙齿松动脱落。

2. 感觉系统变化　视力下降，嗅觉、味觉减退，听力下降，皮肤感觉减退。

3. 器官功能变化　循环系统：心排血量减少；中枢神经系统：脑组织萎缩、记忆力下降；呼吸系统：气体交换功能下降；消化系统：消化功能下降；骨骼系统：骨质疏松，骨质增生；泌尿系统：膀胱排空能力下降；生殖系统：性功能减退。

（二）老年人心理变化特点

1. 认识能力低下　老年人身体机能在逐渐衰退，大脑功能也在发生变化，中枢神经系统递质的合成和代谢相应减弱，导致感觉能力降低，注意力不集中，反应迟钝等。老年人接收和学习新知识及新事物的能力不如年轻人，记忆力减退，协调性差，反应迟缓，行动笨拙。

2. 孤独和依赖　孤独是指老年人不能自觉地适应周围环境，缺乏、减少与人进行有意义的沟通和感情交流。孤独心理最易导致忧郁症，长期忧郁就会让人感到焦虑不安，心神不定。依赖是指老人做事信心不足，感情脆弱，犹豫不决，被动顺从，事事都想依赖别人去做，行动依靠别人决定。长期的依赖心理，就会导致情绪不稳，感觉退化。

3. 情绪不稳定　老年人情感不稳定，易伤感，易激怒，常和小孩儿心理一样，发小脾气，而发火之后又常常感到这不是自己以前的性格，会产生懊悔心理。

4. 睡眠障碍　老年人由于大脑皮质兴奋和抑制能力降低，造成睡眠减少、入睡困难、睡眠浅、多梦、早醒等睡眠障碍。

社区老年人常见的身心健康问题及需求

（一）离退休综合征

离退休综合征是指老年人由于退休后不能适应新的社会角色、生活方式的变化、生活环境等出现的焦虑、抑郁、悲哀等消极情绪，而产生一种适应性的心理障碍，这种心理障碍往往会引发其他生理疾病，影响老年人的身体健康。

1. 临床表现　老年人可表现为坐卧不安、犹豫不决、行为重复等，常由于注意力不集中而做错事；性格也会发生明显变化，如容易急躁，莫名其妙发脾气多疑等。

2. 预防措施

（1）调整心态，顺应规律：离退休后，老年人应该再次充分利用自己的闲暇时间去享受其他业余爱好。如果老年人拥有壮健的体格、较旺盛的精力，可以积极寻找机会，做一些力所能及的工作，在享受天伦之乐的同时，也使自己在精神上有所寄托。

（2）生活自律，保健身体：老年人的生活起居应有规律，可以制定切实可行的作息时间表，早睡早起，按时休息，适时活动，养成良好的饮食卫生习惯，戒除有害于健康的不良嗜好，建立、适应一种新的生活节奏和方式。

（二）老年痴呆症

老年痴呆症是指在没有意识障碍的状态下，记忆、分析判断、思维、情绪、视空间辨认等方面出现了持续性高级神经功能活动障碍，多见于 50 岁以上的老人，但 50 岁之前也可能患病。

1. 临床表现　可出现学习的能力降低、注意力不集中、记忆从近期记忆力减退开始，远期记忆力减退在后。认知力、判断力、推理能力、计算力、思维力、理解力、综合能力等均减退。智力减退后，老年人易出现人格的改变，如自私、急躁易怒、不理智、多疑等，随着病情的发展，患者逐渐变得不认识身边的亲人，不能回答自己的姓名、年龄，出门不识路等。病程后期会出现生活不能自理，大小便失禁，口齿不清等表现。

2. 预防措施

（1）加强锻炼，调整心理，保持良好的心态：预防老年痴呆症可采用慢跑、跳广场舞、爬山、打太极等锻炼方式。起居饮食要有规律，鼓励老年人多参加社会活动，有利于维持大脑的兴奋状态，可防止精神衰退，降低老年痴呆症的发生。

（2）生活应该有情调：饮食上要定时定量，不能暴饮暴食，多食用高蛋白、高热量、高维生素的食物。保证每天正常的饮水量，并且要戒烟戒酒。老年人一定要保持乐观，多接受来自外面的有益刺激，以延缓大脑的老化，如读书、听音乐、看报、下棋等。老年人还应该多与他人沟通、交流，保持良好的人际关系。

 老年人的健康保健与护理

（一）老年人的生理保健护理

1. 合理营养　饮食与营养是维持生命的基本要素，也是促进健康的基本手段，因此，老年人合理膳食可以预防多种疾病，以维持老年人的健康。老年人容易发生"钙代谢"负平衡，尤其是绝经后的女性，由于内分泌功能和雌激素水平的降低，使人体内蛋白质合成减少，骨吸收增加，骨基质减少而导致骨质疏松，因此，老年人应适当增加含钙丰富的食物，如豆类、豆制品及奶制品。同时为老年人提供一定量的维生素，不仅可以增加老年人骨的强度，还可增强其抵抗力。老年人多患有血管硬化、高血脂、骨质疏松等病症，因此应指导他们多食低盐、低脂、低胆固醇、高钙、高蛋白、高维生素等食物。此外老年人腺体分泌减少、消化能力降低，应指导他们养成良好的进食习惯，如每日定时定量进食、细嚼慢咽、荤素搭配、切记勿暴饮暴食和偏食、不食过冷过热的食物，鼓励多饮水，鼓励适当增加水果、蔬菜及含纤维素丰富的食物，有利于保持大便通畅。

2. 坚持锻炼　运动与机体的新陈代谢、生化反应、生理活动等密切相关，同时运动有助于促进老年人生理、心理功能，提高机体抵抗力、免疫力和生活质量，促进老年人健康和长寿。因此应该为老年人创造安静、舒适、愉悦的生活环境，指导他们选择温和、活动强度适中的运动，如散步、太极拳、慢跑、做操、做家务、广场舞或其他个人喜好的娱乐活动等。切忌运动量过大、过猛而致肌肉损伤或跌倒。

3. 注意休息，预防失眠　社区护士应耐心听取老年人的主诉，了解引起失眠的原因及其常用的应对方式，鼓励老年人适当进行锻炼，使白天的生活内容变得充实，临睡前避免饱餐、饮用浓茶、咖啡等饮料，入睡前限制水分的摄入，提高睡眠的质量。当然应该保证睡眠环境的安静、舒适，避免光线、噪声的干扰。

（二）老年人的心理保健护理

社区护士应了解和尊重老年人的心理变化及需求，及时给予安慰、支持和关心，尽最大力量去满足其需求；帮助老年人科学、合理地安排生活，培养新兴趣，学习新知识，来充实生活；鼓励老年人积极参加社会活动，多与人进行沟通和交往，创造一个温馨、和睦的家庭环境，与他人建立一种和谐的人际关系。

链接

老年综合征

"老年综合征"一词在老年医学领域的使用，起源于 1957 年一篇在 *Journal of the American Geriatrics Society* 上刊登的、以 "Geriatric syndrome" 为题目的论文。在老年医学中，老年综合征根据问题或症状出现的时期分为三个阶段，问题共有 50 余种，其定义尚未完全确立。Inouye 等提议将"老年综合征定义为不能进行明确的疾病分类，老年人共有的虚弱、跌倒、尿失禁、谵妄、头晕、晕厥等健康问题症候群"。国内有学者提出"老年综合征是指老年人由多种疾病或多种原因造成的一组临床表现或问题症候群，包括跌倒、痴呆、尿失禁、疼痛、失眠、谵妄、头晕、晕厥、抑郁症、药物乱用和老年帕金森病等"。老年综合征严重影响老年人的身心健康，其相关护理内容已列入 2006 年美国危重症护理及危重症急救护理的核心课程。

目标检测

A₁ 型题

1. 脊髓灰质炎混合疫苗在 1 岁以内应服用几次（　　）
   A. 1 次　　　　B. 2 次　　　　C. 3 次
   D. 4 次　　　　E. 5 次

2. 有关新生儿脐带护理的措施，错误的是（　　）
   A. 体检后用 75%乙醇揩净脐带残端和脐带处

   B. 出生后 2 小时内注意观察有无出血
   C. 正常情况下脐带于出生后 1～2 天脱落
   D. 若脐部分泌物有臭味，注意抗炎治疗
   E. 保持脐部清洁干燥，防止发生脐炎

3. 臀红用红外线或灯泡照射时，灯泡距离臀部患处距离为（　　）
   A. 15cm　　　　B. 20cm　　　　C. 25cm

D. 35cm　　　　E. 45cm

4. 急性白血病引起出血的最主要原因是
（　　）
   A. 血小板减少　　B. 小血管破裂
   C. 血管内凝血　　D. 纤溶功能亢进
   E. 毛细血管通透性增加

5. 口服铁剂治疗营养性缺铁性贫血时，哪项
不妥（　　）
   A. 宜在两餐之间服用
   B. 同时给予含铁丰富的食物
   C. 用稀牛奶送服
   D. 与胃蛋白酶剂同服
   E. 贫血纠正继服铁

6. 佝偻病活动初期的主要表现是（　　）
   A. 方颅　　　　　B. 肋骨串珠
   C. 出牙延迟　　　D. 肌张力低下
   E. 易激惹、多汗

7. 关于营养性缺铁性贫血的病因，下列提法
不妥的是（　　）
   A. 先天储铁不足　　B. 铁的摄入不足
   C. 铁需要量增加　　D. 红细胞破坏过多
   E. 铁的丢失过多

8. 左向右分流型先天性心脏病有（　　）
   A. 右位心　　　　B. 主动脉狭窄
   C. 肺动脉狭窄　　D. 法洛四联症
   E. 室间隔缺损

9. 新生儿生理性体重下降一般不超过（　　）
   A. 3%　　　B. 4%　　　C. 6%
   D. 8%　　　E. 10%

10. 影响小儿生长发育最基本的因素包括
（　　）
   A. 生长发育个体差异
   B. 神经系统发育早晚
   C. 遗传和环境影响
   D. 生长发育顺序不同
   E. 生殖系统发育早晚

11. 我国规定中年早期的年龄段是（　　）
   A. 35～44 岁　　　B. 36～46 岁
   C. 45～59 岁　　　D. 47～59 岁
   E. 60～69 岁

12. 抑郁最典型的心理特征是（　　）
   A. 食欲不振
   B. 缺乏快感

   C. 睡眠不良
   D. 丧失正常的自尊心和自信心
   E. 过度紧张

13. 青少年适应环境、形成健康人格的基本途
径是（　　）
   A. 家庭生活　　　B. 学校学习
   C. 社会实践　　　D. 人际交往
   E. 自主学习

14. 造成青少年产生自卑的原因有很多种可
能，其中最主要的一个原因是源于（　　）
   A. 挫折经历　　　B. 过强的自尊心
   C. 生理因素　　　D. 不合理认知
   E. 压力过大

15. 做好青少年心理卫生工作的基础是
（　　）
   A. 了解青少年身心发展的特点和规律
   B. 了解青少年生理发育的特点和规律
   C. 了解青少年心理发展的一般规律
   D. 了解影响青少年心理发展的因素
   E. 了解青少年的学习需求

16. 对人的发展，特别是对青少年的发展起着
主导作用的因素是（　　）
   A. 生物因素　　　B. 环境影响
   C. 主观能动性　　D. 教育因素
   E. 遗传因素

17. 按照世界卫生组织提出的老年人的年龄
标准，发达国家老年人的年龄段是（　　）
   A. 64 岁以上　　　B. 65 岁以上
   C. 66 岁以上　　　D. 67 岁以上
   E. 68 岁以上

18. 我国属于发展中国家，划分老年人的界限
是（　　）
   A. 60 岁以上　　　B. 61 岁以上
   C. 59 岁以上　　　D. 62 岁以上
   E. 63 岁以上

A₂型题

19. 一健康小儿，前囟约 2cm×2cm，开始出
牙，身长 65cm，体重 7kg，可辨认熟人和
陌生人，可独坐片刻，发出单音节，其年
龄是（　　）
   A. 1～2 个月　　　B. 3～4 个月
   C. 6 个月　　　　D. 8～9 个月
   E. 12 个月

20. 患儿，男，8 岁。因水肿入院，尿蛋白(++)，血压 16/11 kPa，头痛，头晕，初诊为急性肾小球肾炎，下述哪项处理最重要( )
    A. 无盐饮食
    B. 低蛋白饮食
    C. 利尿、消肿、降压
    D. 记录出入液量
    E. 肌内注射青霉素

21. 患儿，5 岁，自幼口唇发绀，生长发育落后，活动后喜蹲踞。今晨突然发生意识障碍，惊厥，可能发生了( )
    A. 颅内出血
    B. 化脓性脑膜炎
    C. 高血压脑病
    D. 法洛四联症脑缺氧发作
    E. 低血糖

22. 某新生儿出生后第 3 天，对其生命体征描述，错误的是( )
    A. 胸式呼吸为主
    B. 呼吸 20～40 次/分
    C. 心率 130 次/分
    D. 体温 37℃
    E. 心率较快，易受啼哭、吸吮等动作影响而波动

23. 初产妇、剖宫产，产后乳汁少，以下鼓励母乳喂养的措施中，哪项不对( )
    A. 母婴同室
    B. 多进食营养丰富的汤汁饮食
    C. 两次哺乳间给婴儿加少量糖水
    D. 增加哺乳次数
    E. 精神愉快、睡眠充足

24. 患儿，男，1 岁。多汗，睡眠不安，体检：方颅，鸡胸Ⅰ度；化验：血钙稍低，血磷明显降低，碱性磷酸酶明显增高；X 线检查：干骺端呈毛刷样，并有杯口状改变。诊断应为( )
    A. 佝偻病活动早期
    B. 佝偻病活动期
    C. 佝偻病恢复期
    D. 佝偻病后遗症期
    E. 佝偻病初期

25. 患儿，9 个月。因患肺炎而入院，入院当天病儿哭闹不停，不愿离开母亲。该病儿主要身心反应是( )
    A. 分离性焦虑
    B. 谵妄
    C. 痴呆
    D. 担心
    E. 攻击别人

26. 患儿，5 岁，1 岁时出现活动后气促、乏力，口唇及指(趾)端发绀，喜欢下蹲位，可见杵状指。首先应考虑的疾病是( )
    A. 室间隔缺损
    B. 房间隔缺损
    C. 动脉导管未闭
    D. 法洛四联症
    E. 风湿性心脏病

27. 某新生儿出生后第 3 天，对其生命体征描述，错误的是( )
    A. 呼吸 20～40 次/分
    B. 心率 130 次/分
    C. 体温 37℃
    D. 胸式呼吸为主
    E. 心率较快，易受啼哭、吸吮等动作影响而波动

28. 某产妇，于 6 小时前顺产一正常女婴，对婴儿提供护理措施，错误的是( )
    A. 入室后了解 Apgar 评分情况
    B. 重度窒息者应重点护理
    C. 必须采取保暖措施
    D. 密切观察呼吸和面色
    E. 以仰卧位最好

29. 患儿，4 个月。腹泻 3 天，水样便，眼窝凹陷，皮肤弹性略差，适宜的治疗应为( )
    A. 禁食
    B. 停止母乳喂养
    C. 无论何种病原，大量使用抗生素
    D. 及时补液，控制脱水
    E. 给予升压药，防止血压过低

30. 新生儿可从母体获得，但 3～5 个月后逐渐消失的抗体是( )
    A. 免疫细胞
    B. 补体
    C. IgG
    D. IgM
    E. IgA

（任素琴 薛成芳）

第十章 社区慢性非传染性疾病的保健与护理

随着社会经济的发展和人们生活方式的转变，以及人口老龄化的影响，我国居民慢性病患病率不断增加，呈现出高患病率、低治愈率的态势，严重影响了患者生活质量。慢性病不能仅仅依赖于医院治疗，更要注重社区的管理和预防。转变医学模式，充分发挥社区服务的优势，对增强人们预防疾病和自我保健意识、改善慢性病患者的健康状况、提高患者的生活质量具有积极作用。

第1节 慢性非传染性疾病概述

一 慢性病的概念与特点

（一）慢性病的概念

慢性非传染性疾病（noninfectious chronic disease，NCD），简称慢性病，是一类起病隐匿、病程长且病情迁延不愈，缺乏明确的传染性生物病因证据、病因复杂或病因未完全确认的疾病的概括性总称。社区常见慢性病有恶性肿瘤、心脑血管疾病（冠心病、高血压、脑卒中等）、糖尿病及慢性阻塞性肺疾病（COPD），它们位居我国死亡率前五位。

（二）慢性病的特点

1. 一果多因，一因多果，一体多病　一果多因指一种慢性病可以由多种因素共同作用而导致。一因多果指同一个病因（如吸烟、饮酒、静坐生活方式、不合理膳食、肥胖等）可导致多种疾病，如不合理膳食可致心脑血管疾病、恶性肿瘤、糖尿病等。一体多病指一个患者常患多种慢性病，因慢性病具有共同的危险因素，而且一种疾病往往会导致另一疾病的发生，两者相互联系。

2. 发病隐匿，潜伏期长　慢性病的早期症状往往比较轻而易被忽视，慢性病在病因的长期作用下，器官损伤逐步积累，直至急性发作或者症状较为严重时才被发现。

3. 病程长　大多数慢性病的病程长，甚至是终生患病。

4. 可预防　通过对环境、生活方式等可改变因素的干预能预防发病或减缓病情发展。

5. 不可治愈　大多数慢性病的病因复杂或不明，故无法进行病因治疗，主要是对症治疗，以减轻症状，预防伤残和并发症。

6. 对生活质量影响大　因病程长，不可治愈，而且同时患多种慢性病，对患者的生活质量影响较大。

 慢性病的分类

根据慢性病对患者产生影响程度的不同，将慢性病分为三类：致命性慢性病、可能威胁生命的慢性病和非致命性慢性病。每类慢性病又按起病情况分为急发性和渐进性两种。

（一）致命性慢性病

1. 急发性　包括急性血癌、胰腺癌、乳腺癌转移、恶性黑色素瘤、肺癌、肝癌等。

2. 渐进性　包括肺癌转移中枢神经系统、后天免疫不全综合征、骨髓衰竭、肌萎缩性侧索硬化等。

（二）可能威胁生命的慢性病

1. 急发性　包括血友病、镰状细胞贫血、脑卒中、心肌梗死等。

2. 渐进性　肺气肿、慢性酒精中毒、老年性痴呆、慢性肾衰竭、胰岛素依赖型成人糖尿病、硬皮病等。

（三）非致命性慢性病

1. 急发性　包括痛风、支气管哮喘、偏头痛、胆结石、季节性过敏等。

2. 渐进性　包括帕金森病、风湿性关节炎、慢性支气管炎、骨关节炎、胃溃疡、高血压、青光眼等。

 慢性病的危险因素

慢性病的种类很多，发生的原因也相当复杂。常见的慢性病危险因素有以下几个方面。

（一）不良的生活方式

1. 不合理的膳食　具体表现为饮食结构不合理、烹饪方法不当、不良饮食习惯等。膳食结构不合理包括高盐、高胆固醇、高热量饮食、低纤维素饮食；不当烹饪方法如腌制和烟熏等；不良饮食习惯可体现为进食时间无规律、暴饮暴食等。

（1）高胆固醇、高动物脂肪饮食：机体血液中的胆固醇与动脉硬化的发生有着密切的关系。喜食动物内脏、肉类、甜食及饮酒过量的人，其体内的胆固醇和脂肪会较高。当体内胆固醇的含量超过机体需要时，过量的胆固醇和中性脂肪在血管壁中存积，使血管内膜增厚变窄，造成血液流动受阻。当组织因血液无法流通时可引起局部细胞死亡。

（2）高盐饮食：摄入过多食盐可引起高血压。食盐中的钠离子在体内贮积时，能聚集水分，造成水钠潴留；还能促进血管收缩，使血压升高。两者相互影响，血管不断呈现紧张状态，末梢动脉管壁的阻力增大，水钠潴留增加了全身的循环血量，结果进一步促使血压升高。

（3）刺激性饮食：咖啡及茶叶中含有咖啡因，能刺激交感神经引起动脉硬化，还会直接作用于心脏，使血压上升、心率加快。

（4）不良饮食习惯：因烟熏和腌制的食物中含有较高的亚硝胺类致癌物质，长期食用烟熏和腌制的鱼肉、咸菜，可导致癌症的发生，尤其与胃癌的发病密切相关。每日进食时间无规律、暴饮暴食等，可破坏胃黏膜的保护屏障，导致胃炎、胃溃疡、胃癌的发生；蔬菜、粗粮摄入过少，食物过于精细，可引起肠道疾病如痔疮、肠癌等。

2. 缺乏身体活动　运动可以加快血液循环，增加肺活量，促进机体新陈代谢，增加心肌收缩力，维持各器官的健康。但由于现代生活节奏快和交通工具便利，人们常常以车代步，活动范围小，运动量不足。调查显示：人群中 11%～24%属于静坐生活方式，31%～51%体力活动不足，大多数情况下每天活动不足 30 分钟。缺乏运动是造成超重和肥胖的重要原因，也是许多慢性的危险因素。

3. 使用烟草　吸烟是恶性肿瘤、慢性阻塞性肺疾病、冠心病、脑卒中等慢性病的重要危险因素；吸烟者心脑血管疾病的发病率要比不吸烟者高 2～3 倍；吸烟量越大、吸烟起始年龄越小、吸烟史越长，对身体的损害越大。WHO 将烟草流行作为全球最严重的公共卫生问题列入重点控制领域。

4. 酗酒　长期过度饮酒，易引起维生素缺乏和营养不良，加速动脉硬化与高血压的形成，诱发心肌梗死与脑出血；同时酒精能促使中性脂肪的合成旺盛，除引起动脉硬化外，还会大量沉积于肝脏中，降低肝脏的解毒功能，甚至造成肝硬化，另外还有可能增加咽喉、口腔、食管等器官癌变的发生率。

（二）自然环境与社会环境

自然环境中空气污染、噪声污染、水源土壤污染等都与恶性肿瘤或肺部疾病等慢性病的发生密切相关。社会环境中健全的社会组织、教育程度的普及、医疗保健服务体系等都会影响人群的健康水平。

（三）个人的遗传和生物以及家庭因素

慢性病可以发生于任何年龄，但发生的比例与年龄成正比。年龄越大，机体器官功能老化越明显，发生慢性病的概率也越大。家庭对个体健康行为和生活方式的影响较大，许多慢性病，如高血压、糖尿病、乳腺癌、消化性溃疡、精神分裂症、动脉粥样硬化性心脏病等有家族倾向，这可能与遗传因素或家庭共同的生活习惯有关。

（四）精神心理因素

生活及工作压力会引起紧张、焦虑、恐惧、失眠甚至精神失常。长期处于精神压力下，可使血压升高、血中胆固醇增加，还会降低机体的免疫功能，增加慢性病发病的可能。

四　慢性病对社区人群健康的影响

慢性病对患者的影响不仅仅局限于身体功能的损害，而且涉及患者的方方面面，包括身体、心理、社会、经济。患者的家庭、家属、照顾者也会受到不同程度的影响。

（一）慢性病对个体的影响

1. 对生理功能及自理能力的影响　慢性病患者的身体抵抗力低下，容易发生感染及其他并发症；慢性病患者常由于多种原因而出现食欲减退，使患者出现因蛋白质、铁、钙等营养素缺乏而引起的营养不良表现；慢性病可影响排泄功能，使患者出现便秘、尿失禁、尿潴留等问题；排泄功能障碍又可使患者容易发生压疮或感染；慢性病患者由于长期缺乏运动及锻炼，会产生关节挛缩变形、骨质疏松、肌肉失用性萎缩、泌尿道结石、循环系统功能障碍、直立性低血压、坠积性肺炎等生理功能障碍。同时由于慢性病造成的永久性病理损害可影响患者的自理能力。

2. 对心理方面的影响　慢性病不仅给患者造成身体上的损伤，更带来心理上的冲击，几乎所有的慢性病都会造成患者心理上不同程度的压力。由于慢性病的影响，尤其是当疾病造成身体功能障碍时，患者可出现忧郁感和无力感。其他常见的心理及行为反应有失落感及失控感、隔离感、依赖性增加及行为幼稚、情绪不稳定等。由于慢性病对患者产生多方面的影响，需要患者进行生活方式或生活型态的调整，以适应慢性病的病程或疾病所带来的变化。

3. 对工作职业的影响　慢性病可能使患者的生活方式发生一定程度的改变，必将对患者的工作性质、工作时间、工作责任等方面产生影响。如果患者在身体上和心理上的适应良好则可继续工作，否则需要患者调换工作，甚至不能继续工作而提前退休。对于工作顺利、事业成功者，职业的影响可使患者产生悲观厌世的心理。

4. 对社交活动的影响　慢性病可能影响患者对社交活动的参与，造成社交生活的隔离。由于慢性病患者身体衰弱，出现慢性病病容或病态，特别是当身体有残障时，患者不愿意将自己身体的残缺暴露出来，而拒绝参加社会活动，导致性格孤僻、情绪低落，甚至丧失生活的信心。

（二）慢性病对家庭的影响

1. 增加家庭成员的心理压力　慢性病给整个家庭带来压力。通常家庭成员会经历一个哀伤的过程，有时还伴随着一些罪恶感和对患者的歉疚感；有时由于家人过度地补偿患者而助长患者的依赖行为；也有家人对患者的依赖行为不理解又无法了解患者的真正需要而产生厌烦的现象。由于患者的痛苦、对患者的照顾及经济等方面的问题，会使家庭成员对患病后的亲人出现内疚、焦虑不安、否认、退缩、愤怒等心理反应。

2. 家庭成员需角色调整与适应　在日常生活中，每个人在家庭中都承担着一定的角色，疾病势必会影响患者的家庭角色。急发性慢性病要求患者家属在短时间内适应疾病所带来的角色变化，可使家庭成员出现角色冲突等问题。由于慢性病患者身体功能的改变使家人彼此间的期待发生变化，需要家庭成员角色的重新调整及适应，以承担患者的照顾及代替患者以往所承担的家庭角色，否则可能造成家庭原有和谐关系的破坏，出现家庭适应困难或家庭问题。

3. 影响家庭的收入和支出　慢性病患者需要长期的治疗和休养，医疗护理费用的支付具有长期性，疾病影响患者的工作职业而使收入减少，如果家庭成员参与照顾患者也可能影响收入。加之患者的营养需要及各种医疗护理器械的购入，都会给家庭带来沉重的经济负担，甚至使患者的家庭陷入贫困。

（三）慢性病对社会的影响

1. 社会负担加重　慢性病患者工作能力的衰退和生活自理能力的下降，从整体上降低了社会工作效率。随着家庭结构的变化，传统大家庭逐渐被核心家庭所代替，对患者照顾更多地依赖社会，加重了社会负担。

2. 需要完善医疗保险制度和福利保障体系　由于慢性病患者需要终身性地进行疾病治疗，医疗费用不断上涨，使得慢性病患者对社会医疗保健制度的完善和社会互助措施等福利保障体系的需求更为迫切。

3. 对社会经济发展造成重大威胁　吸烟、酗酒、不健康饮食及缺乏锻炼是造成慢性疾病的主要原因。统计数据表明，中国有 3.5 亿烟民，另有 7.4 亿人受二手烟危害，中国 40% 的人群体重超标或者肥胖，50% 的人酗酒或者饮酒过量，90% 缺乏正常的体育锻炼，这导致中国慢性疾病的发生率越来越高。1993～2005 年，整个社会用于慢性疾病防控的费用增长了 9 倍多，而同时期中国国内生产总值只增长了 4 倍多。目前，用于治疗慢性疾病的直接和间接费用相当于中国国内生产总值的 8%。

第2节　常见慢性非传染性疾病的保健与护理

一 高血压
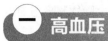

● 案例10-1

　　患者，男，55岁，部门高管。5年前因头痛、耳鸣、睡眠差就诊，经医生确诊为轻度高血压。但并未引起患者重视。患者平时工作压力大，应酬多，经常喝酒，运动少，吸烟10年，喜食咸食。最近，自感之前症状明显加重，出现视物模糊，稍一活动即感心悸、急促，为此焦虑不安，故前来社区卫生服务站就诊。体检：体温37℃，脉搏120次/分，血压180/140mmHg，呼吸22次/分，心律齐。

　　问题：1. 该患者发病的主要危险因素有哪些？
　　　　　2. 社区护士应如何对该患者进行社区保健与护理？

　　高血压（hypertension）是以体循环动脉压[收缩压和（或）舒张压]持续升高为主要表现的一种常见病、多发病。90%～95%的高血压患者找不到明确的病因，是多种因素相互作用、相互影响的多因性疾病，故称为原发性高血压，又称为高血压病。仅有5%～10%的高血压是肾、神经系统、内分泌系统等疾病引起，称为继发性高血压。高血压是多种心、脑血管疾病的重要病因和危险因素。在世界许多国家，高血压都是造成残疾和死亡的主要原因之一，严重危害社区居民的健康。因此高血压被认为是一种危害社区居民健康最严重的疾病，被列为国家社区慢性病管理和预防的重点疾病。

（一）流行病学特点

　　高血压是独立的疾病，也是我国最常见的血管性疾病，被称为"第一杀手"。我国高血压的流行病学特点呈现"三高三低"，即患病率高、致残率高、病死率高、知晓率低、治疗率低、控制率低。根据2002年调查的成人高血压患病率（18.80%）和2006年我国人口的数量与结构，估算我国目前约有2亿高血压患者，约占全球高血压患者总人数的1/5。我国高血压的患病率和流行存在地区、城乡和民族差异，北方高于南方，东部高于西部，城市高于农村，高原少数民族地区患病率较高。随着血压水平升高，人群心、脑血管疾病发病危险持续增加，是导致高血压患者致残的主要原因。经过全社会的共同努力，高血压的知晓率、治疗率和控制率有明显提高，但是仍然处于较差水平，这势必会引起高血压患者发生心、脑血管疾病的风险增加。

（二）危险因素

　　1. 不可改变危险因素　遗传、年龄和性别是高血压不可改变的危险因素。高血压的发病以多基因遗传为主，有较明显的家族聚集性。父母均有高血压者，其子女的发病率高达46%，60%的高血压患者可询问到有高血压家族史。高血压发病的危险度随年龄而升高，男性发病率高于女性，但60岁以后性别差异缩小。

　　2. 可改变的行为危险因素

　　（1）膳食高钠低钾：人群中，钠盐的摄入量与血压水平和高血压患病率呈正相关，而钾盐摄入量与血压水平呈负相关。人群平均每人每天摄入食盐增加2g，收缩压和舒张压分别升高2.0mmHg和1.2mmHg。而保持足量的钾盐摄入可降低血压，也降低心血管疾病的发病率和死亡率。高钠低钾膳食是导致我国大多数高血压患者发病的主要危险因素之一。

　　（2）超重和肥胖：是高血压发病的主要危险因素之一，同时也是其他多种慢性病的独立危险因素。身体脂肪含量与血压水平呈正相关,体质指数(body mass index,BMI)与血压水平呈正相关。

(3)饮酒:长期过量饮酒也是高血压发病的危险因素,人群高血压患病率随饮酒量增加而升高。国内研究表明,饮白酒每日增加100g,患高血压的危险性增高19%~26%。

(4)精神应激:体力活动少、精神紧张度高、长期受视觉和声觉刺激、焦虑或抑郁者易患高血压。

(5)吸烟:是公认的心脑血管疾病发生的重要危险因素。香烟中的尼古丁可使血压一过性升高、降低服药的依从性并增加降压药物的剂量。

(6)缺少体力活动:是造成超重/肥胖的重要原因之一,它可增加高血压患者发生心血管病的危险。

(三)社区预防与管理

1. 一级预防　主要针对社区健康人群的保健管理,包括建立健康档案;通过广泛宣传,使人们认识高血压发病的危险因素,设计有针对性的干预计划;倡导以健康生活方式为主要内容的健康教育和健康促进活动,增强自我保护意识,如合理的饮食,适当的运动,戒烟酒等。

2. 二级预防　主要针对高危人群的管理。筛查和监测危险因素(如血脂、体重指数等);进行行为干预(指导戒烟、减轻体重等);定期体检(每年至少1次),以早期发现、早期诊断高血压;建立健康档案、定期随访、用药指导,进行规范化治疗和管理,预防并发症;培训社区血压监测员,为居民测量血压,并对高血压人群的血压动态变化、影响因素变化、认知情况变化、行为变化等进行监测。

3. 三级预防　主要针对高血压患者的管理。社区护士对患者及其家属进行健康教育,改变不良生活习惯,遵医嘱长期、规律服药;每周1~2次监测血压并记录,密切观察药物的不良反应和疗效;同时针对患者的具体情况给予干预,以最大限度地减低心血管病死亡率和致残率。

(四)主要的健康问题

高血压的主要危害是血压持续升高所致的重要组织器官功能损害。

1. 脑血管　头痛、头晕是高血压患者常见症状,多发生在早晨。血压急剧升高可引起脑血管痉挛,短暂的脑血管痉挛可引起一过性脑缺血,患者可出现头痛、失语、肢体瘫痪,数分钟或数天恢复;广泛而剧烈的脑血管痉挛可引起脑水肿,使颅内压增高,表现为血压显著增高,头痛剧烈,可合并呕吐、抽搐或昏迷,这种情况又称为高血压脑病。血压骤然升高还可导致脑出血,表现为发病急、头痛、失语、面瘫、呕吐、嗜睡或昏迷。严重者可出现脑血栓形成、脑出血、脑病等。

2. 心脏　患者可出现心悸、气短、踝部水肿。长期高血压可引起心脏组织结构和功能的改变,在心功能代偿期可无明显症状,当心功能失代偿时常发生左心衰竭,晚期患者可出现心律失常。合并冠心病的患者可发生心绞痛或出现心肌梗死。

3. 肾脏　长期高血压造成肾小管硬化,可导致肾功能减退。患者可出现口渴、多尿、夜尿、血尿、蛋白尿、等渗尿;晚期可出现肾衰竭,表现为氮质血症和尿毒症。

4. 眼底改变　高血压引起的眼底病变早期可见视网膜动脉痉挛,动脉变细,逐步发展至视网膜动脉狭窄,动静脉交叉压迫,眼底出血或棉絮状渗出、视神经盘水肿,视力下降。

5. 外周血管　高血压患者因外周血管病变可出现肢端发冷、间歇性跛行。

（五）保健与护理

1. 生活方式指导　对正常人群、高危人群、处于血压正常高值及所有高血压患者，不论是否接受药物治疗，均需针对危险因素进行改变不良行为和生活方式的指导。高血压患者的食盐摄入量应低于健康人群，建议每日低于 5g。超重者应注意限制热量和脂类的摄入，并增加体育锻炼。有饮酒习惯的高血压患者最好戒酒，特别是超重的高血压患者更应戒酒。此外，高血压患者生活方式指导的内容还包括合理膳食、戒烟、平衡心理、预防便秘、提高服药的依从性、规范监测血压等，并持之以恒，以达到预防和控制高血压及其他心血管疾病的发病危险。

2. 家庭用药指导　对于高血压的治疗，社区护士的主要任务是通过健康教育，提高患者和家属的遵医行为，提高患者对药物治疗的依从性，将患者血压控制在理想水平，防止血压大范围波动。社区护士应指导患者遵医嘱用药，不要随意增减剂量或更换药物，更不要随意断然停药。用药期间定期测量血压，观察药物的疗效和不良反应。

3. 血压监测指导　指导内容主要包括监测频率、血压控制目标、血压测量方法和注意事项。患者在家中应该监测以下几种情况的血压：①上午 6～10 时和下午 4～8 时：这两个时间段的血压是一天中最高的，测量这两个时段的血压可以了解血压的高峰。特别是每日清晨睡醒时，此时的血压水平可以反映服用的降压药物的降压作用能否持续到次日清晨。②服药后：在药物的降压作用达到高峰时测量。短效制剂一般在服药后 2 小时测量；中效药物一般在服药后的 2～4 小时测量；长效制剂一般在服药后 3～6 小时测量。③血压不稳定或更换治疗方案时：此时应连续测 2～4 周，掌握自身血压规律、了解新方案的疗效。高血压患者的降压目标为：①普通患者血压降至＜140/90mmHg；②年轻患者、糖尿病患者及肾病患者血压降至＜130/80mmHg；③老年人收缩压降至＜150mmHg，如能耐受，还可以进一步降低。

> **链接**
>
> **不同人群的高血压健康教育内容**
>
> | 正常人群 | 高危人群 | 已确诊的高血压患者 |
> |---|---|---|
> | 什么是高血压 | 什么是高血压 | 什么是高血压 |
> | 高血压有哪些危害 | 高血压有哪些危害 | 高血压有哪些危害 |
> | 健康生活方式 | 健康生活方式 | 健康生活方式 |
> | 定期检测血压的意义 | 定期检测血压的意义 | 定期检测血压的意义 |
> | 哪些人易得高血压 | 哪些人易得高血压 | 哪些人易得高血压 |
> | | 针对高血压危险因素进行改变不良行为、生活方式的指导 | 针对高血压危险因素进行改变不良行为、生活方式的指导 |
> | | | 什么是高血压危险分层、分级 |
> | | | 高血压治疗长期性及定期随访的重要性 |
> | | | 正确认识高血压药物治疗的疗效和不良反应 |

4. 指导患者预防和处理直立性低血压　通过健康教育让患者了解直立性低血压的表现，以及在联合用药、服首剂药物或加量时特别注意直立性低血压。指导患者预防直立性低血压的方法：避免长时间站立，尤其在服药后最初几个小时；改变姿势时动作宜缓慢；服药时间可选在平静休息时，服药后继续休息一段时间再下床活动；如在睡前服药，夜间起床排尿时应注意；避免用过热的水洗澡，更不宜大量饮酒；还应指导患者在发生直立性低血压时应采取头低足高位平卧，可抬高下肢超过头部，屈曲股部肌肉和摇动脚趾，以促进下肢血液回流。

二 糖尿病

● 案例10-2 ....

某社区一次糖尿病筛查结果发现，该社区人群空腹血糖受损和糖耐量受损的患病率较高。进一步调查发现，该社区居民以中老年人居多，大多数中年人因工作性质以静坐生活方式为主，超重和肥胖者较多；此外，该社区居民经济条件整体较好，文化程度较高。

问题： 针对该社区情况，社区护士如何开展社区糖尿病的预防与管理？
....

糖尿病（diabetes mellitus，DM）是由于胰岛素分泌缺陷和（或）作用缺陷而引起的一种代谢紊乱综合征，临床上以高血糖为主要特点，是一种慢性病、终身性疾病。久病导致多系统损害，眼、肾、神经、心脏、血管等组织的慢性进行性病变，引起功能缺陷及衰竭。重症或应激时可发生酮症酸中毒、高渗性昏迷等急性代谢紊乱。糖尿病可使患者生活质量降低、寿命缩短、病死率增高。因此，糖尿病的防治及其管理是社区卫生服务面临的重要任务。

（一）流行病学特点

糖尿病是常见病、多发病，已成为发达国家中继心血管病和肿瘤之后的第三大慢性病。据国际糖尿病联盟的最新统计显示，目前全世界有2.46亿糖尿病患者，预计到2025年将到达3.8亿。我国糖尿病发病率也正在以惊人的速度上升。2007年全国糖尿病患者人数为4000万，预计到2025年将达1亿，成为世界上糖尿病患者数仅次于印度的第二大国。我国2型糖尿病（T2DM）的发病正趋向低龄化，近年发现T2DM在儿童中的发病率升高。患病率正随着人民生活水平的提高，人口老龄化和生活方式的改变而迅速增加，糖尿病以每年1‰的速度递增，死亡率也已上升至继肿瘤、心血管疾病之后的第三位。我国糖尿病患病有地区差别，城市发病率高于农村；类型和年龄在人群中的分布显示，1型糖尿病以青少年为主，2型糖尿病以成年人多见。患病率随年龄增长而升高，女性发病高峰在60岁组，男性发病高峰则在70岁组。

（二）危险因素

1. 不可改变危险因素

（1）遗传因素：国内外报道普遍认为糖尿病有遗传易感性，表现为糖尿病有明显的家族、种族集聚现象。有糖尿病家族史者的患病率比无糖尿病家族史者高，2型糖尿病的遗传倾向更为明显。

（2）年龄：由于身体各组织老化，功能下降，胰岛素分泌不足，加之运动、饮食、健康问题积累等，糖尿病的发病率随着年龄增长而逐渐增加。

（3）先天的子宫内营养环境：子宫内营养不良可致胎儿体重不足，而低体重儿在成年后肥胖则发生糖尿病及胰岛素抵抗的机会大增。

2. 可改变危险因素

（1）后天的不良生活方式：不合理膳食，包括高热量、高脂肪、高胆固醇、高蛋白、低纤维素食物；静坐生活方式；酗酒；肥胖，尤其是中心性肥胖，又称为腹内型或内脏型肥胖，男性腰围≥85cm、女性≥80cm者患糖尿病的危险为腰围低于此界限者的2.5倍；心境不良等。

（2）生物源：病毒感染，如1型糖尿病与柯萨奇B4病毒、腮腺炎病毒、风疹病毒、EB病毒有关；有专家指出，持续性病毒感染可引起自身免疫反应，T淋巴细胞亚群的改变与2型糖尿病自身免疫致病有关。

（3）化学因素：化学毒物和某些药物，如噻嗪类利尿药、苯妥英钠可影响糖代谢并引起葡萄糖不耐受性，对这类药物敏感者可导致糖尿病。长期应用糖皮质激素可引起糖尿病。避孕药也可能与糖尿病发生有关。

3. 中间危险因素 又称为伴随疾病，如高血压、血脂异常、血黏度增高、胰岛素抵抗等。

（三）社区预防与管理

1. 一级预防 目的是纠正可控制的糖尿病危险因素，预防糖尿病的发生。通过宣传糖尿病知识，提高居民对其危害性的认识；提倡健康的生活方式，加强自我保健，有效降低危险因素；定期体检，一旦发现有糖耐量或空腹血糖异常，应及早实施干预，同时加强体检和筛查血糖，尽早发现糖尿病。

2. 二级预防 早发现无症状的糖尿病患者，确立血糖控制目标。为患者制定饮食计划、运动计划、血糖监测计划；教会患者如何检测血糖及尿糖；若患者存在可能导致并发症的危险因素，应进行并发症筛查。

3. 三级预防 目的是提高糖尿病患者的生活质量，减少糖尿病的致残率和死亡率。应督促患者定期进行肾功能、视网膜、周围神经等检查，以减少糖尿病肾病、糖尿病眼病、周围神经病变等慢性并发症的发生。

（四）主要的健康问题

1. 糖尿病的症状 典型的"三多一少"症状（即多饮、多食、多尿和体重减轻），仅见于部分患者。

2. 急性并发症

（1）低血糖：多由于进食量过少、药物剂量大、活动量过多等引起，轻者表现为心慌、大汗、无力、手抖、饥饿感等；严重者可出现意识模糊、嗜睡、抽搐、昏迷甚至死亡。

（2）糖尿病酮症酸中毒：是糖尿病的一种严重急性并发症，主要表现为糖尿病症状加重，出现极度口渴、多尿伴恶心、呕吐、头晕、头痛、烦躁等症状，血糖＞16.7mmol/L，尿酮体+～++++，如果没有及时得到控制，病情将进一步恶化，重者可出现神志不清、昏迷，常见于 1型糖尿病患者，2 型糖尿病如代谢控制差、伴有严重应激时亦可发生。

3. 慢性器官功能障碍表现 患者可因眼、肾、神经、心血管等并发症或伴发症的器官功能不全表现就诊。糖尿病的慢性并发症分为大血管病变和微血管病变两大类。前者主要累及大、中血管引起冠心病、脑血管病、肾动脉硬化、下肢动脉硬化等；后者主要累及微血管引起糖尿病肾病、视网膜病变和神经病变等。慢性并发症是糖尿病最主要的致残和致死原因。心脑血管疾病是 2 型糖尿病患者的主要死因，肾衰竭是 1 型糖尿病患者的主要死因。另外，继发于神经病变、下肢血管病变和感染等因素的糖尿病足可致残，并严重影响糖尿病患者的生活质量。

4. 其他健康问题 反复发生疖、痈等皮肤化脓性感染，严重者可致败血症或脓毒血症。皮肤瘙痒（多见于女性会阴部，由于尿糖刺激局部所致）；性欲减退、月经失调；视力模糊等；便秘、腹泻可交替出现（与自主神经功能紊乱有关）。

（五）保健与护理

1. 饮食指导 合理饮食是糖尿病治疗的一项基础措施，无论糖尿病的类型、病情轻重，也不论是否用药物治疗，都必须持之以恒地严格执行饮食控制。合理饮食的目的是纠正代谢紊乱，减轻胰岛负荷，改善整体的健康水平，有利于减肥，降低餐后高血糖，防止并发症。糖尿病饮食控制的总原则：①控制总热量，均衡营养；②定时定量，少量多餐；③饮食清淡，避免高糖、高脂、高盐饮食；④适当增加膳食纤维的摄入；⑤多饮水、限制饮酒，坚决戒烟。

2. 运动指导 运动治疗是糖尿病治疗的另一项基础措施。鼓励患者运动，选择快走、慢跑等中低强度的运动方式，宜于餐后 1 小时进行，每日 30 分钟以上，同时指导患者注意运动安全，避免低血糖。有下列情况的患者不宜运动：血糖未得到较好控制（血糖＞14mmol/L，尿酮体阳性）或血糖不稳定者；合并严重眼、足、心、肾并发症者，如近期有眼底出血，尿蛋白在 ++以上，足部有破溃、心功能不全等；新近发生血栓者。

3. 药物治疗指导 糖尿病药物治疗包括口服降糖药物治疗和胰岛素治疗。口服降糖药物治疗主要用于 2 型糖尿病患者，或 1 型糖尿病患者由于肥胖等存在胰岛素抵抗的情况。针对口服降糖药物治疗的患者，社区护士应指导患者遵医嘱服药，根据所服用药物的特点，掌握正确的服药方法，同时熟悉药物可能引起的不良反应，并做好应对。

4. 自我监测与检查指导 糖尿病患者应进行病情的自我监测与定期复查，有助于及时了解血糖控制情况，为药物治疗和非药物治疗的调整提供依据；也有助于早期发现糖尿病急慢性并发症，早期治疗，减少因并发症而导致的严重后果。

5. 预防损伤和感染 保持皮肤清洁，尤其是口腔、会阴、足部的清洁；勤剪指甲，避免搔抓损伤皮肤；教会正确剪趾甲的方法，注意安全，预防损伤；内衣宽松透气，注意鞋袜干净、合适；注意热水、热水袋、电暖气等的安全使用，预防烫伤。每日检查足部等易损伤部位，及早发现微小损伤和感染。

6. 急性并发症的护理

（1）低血糖的处理原则：低血糖是糖尿病治疗过程中常见的并发症。预防低血糖应注意以下几点：药物治疗逐渐加量，谨慎进行调整；定时、定量进食；在体力活动前监测血糖，必要时吃一些糖类食物；不饮酒过量，如出现低血糖症状，意识清醒的患者应尽快口服含糖的饮料或吃一些糖果、点心等。意识不清的患者应立即送医院治疗。

（2）糖尿病酮症酸中毒的处理原则：怀疑糖尿病酮症酸中毒患者应立即检测血糖、尿酮体，呼叫"120"，及时转送患者。

7. 心理调适指导 糖尿病是一种慢性终身性疾病，在患病初期及长期的治疗过程中，患者可能发生各种心理问题。研究发现，糖尿病患者心理障碍的发生率高达 30%～50%。而焦虑、抑郁等消极情绪也会影响血糖的控制。因此，加强糖尿病患者的心理护理，使患者保持良好的心态，积极应对糖尿病，是社区糖尿病患者管理的重要内容。糖尿病患者心理调适指导的内容包括：①提供糖尿病的相关知识，使患者正确认识疾病，协助患者建立应对糖尿病的信心；②认真倾听患者的叙述并观察患者的心理活动，对患者的不遵医行为不作评判，给患者提供充分的理解与支持，及时肯定患者取得的进步；③鼓励患者家属支持和积极参与糖尿病控制，使患者感到家人的支持与关心；④教给患者一些心理调适的技巧，包括如何放松情绪、宣泄、音乐疗法等。

冠状动脉粥样硬化性心脏病

● 案例10-3

经流行病学调查，某社区冠心病患病率为 3.58%，该社区患冠心病的居民大多为中年知识分子，男性居多，平时上班以车代步，长期缺乏体育锻炼，对冠心病相关知识了解不够，缺乏自我保健知识。

问题：1. 请根据本社区冠心病患病情况提出社区管理措施。

2. 依据冠心病患者个体情况，社区护士应如何进行健康指导？

冠状动脉粥样硬化性心脏病指冠状动脉粥样硬化使血管腔狭窄或阻塞，和（或）因冠状动脉功能性改变（痉挛）导致心肌缺血缺氧或坏死而引起的心脏病，统称为冠状动脉性心脏病（coronary heart disease，CHD），简称为冠心病。冠心病可分为无症状性心肌缺血、心绞痛、心肌梗死、缺血性心肌病和猝死等类型。近年来冠心病的死亡率不断上升，导致医疗费用快速增长，增加了家庭和社会的负担，成为威胁劳动力人口健康的重要疾病。因此，如何有效预防和控制冠心病已成为我国一个重要的公共卫生问题。

（一）流行病学特点

冠心病是严重危害居民健康的常见病。近年来冠心病发病率和死亡率迅速上升。本病多发生于 40 岁以后，男性多于女性，脑力劳动者多于体力劳动者，城市多于农村。随着生活方式的改变，冠心病发病率还呈现出年轻化的趋势。

（二）危险因素

冠心病发病与多种危险因素有关，主要内容如下。

1. 高脂血症　血胆固醇升高是 65 岁以上老年人冠心病最基本的危险因素。WHO 专家委员会认为血胆固醇与冠心病的关系是因果关系。

2. 高血压　发生的年龄越早，发生冠心病的机会就越大，血压升高的幅度越大，冠心病的发病率也越高。

3. 糖尿病　由于糖尿病患者多伴有血脂代谢紊乱，同时高血糖对动脉血管内膜的损伤、凝血因子Ⅷ增高、血小板黏附增加，使动脉硬化发病率明显增加。

4. 吸烟　可造成动脉壁氧含量不足，促进动脉粥样硬化的形成。吸烟者与不吸烟者相比，本病的发病率和病死率增高 2～6 倍，且与每天吸烟的指数成正比。

5. 肥胖　往往并发高脂血症、高血压等。如体重超过正常的 20%，尤其是在短时间内明显增加者，动脉硬化可急剧发展。

6. 不良生活习惯　研究表明高胆固醇、高动物脂肪、高饱和脂肪酸、高热量摄入过多而体力活动较少者，易发生营养过剩，导致肥胖，其冠心病发病率增高。

7. 社会心理因素　研究表明冠心病与长期焦虑、性情急躁、好胜心、人际关系不和、社会竞争压力大等社会心理因素有关。

8. 遗传因素　在家族中，特别是双亲或直系家属中男性 55 岁前、女性 65 岁前被确诊为冠心病者，其子女将来患冠心病的可能性很高。

> **链接**
>
> ### 冠心病个体罹患风险的量化评价
>
> 模糊数学法是一种多因素综合评价方法，是多因素问题研究的重要数学工具，适用于医学系统的综合评价。
>
> 采用模糊数学理论建立冠心病个体罹患风险的量化函数（RD），RD 值越大，罹患冠心病的风险也越高。此量化评价可广泛适用于包括社区医院在内的各级医疗机构进行高通量、灵敏、特异、经济的冠心病快速风险预警和分类管理，显著提升防治效果。

（三）社区预防与管理

1. 一级预防　主要针对健康人群的管理。预防冠心病要从儿童青少年入手，如培养良好的生活习惯、劳逸结合、坚持运动、合理膳食、防止肥胖及高血脂，不吸烟和酗酒，避免长期精神紧张和情绪过分激动。

2. 二级预防 通过对高危人群的定期体检筛查，早期发现、早期干预。主要监测内容为血压、血糖、血脂和心电图等，采取药物或非药物的方法改善冠状动脉供血，减轻心肌耗氧。减轻动脉粥样硬化。

3. 三级预防 对已确诊的患者，通过健康教育和指导，提高患者用药的依从性，控制病情发展，最大限度地改善生活质量。

（四）主要健康问题

1. 疼痛 主要表现为发作性胸痛或胸部不适。疼痛部位多发生于胸骨上、中段，之后可波及心前区或放射至左肩部。疼痛多表现为突然发作的压榨性紧缩感、心前区发闷，患者可感窒息样疼痛。心绞痛持续时间多为 3～5 分钟，一般不超过 15 分钟，口含硝酸甘油 1～5 分钟可缓解。如果持续时间延长，超过 30 分钟，服硝酸甘油无效，则高度怀疑急性心肌梗死，应立即开始抢救。

2. 心律失常 冠心病患者如发生急性心肌梗死常伴有心律失常，如室性心律失常、房室传导阻滞等，对患者的健康有极大的威胁，是急性心肌梗死患者的主要死亡原因。

3. 低血压和休克 急性心肌梗死的患者在发病后数小时至 1 周内可出现疼痛引起的血压下降，严重者可出现烦躁不安、面色苍白、皮肤湿冷、尿量减少等休克表现。

4. 心力衰竭 急性心肌梗死的患者在发病最初几天或疼痛休克好转时出现不同程度的左心衰竭，严重者可发生急性肺水肿。患者表现为呼吸困难、咳嗽、发绀、烦躁等。

（五）保健与护理

1. 疼痛发作指导 社区护士指导患者及家属在心绞痛发作时立即采取有效措施控制心绞痛，首先稳定患者情绪，让患者立即卧床休息，休息环境应保持安静，尽量减少干扰；其次让患者迅速舌下含服硝酸甘油 0.5～1.0mg，并给氧气吸入。若心绞痛持续发作或反复发作，应及时送往医院救治。

2. 用药指导 社区护士指导患者及家属，增加患者服药的依从性，督促患者按时服药，提醒患者外出时随身携带硝酸甘油、速效救心丸等药物，以便及时救治。

3. 生活指导 包含以下内容。

（1）合理膳食：社区护士指导患者宜摄入低热量、低脂、低胆固醇、低盐饮食，多食新鲜蔬菜、水果及粗纤维食物等，避免暴饮暴食，注意少量多餐。

（2）控制体重：社区护士指导体重超重者要增加体力活动，改善膳食结构，减轻体重。

（3）适当运动：社区护士指导患者应视患者具体情况决定其活动量和时间，如做力所能及的家务活、骑自行车、散步、游泳等。

（4）戒烟：社区护士积极劝导患者戒烟，并制定实施戒烟计划。

（5）保持心情舒畅：社区护士指导患者保持乐观、平和的心情，正确对待自己的病情。指导患者家属对患者给予情感支持，创造舒心修养环境，以利于病情恢复与稳定。

（6）保持大便通畅：社区护士指导患者平时注意及时治疗便秘，如厕时最好使用坐式马桶，大便时不要用力，以免诱发心绞痛。

四 脑卒中

● 案例10-4

某社区位于某城市中心,总人口约6万,居住居民中老年人居多,占全部居民数的15%。通过社区初步筛查,该社区患脑卒中比例较高,且有部分脑卒中患者已发生偏瘫,长期卧床,需要家人照顾,其家属缺乏脑卒中康复护理的相关知识。

问题:根据本社区脑卒中偏瘫患病情况如何指导家属对偏瘫进行康复功能锻炼?

脑血管疾病(cerebro vascular diseases,CVD)又称为脑血管意外或脑中风或脑卒中,是由各种病因使脑血管发生病变而导致脑神经功能缺失的一组疾病的总称。脑血管疾病分为出血性脑血管疾病和缺血性脑血管疾病,前者包括脑出血和蛛网膜下腔出血,后者包括短暂性脑缺血发作、脑血栓形成和脑栓塞。脑血管疾病是社区常见病、多发病,病死率和致残率均高,它与心血管病、恶性肿瘤成为多数国家的三大致死疾病。

(一)流行病学特点

在我国,脑卒中已成为当今严重危害中老年生命与健康的主要公共卫生问题。根据我国7个城市和21个省农村神经疾病流行病学调查结果显示,脑血管病的年发病率分别为219/10万人口和185/10万人口,年死亡率分别为116/10万人口和142/10万人口;我国居民死因中脑卒中居第二位。脑卒中还成为重要的严重致残疾病,据统计,在存活的脑血管病患者中约3/4有不同程度的劳动能力丧失,其中重度致残者占40%以上,给社会和家庭带来极大的负担。

(二)危险因素

1. **高血压** 是最重要、独立的危险因素。无论收缩期或舒张期血压增高都会增加脑卒中的发病率并有线性关系。

2. **心脏病** 如心脏瓣膜病、非风湿性心房颤动、冠心病、心肌梗死、二尖瓣脱垂、心脏黏液瘤和各种原因所致的心力衰竭均会增加脑卒中的发病率。

3. **糖尿病** 是缺血性脑卒中的主要危险因素。糖尿病患者脑卒中发生率比血糖正常人群高2~4倍。

4. **高胆固醇和高脂血症** 高脂血症可增加血液黏稠度,加速脑动脉硬化的发生。高胆固醇血症,特别是低密度脂蛋白水平增加,与缺血性脑卒中发生有关。

5. **短暂性缺血性发作(TIA)** 是各型脑卒中特别是缺血性脑卒中的危险因素。TIA发作愈频繁,发生脑卒中的危险率愈高。

6. **吸烟和饮酒** 长期吸烟者易发生脑卒中。吸烟者发生脑卒中比不吸烟者高出6倍。酗酒者脑卒中的发病率是一般人群的4~5倍,特别是可增加出血性脑卒中的危险。

7. **其他因素** 包括体力活动减少、饮食(高盐、高脂肪、高胆固醇食物)、肥胖、药物滥用、长期服用含雌激素的避孕药、高龄、遗传、寒冷的环境气候及社会心理因素等亦与脑卒中的发生有关。

(三)社区预防与管理

1. **一级预防** 主要针对健康人群的管理。采用专题讲座、宣传资料、板报等多种形式,在社区进行健康教育,加强早期干预,使居民了解脑血管病的危险因素,改变生活中的不良习惯,如避免精神紧张、控制体重、进食低胆固醇、低脂、高维生素饮食、戒烟酒等。

2. **二级预防** 主要针对脑卒中高危人群的管理。教会脑卒中危险人群警惕脑卒中预兆症状，控制血压是控制脑血管意外的重要措施之一。加强脑血管疾病危险因素的监测，如血压、血糖、血脂和 TIA，争取早发现、早采取干预措施，避免脑卒中的发生。

3. 三级预防　主要针对脑卒中患者的管理，目的是减少后遗症和并发症的发生，提高生活质量。同时指导患者和家属树立战胜疾病的信心，并提供预防脑卒中合并症的护理措施。

（四）主要健康问题

1. 右侧大脑卒中引起的健康问题　左侧躯体如左侧面部、左臂或左腿的无力、瘫痪或协调困难；左侧躯体没有感觉和失去位置感；对物体的距离、大小、位置、形状和运动速度的判断能力下降；思维混乱；对视野内左侧的物体没有感觉，也叫作左侧忽视；行为改变（变得快速而冲动）；不能画图、穿衣服或者不能看地图。

2. 左侧大脑卒中引起的健康问题　右侧躯体如右侧面部、右臂或右腿的无力、瘫痪或协调困难；右侧躯体没有感觉和失去位置感；听讲、说话（讲话含糊不清）、阅读、书写和计算能力的下降或丧失，或者不能理解别人说的话；对视野内右侧的物体没有感觉，也叫作右侧忽视；行为改变（变得缓慢、小心、杂乱无章）。

3. 食欲和睡眠问题　脑卒中可影响到大脑内控制睡眠和食欲的神经中枢，导致患者的睡眠和食欲障碍。

4. 情绪情感问题　脑卒中患者因长期患病导致生活能力下降，会出现一些情绪情感问题，如间歇性忧伤、抑郁等。

5. 排便问题　脑卒中患者因控制排便的中枢受损而失去小便或大便的感觉，而时常出现大、小便失禁；加之长期卧床、活动减少，常导致便秘。

（五）保健与护理

1. 日常生活指导

（1）皮肤护理：脑卒中偏瘫患者因长期卧床，易发生压疮。社区护士指导家属为患者定时翻身、按摩，对突出易受压部位使用气圈、气垫等，经常更换床单，保持床铺清洁干燥。

（2）口腔护理：脑卒中偏瘫患者因长期卧床，易发生呼吸道感染。社区护士指导家属经常进行口腔清洁，及时清除呼吸道分泌物。

2. 饮食指导　脑卒中患者要维持足够的营养和水分摄入。社区护士应评估患者呕吐反射与吞咽功能，对口腔咽喉部有部分瘫痪的患者，指导家属要耐心喂饭，让患者采取半卧位，将食物由患者健侧放入口中，避免呛咳和吸入。鼓励患者尽量自行进食，如果无法吞咽，应协助及鼓励鼻饲。

3. 康复指导　在社区主要为脑卒中缓解期或后遗症的患者，如脑卒中偏瘫、失语、意识障碍者等进行康复训练，因此注重脑卒中的康复护理显得尤为重要。

（1）肢体功能训练：包括①经常保持卧床患者各关节的功能位，注意偏瘫患肢的摆放，防止关节变形而失去正常功能；②系统进行患肢运动，逐渐增加活动量，由他人或患者健肢帮助患肢做被动运动，鼓励多使用患肢，多做股四头肌及腹股部肌肉运动，以加强肌力；③鼓励患者完成力所能及的生活自理，如床上的移动、翻身、坐起、吃饭、梳头等，循序渐进，坚持锻炼，以逐渐恢复自理。

（2）语言功能训练：包括①指导家属与失语症患者说话时应耐心，并给予患者充分思考与反应时间；②与患者讲话时，尽量简短、易懂，一次只说一件事；③交流患者最关心的问题，激励患者讲话的愿望；④维持双眼接触，并可利用手势等身体语言来代替言语沟通。患者回答问题时，可让患者用"是"或"否"作答，并给予鼓励，减轻患者的挫败感；⑤对失语的患者可采用发音练习，强化刺激，反复矫正，直至患者理解。

（3）维持排泄功能训练：包括①摄取充分液体量，以防泌尿道感染，晚间适当减少饮水，以免干扰夜间睡眠，指导家属在夜间协助患者排尿。②保持会阴部清洁，让患者定时排尿。尿失禁患者应勤换衣裤和床单，注意预防压疮。可间歇导尿，以增强膀胱括约肌的控制功能。③便秘患者应增加饮水量及粗纤维食物的摄入，养成定时排便的习惯，利用胃结肠反射，如每日早餐饭后 30 分钟排便，利于训练有成效。

4. 心理指导　脑卒中患者病后时常留有严重的后遗症，如失语、偏瘫、意识障碍等，常表现不同程度的焦虑、抑郁等心理问题，社区护士应指导患者家属关心爱护患者，为患者创造良好生活环境，以利于病情恢复。

> **链接**
>
> **"品管圈"管理**
>
> 品管圈（quality control circle，QCC）是指同一单位或工作性质相关联的人员自动、自发组织起来，科学运用品管工具，持续地进行效率提升、降低成本、提高产品质量等活动的小组。品管圈作为全面品质管理的一环，是在自我启发、相互启发下，活用各种质量控制手法，全员参与，对自己的工作现场不断地进行维持与改善的活动。
>
> 将品管圈管理应用于脑卒中患者的康复护理健康教育工作中，可规范健康教育的实施，提高康复护理健康教育满意度，同时提高圈员的品管圈手法运用、团队精神、专业知识、沟通协调、活动信心和责任荣誉等能力，因此开展品管圈活动对脑卒中患者进行康复护理指导是值得推广的方法。

五　肿瘤

● 案例 10-5

患者，男，60 岁，吸烟 25 年，平均每天 1 包烟。近 2 个月来出现刺激性咳嗽、咳痰，痰中带血，伴有胸痛。X 线检查：右肺下叶有一 2cm×3cm 大小的高密度阴影，边界不清。经纤维支气管镜检查及活体组织病检，确诊为右肺下叶鳞状细胞癌。

问题：1. 该患者发病的主要危险因素有哪些？
　　　　2. 社区护士应如何对该患者进行保健与护理？

肿瘤是机体中正常细胞在不同的始动与促进因素长期作用下，增生与异常分化形成的新生物。肿瘤一旦形成后，不会因病因消除而停止增生。肿瘤分为两类：一种是良性肿瘤，肿瘤细胞分化较成熟，组织结构较接近正常，大多数对人体危害不大；另一种是恶性肿瘤，细胞分化不成熟，与正常细胞结构和功能区别很大，生长迅速、浸润破坏组织器官，易发生转移，对人体危害严重。恶性肿瘤严重威胁人类健康和生命，与心血管疾病构成全世界死亡原因的前两位。WHO 提出，1/3 的恶性肿瘤可以预防，根本不发生；1/3 的恶性肿瘤患者可以早期诊断而得到根治；1/3 的恶性肿瘤患者可以通过有效的治疗，达到延长生命，提高生活质量的目的。

（一）流行病学特点

近些年来，恶性肿瘤的发病率、死亡率均有明显增加的趋势。全世界每年约有 700 万人新患癌症，500 多万人死于癌症。发达国家主要肿瘤为肺癌、直/结肠癌、乳腺癌、胃癌和前列腺癌，而发展中国家主要为宫颈癌、胃癌、口/咽癌、食管癌和乳腺癌。中国由于人口老龄化，以及吸烟、感染等问题的存在，肿瘤防治所面临的形势极为严峻。我国目前每年平均约有150万人新患癌症，每年约有80万人死于癌症。其中以肺癌、胃癌、食管癌、肝癌、乳腺癌、宫颈癌最为多见，占全部恶性肿瘤的70%~80%。我国恶性肿瘤的分布也具有地理性差异，华东以肝癌为主，华南以鼻咽癌为主，华北以食管癌为主，东北以胃癌为主，其次是肺癌、宫颈癌，西北以消化道肿瘤为主。大多数肿瘤发生的危险性随年龄增长而增大，一般男性恶性肿瘤发病率高于女性。此外，肿瘤的发病率存在职业差异，如扫烟囱工人阴囊癌高发，联苯胺生产厂工人膀胱癌多发，石棉生产厂工人多发肺癌、间皮瘤等，研究证实其均与相应的化学致癌物有关。

（二）危险因素

1. 吸烟　许多研究已经证实吸烟是致癌因素。焦油中含有多种致癌物质，当烟草燃烧的烟雾被吸入时，焦油颗粒便附着在支气管黏膜上，经长期刺激，可诱发癌变。肺癌是我国的第一大癌症，而控烟可减少大约80%以上的肺癌和30%的总癌死亡。同时，控烟还可减少慢性肺病、脑卒中、缺血性心脏病和肺结核等疾病的发病率。

2. 膳食不合理　从世界范围看，膳食不合理是仅次于吸烟的第二重要的、可避免的癌症危险因素。人类癌症中约有1/3与膳食不当有关。随着经济发展和人民生活的改善，城市和富裕农村中超重和肥胖已成为重要的公共卫生问题，同时也是结肠/直肠癌及乳腺癌发病率上升的重要原因。而在贫困地区，一些营养素的缺乏与某些癌症的高发密切相关（如硒的缺乏与食管癌有关）。

3. 乙型肝炎病毒感染　我国乙型肝炎病毒的感染率达60%，乙型肝炎病毒的携带率大于10%，是造成慢性肝炎、肝硬化及肝癌的主要原因。最有效的预防乙型肝炎病毒感染的措施就是新生儿接种乙型肝炎病毒疫苗，切断母婴传播。

4. 环境　工业性致癌因素"三废"，即废气、废水、废渣，家庭居室内空气污染如厨房油烟，是肺癌的重要发病因素；染发与皮肤癌发病有关。

5. 其他　饮酒可能与食管癌、肝癌、口腔癌、乳腺癌等有关；过度肥胖的人容易患乳腺癌、结肠癌；长期心理压力和生活中频繁的应激时间与肿瘤发生有关；乳癌发生与女性激素水平有关。

（三）社区预防与管理

1. 一级预防　目的是认识危险因素，采取健康生活方式，防止癌症发生。在社区开展各种形式的活动。帮助居民发现危险因素，提高对各种危险的认知度，主动采取有益于健康的生活方式，如饮食中应避免亚硝酸盐类，忌食霉变食品，少吃腌制、熏制及油炸类食物，摄入富含β-胡萝卜素及维生素C的蔬菜、水果具有良好的防癌作用。

2. 二级预防　通过组织特定人群的癌症普查工作，对高危人群的定期体检，以及自我保健能力的提高，有利于早期发现、早期诊断、早期治疗。社区护理人员应通过各种形式的健康教育，帮助居民掌握常见肿瘤的警告信号及自我检查方法。

3. 三级预防　目的是提高生活质量。社区护理人员应根据患者的情况，进行伤口、造口及管道护理，对照顾者进行必要的居家护理指导，使患者能够和健康人一样地生活和工作。对于选择在社区临终关怀病房或家中度过人生最后阶段的患者，应控制症状，减轻患者的痛苦。

（四）主要的健康问题

大多数的癌症早期无特殊症状，晚期癌症患者根据原发及转移部位不同会出现各种局部症状，同时伴随一些全身症状，如疼痛、疲乏、恶病质等。除了躯体症状外，心理障碍为特有且共性的表现。临床发现所有癌症患者无一例外都有心理障碍，与患者患病前的人格特征、文化程度、病情而各有不同的心理活动。临床发现多数患者在被告知患癌症后的最初心理反应是无法接受现实，常见的临床表现或应对方式为否认或合理化；焦虑或抑郁等。

（五）保健与护理

1. 饮食　进食高蛋白、高维生素、高热量、易消化、可口的饮食，根据患者的消化功能，可给予流食、半流食和软饭为佳，少量多餐。向患者说明保证营养的重要性，鼓励其主动进餐。若患者食欲较差且恶心、呕吐严重，必要时可用高能量静脉营养疗法。营养改善是进行化疗、术后恢复的重要保证。

2. 休息与活动　保证身心休息，以降低基础代谢率，间断起床活动，在室内或到室外空气新鲜、人群稀少的地方，活动量以自觉无疲劳感为度，少量多次活动为宜。

3. 症状护理　观察病情变化，倾听患者的不适主诉，积极对症处理，提高其舒适度，尽可能提高其生活质量。例如，出现呼吸困难，应根据医嘱给予吸氧；出现疼痛，让患者采取舒适体位，可尝试转移注意力、听音乐、做深呼吸、按摩、针灸等缓解疼痛，如效果不佳可遵医嘱给予止痛剂，目前多推荐 WHO 的癌症疼痛"三阶梯治疗方案"。

> **链接**
>
> ### WHO 的癌症疼痛"三阶梯治疗方案"
>
> 　　该方案根据患者疼痛的轻、中、重不同程度分别选择第一、第二及第三阶梯止痛药物。第一阶梯是以阿司匹林为代表的非阿片类药物；第二阶梯是以可待因为代表的弱阿片类药物；第三阶梯是以吗啡为代表的强阿片类药物。非阿片类药物可以增强阿片类药物的止痛效果；针对疼痛不同性质均可加以辅助用药。

4. 化疗与放疗的护理　了解患者放化疗方案、常见不良反应及其出现时间。注意定期查血象，监测白细胞和血小板水平；事先向患者说明会发生脱发，经过一段时间，头发还可长出，解除其顾虑，期间可推荐假发。加强放疗照射部位的皮肤护理，避免搔抓和搓擦，不用肥皂，不涂化妆品和难以清洗的软膏、红汞等，如有渗出性皮炎，局部可涂抹具有收敛、保护作用的鱼肝油软膏。

5. 预防感染　由于患者免疫力低下，应保持口腔、皮肤清洁，定时漱口，勤换内衣。久卧床者应勤翻身，定时做上下肢活动，有呼吸道感染者应学会深呼吸、有效咳嗽，定时做胸部叩击，进餐饮水要慢，以免发生误吸，防止下肢静脉血栓形成和坠积性肺炎的发生。

6. 终末期恶性肿瘤患者的护理　终末期是指恶性肿瘤患者已无法治愈，将要面临死亡的时期。因此对这些患者的护理必须认识到治愈或长期控制是不可能的事实，应关心的是患者的生活质量而不是生命的长短，治疗的目的是帮助患者达到和维持机体、情感、精神、职业和社会行为能力诸方面尽可能好的状态，而疾病的发展使患者在上述诸方面受到限制。为此，终末期恶性肿瘤患者护理的主要任务包括：为患者减轻疼痛和其他不适症状，从心理上关心患者，帮助患者在面临死亡的时候尽可能保持生活的勇气，在亲人患病和病故期间支持患者的家庭。

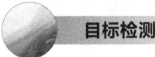

目标检测

一、选择题

A_1 型题

1. 下列哪项不是慢性病的特点（　　　）

A. 病因明确

B. 发病隐匿、潜伏期长

C. 病程长、不可治愈

D. 对生活质量影响大

E. 预防效果明显

2. 导致慢性病危险因素的饮食不包括（　　）

   A. 高胆固醇饮食

   B. 高盐饮食

   C. 高纤维素饮食

   D. 高动物脂肪饮食

   E. 高脂肪饮食

A₂型题

3. 患者，男，高血压病史 8 年，昨日与爱人发生口角后，突然倒地昏迷。查体有一侧上、下肢瘫痪、口角㖞斜，应考虑为（　　）

   A. 癫痫发作　　　B. 急性心肌梗死

   C. 脑出血　　　　D. 脑血栓形成

   E. 脑栓塞

4. 患者，男，56 岁。因劳累突感心前区闷痛不适。既往有心绞痛病史。此时社区护士应指导患者采取的措施是（　　）

   A. 立即休息，舌下含服硝酸甘油

   B. 立即休息，口服镇痛药物

   C. 立即停止争吵，就地休息

   D. 立即舌下含服速效救心丸

   E. 立即口服硝酸异山梨醇

A₃型题

（5、6题共用题干）

   患者，男，58 岁。高血压病史 6 年、吸烟史 10 年。平日喜欢咸食、动物性脂肪多的饮食，不爱运动。近日因家庭琐事而致睡眠不规律，烦躁易怒，明显头晕、剧烈头痛，家人陪伴急诊就医。

5. 导致该患者急诊就医的主要原因为（　　）

   A. 不爱运动

   B. 超重

   C. 家庭琐事而致睡眠不规律，烦躁易怒

   D. 喜食咸食、动物性脂肪多的饮食

   E. 吸烟

6. 对该患者进行社区管理时，下列措施哪项不妥（　　）

   A. 健康教育以防发生高血压

   B. 筛查和监测危险因素（如血脂、体重指数等）

   C. 行为干预（指导戒烟、减轻体重等）

   D. 规律服药

   E. 每周1~2 次监测血压并记录

二、简答题

1. 何谓慢性病？慢性病的特点有哪些？

2. 慢性病对个人、家庭和社会带来哪些影响？

3. 叙述高血压的社区保健与护理。

4. 叙述糖尿病的社区保健与护理。

5. 简述脑卒中患者的主要健康问题。

6. 简述冠心病的社区预防与管理。

（刘国莲）

第十一章 社区康复护理

1976 年，WHO 就提出"社区康复"这一新的康复服务模式，要求通过依靠社区资源为伤病残者提供基本的康复服务和训练，我国也从 20 世纪 80 年代末在各地开展社区康复试点工作。进入 21 世纪以来，随着我国人口老年化的加剧和疾病谱的改变，社区老年人口、慢性病患者及残疾人口的比例逐年上升，社区康复以其服务范围广，服务形式灵活，服务对象参与性强，费用低廉等特点越来越受到广大人民群众的欢迎。本章主要介绍社区康复护理的概念和原则，社区康复护理的方法和技术及常见慢性病的社区康复护理。

第1节 概　　述

● 案例 11-1

小张是新华社区卫生服务中心的一名护士，在为社区居民建立居民健康档案的过程中她发现社区中有不少残疾患者，患者本人及家属对残疾康复的知识知晓率低，希望得到社区卫生服务人员的帮助。

问题： 1. 社区护士如何对患有残疾患者进行康复评定？

2. 具体的康复护理措施有哪些？

社区康复护理（community-based rehabilitation nursing）是以全面康复为目标，为社区内伤病残者提供综合性的护理服务，包括医学的、教育的、职业的社会康复服务。

一 社区康复护理的基本概念

（一）康复

"康复（rehabilitation）"一词最早来源于拉丁语，原意为"复原""重新获得能力""恢复原来良好的状态"之意。1969 年 WHO 对康复的定义为："康复是指综合、协调地应用医学、社会、教育和职业等措施，对伤病残患者进行训练，减轻病残因素带来的后果，以尽量提高其活动功能，改善生活自理能力，帮助患者重新参加社会生活"。随着社会的发展和人们对康复概念理解的加深，原来康复的内涵已不能满足人们的需要。20 世纪 90 年代，WHO 对康复的定义重新修订为："康复是指综合协调地应用各种措施，最大限度地恢复和发展伤残病患者的身心、社会、职业、娱乐等和周围环境相适应的潜力，使其重返社会，提高其生活质量"。

我国学者将康复定义为"综合、协调地应用各种措施，减少伤病残者身心、社会功能障碍，使伤病残者重返社会，提高其生活质量"。伴随着康复定义的不断发展，我们对伤病残患者及其家属的应享有的权利给予了充分的尊重，也对全社会共同参与康复工作提出了更高的要求。

（二）社区康复

1981 年 WHO 对社区康复（community-based rehabilitation）做了如下定义："在社区的层次上采取的措施，这些措施是利用和依靠社区的人力资源而进行的，包括依靠具有残损、残疾、残障的人本身及他们的家庭和社会"。2004 年，WHO、国际劳工组织和联合国教科文组织在《社区康复联合意见书》中对社区康复做了新的定义："社区康复是为残疾人康复、机会均等、减少贫困及社会包容的一种发展战略，需要通过残疾人及其家属、残疾人组织、残疾人所在社区、相关的政府和民间的卫生、教育、职业等机构共同努力贯彻执行"。

结合我国当前的基本国情及社区康复工作的具体实践，我国对社区康复的定义为"社区康复是社区建设的重要组成部分，是在政府领导下，相关部门密切配合，社会力量广泛支持，残疾人及其家属积极参与，采取社会化的方式，使广大残疾人得到全面康复服务，来实现机会均等，充分参与社会生活的目标"。

链接

《社区康复指南》

2010 年 10 月，WHO 正式发布了《社区康复指南》（CBR Guidelines）。这是一本由 WHO、联合国教科文组织、国际劳工组织、国际残疾与发展联盟共同组织编写的承前启后的国际性社区康复迄今为止最全面而完整的，既有战略原则，又有实践范例的指南书。该指南指出了社区康复工作内容，包含 5 大领域 25 项具体工作。

（1）健康领域：健康促进、疾病预防、医疗保健、康复和辅助器具。

（2）教育领域：幼年教育、基础教育、中高等教育、非正规教育和终生学习。

（3）谋生领域：技能发展、自我营生、有薪就业、金融服务和社会保护。

（4）社会领域：私人帮扶、人际关系、婚姻家庭、文化与艺术、娱乐休闲和体育运动、司法保护。

（5）赋能领域：倡导和沟通、社区动员、政治参与、自助小组和残疾人组织。

（三）社区康复护理

康复护理（rehabilitation nursing）是在康复医学理论的指导下，围绕全面康复的目标，依据总的康复目标，与医生、康复师等其他康复专业人员的紧密配合，遵循一般护理的方法，来帮助伤残病患者达到康复或减轻残疾、预防继发性残疾为目的，最大限度地提高伤残病患者的生活质量，并帮助其回归社会。与传统的患者被动地接受护理人员照顾的"替代护理"相比，康复护理强调的是"自我护理"和"协同护理"，即在病情允许的条件下，通过护理人员对患者进行生活能力的康复训练和指导，充分发挥患者潜能，使患者达到部分或全部生活自理的目标。

社区康复护理（community-based rehabilitation nursing）是将现代整体护理观融入社区康复，在康复医师的指导下，在社区层面上，以家庭为单位，以健康为中心，以人的生命为全过程，社区护士依靠社区内各种力量，即残疾者家属、医务工作者和所在社区的卫生、教育、劳动、就业和社会服务等部门的合作，对社区伤残病患者进行护理。通过社区护士的努力，使伤残病患者自觉地坚持康复锻炼，减少残疾的影响，预防继发性残疾，以达到最大限度的康复，以便患者重新回归社会。

 社区康复护理的对象与特点

（一）社区康复护理的对象

1. 残疾人　是指由于疾病、意外伤害等各种原因所致的生理和（或）心理有缺陷而导致不能正常生活、学习和工作的人。

2. 老年人　1999 年，我国已经正式宣布进入老龄化社会。老年人各个系统都会发生不同程度的衰退，如视力下降、听力下降、心脑血管疾病等。另外老年人还在生活自理、经济收入、参与家庭和社会生活等方面存在着不同程度的困难，开展老年人社区康复护理是解决这些老年人问题的主要途径。

3. 慢性病患者　大多数慢性病患者不但有躯体障碍，还会伴有不同程度的精神心理障碍，所以社区康复护理除了提高患者自身机体免疫力，改善全身状况之外，还应该改善其心理状况，缓解患者紧张、焦虑、抑郁甚至暴躁的心理障碍。

> **链接**
>
> ### 残 疾 分 类
>
> 1980 年 WHO 出版的《国际残损、残疾和残障分类》（International Classification of Impairment, Disability and Handicap, 简称 ICIDH），将残疾分为残损、残疾和残障三种。
>
> 1996 年，WHO 制定了新的残疾分类系统，称为《国际残损、活动和参与分类》（International Classification of Impairment, Activity and Participation, 为了保持与《国际残损、残疾和残障》的连续性，将其简称为 ICIDH-2）。
>
> 2001 年，在 54 届 WHO 大会正式定名了《国际功能、残疾和健康分类》（International Classification of Functioning, Disability and Health, 简称 ICF）。ICF 不是对残疾进行简单的分类，而是采用不同的方法来试图把握与"卫生状态"有关的事物，分类的范围也扩大到了所有的处于不同健康状态的人。

（二）社区康复护理的特点

1. 立足社区　护理康复计划应该要能够在社区内得以实施。社区康复护理具体实践工作应该立足于社区，从社区的实际情况出发，因地制宜地为服务对象实施护理康复计划。

2. 服务面广　社区康复护理的主要服务对象为特殊人群，即残疾人、老年人和慢性病患者，但社区康复护理工作是面向社区全体居民的，所以社区康复护理工作的服务面是广泛的。

3. 全面康复　社区康复护理包括患者生理、心理、教育、职业、社会生活等各个方面的康复训练，以起到全面康复的目的。

4. 形式灵活　社区康复服务的时间和地点可以根据服务对象的需求灵活确定，既可以在社区卫生服务中心，也可以为上门不便的患者提供上门服务。康复训练器材大部分也可以就地取材，灵活多样。

5. 患者参与　社区康复护理强调在康复的过程中，患者应该积极配合、主动参与。若患者存在抵触情绪，会在自我训练的过程中效果降低，不利于社会效益的创造。护士要帮助患者树立自我康复的意识，并转变成自我康复的行为，由"替代护理"转变为"自我护理"。

6. 效益良好　社区康复护理具有良好的社会效益和经济效益，特别是通过对伤残病患者的有效预防和控制，减少因伤残病而导致的医疗费和给患者家庭带来的巨大经济负担。

三 社区康复护理的内容和实施原则

（一）社区康复护理的内容

社区康复护理要根据患者病情的不同而采取不一样的护理模式。主要内容如下。

1. 做好预防工作　积极开展各类预防工作，唤醒人们的健康意识，改善他们的危险行为，从而预防伤残病的发生。

2. 开展社区评估　了解社区伤残病患者的基本情况，包括伤残病患者的数量、种类、原因及其自理能力及伤残病患者康复的依据。

3. 设计康复方案　根据对社区伤残病患者的评估，制定出个体性的护理康复方案。

4. 提供康复环境　为适应伤残病患者的需要，为伤残病患者创造舒适、安全的社区无障碍环境。这样才会有利于康复训练。

5. 组织康复活动　为消除人们对伤残病患者的歧视和偏见，应组织积极参加伤残病患者文体活动和社会活动督促患者定期复查，做好重返家庭和回归社会的准备。

6. 完善学习系统　帮助患者完成九年义务教育和特殊教育。创造学习特殊技术的机会。解决伤残病患者就业问题，使他们早日回归家庭，回归社会。

7. 做好心理护理　缓解伤残病患者的自卑心理，让他们能积极配合康复训练。伤残病患者往往把注意力都集中在残疾或患病的问题上，导致自身价值下降。焦虑和痛苦使他们没有战胜困难的信心。社区护士一定要以真诚的态度对待他们，使他们克服不良的心理反应。

8. 建立支持系统　从康复对象的家庭中选择成员进行培训，让他们掌握护理康复知识，建立强大的社会及家庭支持系统。

（二）社区康复护理的实施原则

1. 功能训练贯穿全程　帮助患者进行功能训练是康复护理的基本内容。早期、长期功能训练，能有效预防残疾的发生、发展，最大限度地帮助患者恢复机体功能。

2. 与实际生活相结合　康复护理训练应注意实用性，训练内容也应与日常生活活动相结合，恢复其自理能力，帮助患者实现"自我护理"。

3. 注重患者心理健康　在康复过程中要注意观察患者情绪心理的变化，消除其消极情绪，加强心理康复，最大限度帮助患者适应社会，融入社会。

4. 提倡团体协作精神　只有良好的协作关系才是患者得到最大康复效果的关键。康复护理人员应积极与其他卫生保健人员进行良好的沟通，保持良好的人际关系。

四 社区康复护理的基本方法

不同情况的康复对象需要设计出不一样的康复训练方法，常用的社区康复护理方法有以下几种。

（一）物理疗法

物理疗法是指利用物理方法对伤病残患者进行康复治疗。它对炎性肿胀、肢体疼痛、痉挛和局部血液循环障碍都有显著的效果，可以预防和降低术后并发症和后遗症的发生率。常用的物理疗法有光疗法、电疗法、磁疗法、超声波治疗法、水疗法等。

（二）运动疗法

运动疗法是指以现代先进的方法和技术，以现代医学和体育学理论为基础，借助一定的训练器械、训练设备及其他辅助手段，让患者科学地、有针对性地参加体育活动，促进局部和整体功能恢复的一种康复治疗方法。它不但可以预防和治疗肌肉萎缩、关节僵硬等并发症的发生，而且可以改善患者精神、心理状态。在康复过程中，根据服务对象不同的情况制定个性化的运动疗法。如可以用蹬踏固定自行车、游泳、登山等运动项目来进行增强耐力的训练，还可以用医疗体操来进行平衡和协调动作的训练，让患者最大限度地恢复身体、心理和社会活动能力，增进健康，预防劳动能力的丧失和残疾的进一步发展。

（三）中医疗法

中医疗法主要是通过针灸、推拿、按摩等方法对伤病残患者进行康复治疗。针灸是利用针刺或艾灸刺激人体的穴位，调节脏腑气血功能，从而达到预防和治疗疾病的目的，使机体康复的一种方法。推拿、按摩是通过治疗者用手、足、膝、肘或器械在人体体表某个特定部位或穴位实施各种手法，来预防和治疗疾病的一种方法。针灸和推拿按摩疗法都能对各种痛症和康复有着明显的疗效。通过针灸、推拿按摩，可调节神经系统和内脏能力，改善血液循环、松解痉挛和粘连的组织、改善肌肉和关节的功能。

（四）语言疗法

语言疗法是指对言语障碍的患者进行矫治来恢复和改善患者语言能力的康复治疗方法。常用的有发音练习和构音练习，如鼓腮、伸舌、卷舌、吹口哨等；另外还有模仿练习、会话练习、朗读等，可用于因颅脑外伤、先天性脑疾患及脑血管意外造成的语言障碍者。

（五）心理疗法

心理疗法又称为精神疗法，是指对患者所存在的心理问题进行正确的诊断之后所采取的人工心理调整和干预来改变其思想、行为及情感的方法，常用的方法有暗示疗法、催眠疗法、认知疗法、支持性心理疗法等。暗示疗法是指一个人在接受了他人的言语或其他刺激后，由此产生的知觉、信念和行为。催眠是指诱导患者到似睡非睡的状态，提高患者接受暗示的能力。认知疗法是指通过认知和行为技术来改变患者残疾后的不良认知的心理过程。让患者对不良认知进行正确合理的再认识之后，改善不良情绪，克服心理障碍。支持性疗法是指鼓励患者将内心压抑的痛苦和感受宣泄出来，消除积郁。社区护士可以根据患者的不同情况选择合理的心理治疗的方法，维护患者良好的心理状态，帮助他们积极与疾病做斗争，配合康复训练。

（六）日常生活活动能力训练

日常生活活动（activities of daily living，ADL）是人在独立生活时，每天必须反复进行的最基本和最具共性的功能性活动能力，即进行衣、食、住、行和保持个人卫生整洁及独立的社会活动所必需的基本活动。日常生活活动能力训练是为了维持生存及适应生存环境，提高生活自理能力而对伤残病患者进行的一系列的训练活动。例如饮食训练，包括进餐的体位、抓握餐具训练、进食动作训练、咀嚼和吞咽训练等；更衣训练，包括穿脱衣服、穿脱鞋袜训练；个人卫生训练，包括洗脸、刷牙、洗手等训练；排泄功能训练，包括排尿、排便功能训练；移动训练，包括扶持行走训练、独立行走训练、拐杖行走训练、上下楼梯训练等。

第 2 节　社区康复护理

一　社区残疾人与残疾后遗症的康复

（一）残疾人的分类和分级

1. 残疾的分类　根据中华人民共和国国家标准 2011 年第 2 号公告（GB/T26341-2010），

将残疾分为视力残疾、听力残疾、言语残疾、肢体残疾、智力残疾、精神残疾和多重残疾七种残疾。

2. 残疾的分级　　根据中华人民共和国国家标准 2011 年第 2 号公告（GB/T26341-2010），各类残疾按残疾程度分为四级，残疾一级、残疾二级、残疾三级和残疾四级。残疾一级为极重度，残疾二级为重度，残疾三级为中度，残疾四级为轻度。

（二）社区残疾人的康复护理

1. 社区康复护理评估　　评估患者残疾的一般情况，如残疾的类型、分级、发生的时间、原因、日常生活活动能力、心理社会状况、职业经济状况、家庭及社会支持系统等。社区护士还可以通过护理体检评估患者的全身情况及功能障碍的具体情况，相关的症状、体征、存在的功能等。

2. 社区康复护理诊断　　通过评估残疾的类型及严重程度，找出患者存在的健康问题及相关因素。例如：①生活自理缺陷，与肢体功能障碍有关；②语言沟通障碍，与语言中枢障碍有关；③听力障碍，与听觉中枢障碍有关；④视力障碍，与视觉中枢障碍有关；⑤感知障碍，与大脑脊髓中枢障碍有关；⑥自尊紊乱，与心理障碍有关；⑦有皮肤受损的危险，与长期卧床有关。

3. 社区康复护理计划　　依据患者自身的情况和社区内可以利用的资源对患者进行有计划的康复训练，根据计划，制定出相应的目标。

（1）达到下列中的任何一条或多条的患者，通过社区康复护理，能保持原有的功能不衰退，生活质量有所改善。①生活完全不能自理，完全依赖他人照顾，上肢功能严重障碍；②完全不能独立行动，下肢功能严重障碍；③大小便完全失禁；④不能进行语言交流、视力完全障碍，表现为聋、哑、盲；⑤需要长期住院或疗养，完全不能适应家庭和社会的生活环境。

（2）达到下列中的任何一条或多条，通过社区康复护理，能正确地使用辅助工具，生活质量得到提高，无继发性残疾的发生。①在他人帮助下能进行日常生活活动，上肢功能中度障碍；②在他人帮助下可以行动，利用轮椅能独立做部分运动，下肢功能中度障碍；③在他人帮助下，能处理大小便，偶有大小便失禁；④在他人帮助下，能进行语言交流，但交流仍存在严重障碍；⑤适应能力较差，需要他人的指导和帮助。可做一些力所能及的事情。

（3）只要达到下列中的任何一条或多条，通过社区康复护理，服务对象基本能像正常人一样积极生活。①生活基本能够自理，上肢功能轻度障碍；②基本能独立行动，使用步行辅助器或利用轮椅可以再无障碍的环境中充分活动，下肢功能轻度障碍；③基本能控制大小便，不影响社交活动及工作；④基本能进行语言交流，但交流有一定的缺陷，需要使用助听器等辅助器或药物；⑤基本能适应家庭和社会的生活，但需要在环境、工作性质、要求上做一些调整。

4. 社区康复护理实施　　根据护理对象的残疾程度，制定相应的护理措施。①康复指导：指导残疾人使用辅助工具，提高生活质量，同时进行日常生活活动能力、职业能力和社会生活能力培训；②心理护理：社区护士要帮助残疾人克服自卑心理，鼓励其参加社会活动，帮助患者重返社会；③保证安全：为残疾人提供安全、方便的社会生活环境，帮助残疾人改变居家环境，确保患者安全；④加强支持系统：让残疾人在生理、心理、经济上都得到全面的支持和照护，使其适应和融入家庭及社会；⑤训练家庭康复员：对家庭成员讲解康复知识，掌握基本的护理康复技术，防范意外伤害的发生。

5. 社区康复护理评价　　是按预期目标规定的时间，将护理结果与预期目标进行比较并做出评定、修改的过程。①收集资料，进行比较；②分析原因；③重审做成计划并实施。

二 社区智力低下者的康复护理

（一）儿童智力低下的康复护理

1. 儿童智力低下的临床表现 智力低下的早期表现除了生长迟缓外，在出生时就具有一些外显特征。首先先天性智力低下，患儿会出现头颅呈方形、通关手，脑积小、头围特别大，小头畸形的头颅又特别小，双眼斜吊、眼距宽、鼻子塌、颚高、小鼻、小眼、小口、小颌，舌头常往外伸，前额凸出，颜面平坦，耳廓变形，口角下斜、口唇宽大等，这些都是智力低下患儿可能会有的外貌体态，根据这些特征，就可以进一步进行体格检查，做到早检查、早诊断、早干预。其次智力低下患儿的早期表现在行为上有明显体现，患儿常有张口、伸舌头、流口水、磨牙，视觉困难，眼珠转动不灵活，目光呆滞，经常有无意识的尖叫、哭闹等表现。与正常孩子相比，动作、语言、行为明显落后于同龄儿，尤其走路更明显，往往要到3~4岁或4~5岁才会自己走，而且走不稳。

2. 儿童智力低下的分级 根据患儿的智商及社会适应能力，将智力低下分为一级、二级、三级、四级智力残疾。

（1）一级智力低下（极重度智力残疾）：智商（intelligence quotient，IQ）低于20，患儿对周围一切不理解，大多伴有其他残疾。基本无任何适应能力，终生需要他人照顾。

（2）二级智力低下（重度智力残疾）：IQ在20~34，患儿在婴儿期就可以发现，抽象概念缺乏，理解能力低下。情感幼稚，动作十分笨拙，基本无适应能力。接受教育极困难，需要人照顾。

（3）三级智力低下（中度智力残疾）：IQ在35~49，患儿基本能生活自理，但对周围环境辨别能力差，只能认识事物的表面和片断现象，接受教育困难。可以从事简单的体力劳动。

（4）四级智像力低下（轻度智力残疾）：IQ在50~70，患儿早年发育较正常儿略迟缓，且不像正常儿那样活泼，对周围事物缺乏兴趣；做事或循规蹈矩，或动作粗暴，适应能力低于一般人，但经过教育后可以达到小学文化。可以从事适当工作，基本能自食其力。

3. 儿童智力低下的康复护理措施

（1）动作训练：包括抬头、翻身、坐、站、走等动作和身体平衡能力训练，训练孩子手、脑的协调能力。陪患儿一起做游戏，将不同形状、大小、功能、颜色、数量的卡片、玩具、实物等给孩子，培养孩子的认知能力，启发患儿的智力。

（2）交流能力：护士或患儿的照顾者可面对面地教孩子进行语言练习，如口的开闭，舌的前后、左右、上下及吹口哨、鼓腮等运动。另外护士可以让孩子先学会一些简单的词语，如妈妈、爸爸、阿姨、吃、喝等，这样孩子才能体会到和人简单交流的快感，才能逐渐主动模仿学习。

（3）独立能力：包括训练患儿日常生活活动能力包括穿衣、吃饭、喝水、大小便、保持个人卫生整洁等方面的训练，安排患儿适当地参加集体活动，有利于孩子智力的促进。

（4）加强营养：给患儿多吃有利于大脑和身体发育的富含蛋白质、维生素及各种微量元素的食物，例如鲜鱼、牛奶、瘦肉、蛋黄、木耳、动物内脏、水果、豆类、花生、小米、香菇、海带、腰果、松仁、核桃、黑芝麻等。

（5）正确服药：遵医嘱指导患儿正确使用药物。一般情况下，需要长期服用维持正常脑功能的多种维生素及微量元素。

（6）健康教育：制定出针对患儿的个性化的专业康复计划，引导智力低下者培养好生活自理能力，向患儿的照顾者宣传康复知识，同时应该组织患儿一些特殊的社会活动，让患儿提高兴趣爱好，建立语言沟通能力和社会交往能力。

（7）心理指导：应热情、耐心地接近患儿，建立好良好的护患关系，帮助患儿克服自卑的心理。

（二）阿尔茨海默病（Alzheimer disease，AD，又称老年性痴呆）的康复护理措施

1. 老年性痴呆的临床表现　多见于 70 岁以上（男性平均为 73 岁，女性为 75 岁）老人，女性较男性多（女：男为 3：1）。该病起病隐匿，患者及家属常不能说明疾病的发生时间和起因。主要表现为认知功能逐渐下降、精神症状、日常生活能力的逐渐下降。

2. 老年性痴呆的三个阶段

第一阶段（1～3 年）：为轻度痴呆期。表现为记忆减退，健忘；判断能力下降，难以处理复杂的问题；不能独立进行购物，社交困难；尽管仍能做些已熟悉的日常工作，但对新的事物却表现出茫然难解；对所处地理位置定向困难，复杂结构的视空间能力差；言语词汇少，命名困难。

第二阶段（2～10 年）：为中度痴呆期。表现为远近记忆严重受损，时间、地点定向障碍；不能独立进行室外活动，在穿衣、个人卫生等方面需要别人帮助；出现各种神经症状，如失语、失用和失认；情感由淡漠变为急躁不安，常走动不停，可能会发生尿失禁。

第三阶段（8～12 年）：为重度痴呆期。患者已经完全依赖照护者，严重记忆力丧失，仅存片段的记忆；日常生活不能自理，大小便失禁，直至昏迷，一般死于感染等并发症。

3. 老年性痴呆的康复护理措施

（1）记忆训练：应帮助患者训练记住常用物品放置、居住的环境、周围的人和事物。根据患者的病情和文化程度，教他们记一些数字或把一些事情编成顺口溜，让他们记忆背诵。也可以利用玩扑克牌、玩智力拼图等游戏的方式进行锻炼，来帮助患者增强记忆。

（2）自理训练：尽可能地让患者生活在自己熟悉的环境中，维持一种固定的生活习惯，对穿衣、洗漱、进食、大小便等日常生活活动要反复训练等，患者还能做的事情尽量让他自己做，不要完全包办，尽可能长时间地维持还没有丧失的自理能力。

（3）语言训练：失语者应训练其语言表达能力，要从简单的开始，先进行数字练习"1、2、3"等，再进行常用物品的名字的练习如"碗、筷子、桌子"等，练习要循序渐进，不可急于求成，多给予鼓励。

（4）肢体训练：利用家庭或社区卫生服务中的康复器械或徒手进行各种改善患者运动功能的训练，训练时根据患者的情况，制定有针对性的计划，从少到多，逐渐增加活动量。对于长期卧床患者为了防止其肌肉萎缩，护士或其照顾者要每天 2 次，每次 20 分钟进行肢体被动锻炼。

（5）加强营养：老年性痴呆患者在给予原有疾病治疗饮食的同时，一日三餐应定量、定时，尽量保持患者平时的饮食习惯。注意多补充维生素 D，同时要经常多晒太阳。食物宜以素净清淡为主，糖和盐均不宜过多，还应有必要的维生素等营养物质，适量多进食蔬菜、豆制品、核桃、瘦肉和水果等。限制某些对老年人不利的食品如动物内脏、脂肪、蛋黄、鱼子等。

（6）安全服药：老年性痴呆患者多合并其他疾病，用药多样，但患者常忘记吃药、吃错药，

或忘了已经服过药又过量服用，所以，所有口服药必须要由专人监督服用，同时要对药物严加保管，服药前去除外包装。老年人用药易发生不良反应，而患者反应迟钝，缺乏主诉，所以应注意观察患者用药后出现的细小变化和症状，发现有不良反应要及时向专业人员求助。

（7）心理指导：老年性痴呆是一种社会心理性疾病，心理护理必不可少。对于早、中期患者，多与患者谈心、交流，鼓励家人陪护探视。对于不同类型的患者要采取不同的康复护理措施。如对于焦虑的患者，指导患者听一些轻松、舒缓的音乐；对有激越行为的患者要试图将注意力转移到患者感兴趣的方面，不能使用禁止、命令的语言，这样可以有效减少其激越行为的发生；对于行为淡漠的患者，可以多与患者交流，与患者建立信赖的关系，鼓励患者所做的事情。

三 精神障碍患者的社区康复护理

我国社区精神卫生服务工作是 1958 年在南京举行的"全国第一次精神病防治会议"之后开展起来的，会议上提出社区精神卫生服务工作的宗旨是"积极防治、就地管理、重点收治、开放治疗"。

（一）概念

《中华人民共和国精神卫生法》中对精神障碍（mental disorder）的定义是由于各种原因引起的感知、情感和思维等精神活动或者异常，导致患者明显的心理痛苦或是社会适应等功能损害。精神障碍根据严重程度，可以分为一般精神障碍和严重精神障碍。严重精神障碍主要包括精神分裂症、偏执性精神障碍、分裂情感障碍、双向情感障碍、癫痫所致的精神障碍、精神发育迟缓。在社区中需要康复护理的主要是重性精神障碍。

（二）精神障碍患者社区康复护理管理

在我国，当前社区精神障碍患者的组织管理方法为市级、区县级和基层三级管理制度。一级管理为市精神卫生保健所（中心），主要任务是负责业务技术指导，市公安系统的精神病院的主要任务是收住和监护触犯刑律的精神患者，市民政系统的康复医院的主要任务是收住社会上"三无"患者；二级管理为区县级精神卫生保健所的主要任务是开设门诊、简易病房、日间住院、开展工疗站、家庭病床随访指导，以及参与精神疾病的流行病学调查研究等项工作。三级管理为基层系指城区街道医院或乡镇卫生院设置的精神科，主要任务是门诊治疗，协助上级管理部门完成患者收治及随访等活动。

> **链接**
>
> ### 美国精神卫生领域"去机构化"的反思
>
> 20 世纪 50 年代末到 60 年代初，在美国最先开始兴起"去机构化"和"反精神病学"运动。美国政府制定法案，并拨出巨额资金关闭传统的州立大型精神病院，发展出以社区为基础的照顾方式。大量精神障碍患者在转入社区后获得康复。但是其负面影响也逐渐显露，例如，大量精神病患者出院转向社区，而很多社区并未具备足够资源满足其生活的基本需求，如住房、食物、经济、医疗照顾和康复需求。很多精神障碍患回归社区之后，因被社区与家人排斥而露宿街头甚至触犯刑律，精神患者病死率也在增加。"去机构化"并不应该完全排除任何"机构式"的照顾，而是要反思传统"结构化"处理中的冷漠、单调、去人格化和角色剥夺等不人性的服务模式，这才是"去机构化"的本质。

（三）精神障碍患者社区康复护理措施

首先社区护士要对患者进行全面的评估，依据患者的情况，和患者家属一起制定个性化的护理计划，设定短期和长期护理目标，从基础护理、安全护理、用药护理、心理护理、社会功能康复训练等方面帮助患者恢复最大限度的康复。

1. 基础护理

（1）饮食护理：饮食应规律，营养搭配合理，对于暴食、抢食的患者可以安排其单独进食，对于不愿进食者，分析其不进食的原因，和家属一起帮助其进食，同时注意患者进食安全。

（2）排泄护理：精神障碍患者由于服用抗精神障碍药物、饮食不正常、活动量减少等原因，可能会发生排便、排尿障碍。护士应指导患者家属密切观察其排泄情况，发现问题及时查找原因并及时处理。

（3）睡眠护理：合理、充足的睡眠对精神障碍患者的康复有重要的意义。护理应和家属一起为患者创造良好的睡眠环境，营造舒适、安全的居家环境，光线柔和、温度适宜、床铺整洁，避免不良刺激。睡前避免参加可能引起其兴奋的活动或谈话，不要饮用浓茶、咖啡等兴奋性饮料，督促患者睡前小便，可以喝热牛奶或热水泡脚。对于有失眠问题的患者，护士和家属要共同查找原因，及时给予治疗和安慰。

2. 安全护理　精神障碍患者的安全护理非常重要，尤其是处于病情不稳定的患者，可能会有出走的念头或自杀的企图，需要有专人看护。护士要指导家属密切观察的情绪变化和异常言行，如抑郁性精神障碍患者状态突然好转，要更加警惕，预防患者有伤害自己或他人的行为。家中的危险物品如剪刀、刀片、铁丝、绳索、玻璃制品等一定要避免让患者接触。平时要有人陪伴，不应单独留患者在家中，当患者病情严重时要及时送医。

3. 用药护理　根据患者的具体情况，严格遵医嘱给药。和家属合作密切注意观察药物的不良反应，遵医嘱适时调整剂量，使药物既能显效明显，又可以最大限度地降低不良反应。例如，患者服药，应耐心劝说，并一定要看着患者把药服下，必要时检查患者口腔，避免发生藏药、扔药的现象，从而影响到治疗的效果。

4. 心理护理　护士要做好患者的心理护理，化解患者的心理矛盾，指导患者认识自己、认识他人。同时护士应该矫正社会上对于精神疾患的错误认识，指导患者和家属应及时诊治，争取早日康复。另外护士还应该和患者及其家属建立良好的护患关系，尊重、关心患者，给予患者有宣泄情感的机会，减少患者思维退化，帮助其最大限度地恢复健康。

5. 社会功能康复训练　主要对患者进行日常生活活动能力训练，培养患者的自理能力，同时要营造良好的社区气氛，接纳、理解患者，鼓励患者适当参加社会活动，多和他人交往，开展生活技能、基本职业技能、人际交往技能的训练，帮助患者早日回归家庭和社会。

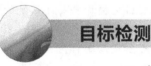

目标检测

一、选择题

A₁ 型题

1. 康复的主要对象是（　　　）

　A. 患者　　　　　　　　B. 病伤残者

　C. 有功能障碍者　　　　D. 疼痛患者

　E. 健康人

2. 社区残疾人的康复护理目的是（　　　）

　A. 提高残疾者的生活质量

　B. 重新回到工作岗位

　C. 帮助残疾者面对现实

　D. 提供康复护理训练指导

E. 完全恢复为正常状态

3. 社区护理诊断是社区护理程序的（　　）
   A. 第一步　　　　B. 第二步
   C. 最后一步　　　D. 第三步
   E. 第四步

4. 社区康复护理侧重于（　　）
   A. 自我护理　　　　B. 营养护理
   C. 替代护理　　　　D. 预防护理
   E. 心理护理

5. 下列关于社区康复描述不正确的是（　　）
   A. 社区康复是实施康复的一种形式
   B. 社区康复经济、方便、长期、有效
   C. 社区康复可使患者达到最终回归社会的目的
   D. 社区康复的效果没有医院康复的效果好
   E. 社区康复是社区建设的重要组成部分

6. 作为社区康复护理基本内容，并贯穿康复的全程的是（　　）
   A. 日常生活活动能力训练
   B. 社会支持
   C. 功能训练
   D. 心理护理
   E. 疾病预防

7. 康复护理的主要对象不包括（　　）
   A. 残疾者
   B. 老年人
   C. 慢性病患者
   D. 急性创伤早期的患者

E. 恢复期患者

8. 根据康复定义不正确的说法是（　　）
   A. 以提高功能水平为主线
   B. 以疾病为导向的康复
   C. 以提高生活质量为目标的康复
   D. 综合协调地应用各种措施
   E. 使伤病者重返社会

9. 社区康复护理工作特点中最全面的说法是（　　）
   A. 在家庭开展康复护理工作
   B. 残伤者、家属及社会相关部门共同开展康复工作
   C. 康复护理工作进行职业训练
   D. 康复护理工作注重康复预防和治疗
   E. 只强调自我护理

10. 强调社区、家庭和患者都参与，以达到全面康复的目标是哪种方式（　　）
    A. 社区康复　　　　B. 康复机构康复
    C. 上门康复服务　　D. 家庭康复
    E. 自我康复

二、简答题

1. 简述社区康复护理的特点。
2. 简述社区康复护理的方法。
3. 我国残疾人的分类和分级是什么？
4. 简述老年性痴呆的康复护理措施。
5. 简述精神障碍患者的社区康复护理措施。

（辛小林）

第十二章 社区临终关怀

随着人类社会的进步和生物-心理-社会医学模式的发展；人们的医学需求已发展到从生命的开始到临终的全过程中，都应得到公正、公平、有效、合理的、全程优质的医疗卫生保健服务。对社区所患无根治性治疗反应的晚期患者进行积极的、全人整体的关怀照护及社区临终关怀服务，能够真正体现人道主义真谛，显示生命价值和尊严。完整的生命终结过程包括临终和死亡。临终关怀经常发生在医院、专门的临终关怀机构中，但最多发生在社区家庭中。社区临终关怀护理是以临终患者为中心，以其家庭为单位，通过精神、心理和身体上的护理，让患者能尽快地进入角色，接受现实，稳定情绪，使其在尊严、舒适、平静之中度过人生的最后过程，关怀患者及其家属，使其在情感上得到满足，以达到维持或提高身心健康，提高生活质量的目的。社区临终关怀是社区卫生服务的重要组成部分。

第1节 死 亡 教 育

● 案例12-1

患者，女，63岁，患"冠心病"6年，住在某社区卫生服务中心的临终关怀病房。其于今日下午3时左右突感胸前剧痛，随即晕倒，家人赶紧将其送至医院急诊。体检发现患者面色苍白，嘴唇发绀，呼之不应，脉搏扪不到，血压测不出，呼吸停止。

问题：1. 该患者发生了什么问题？

2. 护士是否可判断患者已死亡？死亡判断标准是什么？

一 死亡概述

死亡和濒死是死亡学中两个相互联系、相互区别的概念，是对死亡过程不同阶段的阐述。临终关怀服务需要对死亡学有一定的认知和理解，只有具备死亡学相关知识，才能有助于照护者实现对临终患者情感和行动上的关怀。

（一）濒死

濒死是一种临终状态。西方学者苏洛钱认为，濒死为即将达到死亡的生命过程。卡斯滕巴姆认为濒死开始于已经确认将要死亡的事实，无其他方法可以维持或延续患者的生命。

1. 濒死的概念　濒死即临终、临近死亡的阶段。临终和濒死两个概念常常可互换。临终阶段的患者在接受治疗性或姑息性医疗之后，病情仍继续恶化，尽管意识不清，但各种征象已显示生命即将完结。

2. 濒死体验的表现　经过对濒死者和自杀未遂者所讲述的资料的研究分析，学者将濒死体验的心理表现划分为以下五个阶段。

（1）安详和轻松阶段：濒死体验的早期阶段，濒死者感觉自己身轻如燕，随风慢慢飘荡，当漂浮到一片黑暗中时，出现了极为愉悦的平静和安详感。

（2）意识逸出体外阶段：经过安详和轻松阶段，濒死者感觉自己的灵魂缓缓离开了躯体，意识随之飘出体外，灵魂在远处半空中冷静地观察着医生或护士在濒死的躯体旁抢救自己，以"第三者的身份"审视自己的躯体，观察着所发生的一切。

（3）通过"黑洞"阶段：濒死者觉得自己突然被一股旋风吸到了一个巨大的黑洞口，如一口井、一个洞穴等，并且在黑黢黢的通道里飞速前进，前进的同时他们感到自己的身体受到了挤压、撕扯，听到了一些噪声或优美的音乐，心情变得平静。

（4）与亲朋好友欢聚阶段：通过黑洞后，来到了一处光亮的地方，亲朋好友都来到这里迎接自己，有活着的人也有死了的人。他们全部绚丽多彩、高大美丽、关芒四射。

（5）亮光中的回顾阶段：亮光逐渐变强，直到发出人间看不到的光辉，并且闪现出极其强烈丰富的一瞬间，将濒死者的一生进行了回顾，有的片段是按照时间顺序迅速地相互交错，有的则是同时出现，进而与这种亮光融为一体。

（二）死亡

死亡是一个不可逆的自然现象，是生命的必经阶段。死亡的定义经历了一个从传统定义到现代定义的过程。对于"死亡"一词，心跳、呼吸停止作为判断死亡的标准沿袭了数千年，但是随着医学的发展使传统的死亡标准受到了冲击。现代医学表明，死亡是分层次进行的，心肺功能停止者，可借助药物和机器来维持生命，只要大脑功保持着完整性，一切生命活动都有恢复的可能。因此，传统的死亡标准已无法准确评估人整体的死亡，医学界提出新的客观标准，即脑死亡标准。不可逆的脑死亡是生命活动结束的象征。脑死亡的标准有多种，目前仍以1968年美国哈佛大学医学院死亡意义审查特别委员会拟订的脑死亡标准为公认的标准：①没有感受性和反应性。②没有运动和呼吸。③没有反射。④脑电图平直。

上述标准24小时内反复复查无改变，并排除体温过低（低于32℃）及中枢神经抑制剂的影响，即可做出脑死亡的诊断。

（三）临终及死亡过程分期

死亡不是骤然发生的，而是一个逐渐进展的过程，一般可分为以下三期。

1. 濒死期　是死亡过程的开始阶段。此期机体各系统的功能发生严重障碍，中枢神经系统脑干以上部位的功能处于深度抑制状态，表现为意识模糊或丧失，各种反射减弱或迟钝，肌张力减退或消失，心跳减弱，血压下降，呼吸减弱或出现潮式呼吸及间断呼吸。濒死期的持续时间可随患者机体状态及死亡原因而异，年轻强壮者、慢性病患者较年老体弱者及急性病患者濒死期长；猝死、严重的颅脑损伤等患者可直接进入临床死亡期。此期生命处于可逆阶段，若得到及时有效的抢救，生命可复苏；反之，则进入临床死亡期。

2. 临床死亡期　中枢神经系统的抑制已由大脑皮质扩散到皮质下部位，延髓处于极度抑制状态，表现为心跳、呼吸完全停止，瞳孔散大，血液循环中断，各种生理反射消失，但各种组织细胞仍有微弱而短暂的代谢活动。患者虽然呼吸心跳已停止，但脑功能尚未产生不可逆改变。此期一般持续5~6分钟，超过这个时间，大脑将发生不可逆的变化。但在低温条件下，尤其是头部降温脑耗氧降低时，临床死亡期可延长达1小时或更久。临床上对因触电、溺水、大出血等原因致死的患者，因此期重要器官的代谢过程尚未停止，及时采取有效的急救措施仍有复苏的可能。

3. 生物学死亡期 是死亡过程的最后阶段。此期，自大脑皮质开始整个神经系统及其他各器官系统的新陈代谢相继停止，组织细胞相继死亡，整个机体出现不可逆变化，已不可能复活，表现为皮肤苍白、肌肉松弛、体表冷却、皮肤黏膜干燥等，随着此期的进展，相继出现早期尸体现象（尸冷、尸斑、尸僵等）及晚期尸体现象（尸体腐败等）。

（四）人们对死亡的态度

态度是一种心理现象，是人们对周围事物的内在心理体验与外在行为表现的组合，包括人对事物的认识、评价、看法等，态度对人的行为具有指导性及动力性的影响。生与死是人类最关注的问题，人生的意义和价值蕴藏在生死之间。由于年龄、社会文化背景、宗教信仰、医疗卫生领域的态度不同，人们对死亡各有独特的感情及态度。

1. 接受死亡 认为死亡是不可避免的，是赋予生命有意义的连贯性，是人类作为一个整体存在所必要的事情，是每个人所必须完成的一生仅一次的事实，应展示自我完成的生命节奏，有完美终结的完整人。

2. 蔑视死亡 认为死亡是解脱，是新生活的开始，如转世、升入天堂等；这种死亡态度多与宗教信仰有关。

3. 否认死亡 认为人不应该死，特别希望医学的发展能使人永生。

以上三种死亡态度有所不同，而实施死亡教育的目的，则在于使人们具有第一类对待死亡的态度，即接受死亡。每个人对死亡的态度可能会受到多种因素的影响，如童年时对死亡的体验、年龄、社会文化因素、宗教信仰、医疗卫生领域的态度。

 临终教育

死亡教育是实施临终关怀的首要条件，是贯穿临终关怀全过程的重要内容之一。死亡教育兴起于西方发达国家，伴随着20世纪死亡学作为一门专门学科的兴起而起步。死亡教育不仅让人们懂得如何健康生活、活得有价值、活得无痛苦，而且要死得有尊严。针对社区人群，特别是对临终患者及其家属提供死亡教育服务是社区护理工作之一。

（一）临终关怀教育的概念

临终关怀教育是将有关临终关怀与死亡及其生活相关的知识，传递给人们及社会的教学过程。该过程从医学、哲学、心理学、法学等多个方面增强人们的死亡意识，促进人们形成对死亡、濒死的正确认识和态度，帮助人们深入思考死亡的价值和意义，使人们更加珍惜生命，并将这种态度反应在日常行为中，以提高人们生命及人际关系的品质。

（二）临终关怀教育的目的

1. 帮助患者认知死亡、面对死亡和接受死亡 引导人们理解死亡是不可抗拒的自然规律，缓解临终患者的心理和精神上的压力及痛苦，减轻、消除其失落感或自我丧失的恐惧，建立适当的心理适应能力，能自然、平静地接受死亡，树立科学、合理、健康的死亡观。

2. 帮助患者家属缩短悲痛过程，减轻悲痛程度 通过死亡教育，帮助患者家属适应患者病情的变化，接受死亡现实，了解悲伤与沮丧，也可尽快适应亲人去世后的生活，缩短悲伤过程，顺利度过沮丧期，维护身心健康。

3. 提高护士对死亡的认识 社区护士与临终患者密切接触,接受死亡教育既可提高护士对死亡的认识,又可提高对临终患者及其家属实施身心整体护理的能力,理解并根据临终患者及其家属面对死亡不同阶段的身心特点,实施最适宜的临终关怀照料。通过死亡教育,使护士具备对死亡的良好心理承受能力并树立正确的死亡观是开展临终关怀的基础。

（三）临终关怀教育的内容

1. 死亡的本质及意义 认识生命的本质,生命的过程及循环;哲学、宗教对死亡及濒死的观点;死亡在医学、心理、社会及法律上的定义或意义;死亡禁忌。

2. 对死亡及濒死的态度 临终患者及家属对死亡的态度;生命概念的发展;了解及照顾垂死的亲友;濒死过程及心理反应;死别与哀伤;寡妇、鳏夫和孤儿的心理调整。

3. 对死亡及濒死的处理及调整 对家属解释死亡;与病重亲友间的沟通与照顾、"安宁照顾"的理解;器官捐赠与移植;有关死亡事务;遗体处理方式、殡仪馆、丧礼的仪式和选择、丧事费用等;与死亡有关的法律问题,如遗嘱、继承权、健康保险等。

4. 特殊问题的探讨 死亡的伦理与权利;自杀及自毁行为;安乐死、堕胎、意外死亡、他杀死亡等。

第2节 临终关怀

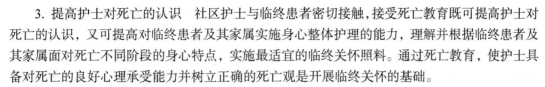
案例12-2

患者,男,76岁。因"发现左上肺肿块5个月,伴腰痛2个月"纳入社区卫生服务中心居家临终关怀服务。患者5个月前因体检发现左上肺中肿块,经外院确诊为左肺上叶中央型肺癌,病理诊断为非小细胞性肺癌,曾行3个周期放疗及2个周期化疗,并显示予以药物止痛,病情一度平稳。2个月前出现腰痛加剧,影响睡眠,胃纳明显减少,体重减轻约15kg。查体:神清、体型消瘦,精神萎靡,被动体位,体温36.5℃,血压130/60 mmHg;贫血貌;全身浅表淋巴结未及肿大;活动后气促明显,双肺呼吸音粗,未及干湿啰音,心率102次/分,律齐,无杂音。舟状腹,全身无压痛及反跳痛,肝区叩痛,移动性浊音阴性。腰椎叩击痛。四肢无力、肌张力正常。双下肢中度水肿。

问题:1. 社区护士小张应给予患者采取哪些居家护理措施?

2. 护士小张在与患者及其家属沟通时可采取哪些沟通技巧?

一 临终关怀概述

社区临终关怀作为一种关怀理念与全人整体服务观念,主要对那些所患活动性、进行性、预后有限且无根治性治疗反应的晚期患者进行积极的、全人整体的关怀照护。由社区护士、全科医生及团队成员提供姑息医疗和临终护理。临终关怀不同于传统医学强调对患者的治疗和抢救,而是通过早期识别、积极评估、控制疼痛和其他痛苦症状来减轻和预防身心痛苦,从而为临终患者及其亲属提供最佳限度的生命质量。社区临终关怀的服务对象包括临终患者及其家属,服务范围包括生理、心理、精神、心灵和社会支持五个方面。

（一）社区临终关怀服务理念

1. 以全面照顾为中心的理念 处于临终阶段的患者最需要的是身体舒适、控制疼痛、缓解症状和精神心理方面的支持，这要求临终关怀必须由以治愈为主的治疗转变为以护理照料为主、对症治疗为辅的全方位照护。

2. 维护患者尊严、尊重患者权利的理念　临终患者有权知道自己的病情发展，并参与治疗的讨论。社区临终关怀护士应以患者为中心，根据社区临终患者的年龄、人生经历和价值观，满足患者不同的临终需求。尽管死亡是生命活动的必然结果，但是临终关怀强调临终患者的个人尊严不应因为生命活动降低而递减，个人的权利也不应因身体衰竭而被剥夺。以患者尊严为中心应始终贯穿于社区临终关怀服务之中。

3. 提高临终生活质量的理念　临终是一种特殊类型的生活。临终关怀的重点不是延长生命，而是丰富生命、满足愿望、不留遗憾，从而实现安然离世的目标。因此，社区临终关怀工作人员必须学习和掌握提高临终患者生活质量的知识和技能，如止痛药物的正确选择与应用、心理疏导的方法与技巧、基础护理技术的熟练运用等。

4. 树立正确的生死观　社区临终关怀工作人员应树立正确的生死观，应该和临终患者共同面对死亡，设身处地地为患者考虑，从患者角度出发做事，使临终患者不再感到孤独、无助、痛苦和恐惧，从而保持一个平静的心理状态，以现实的态度面对死亡，以积极的态度追求最后的生活质量。

（二）社区临终关怀服务特点

1. 社区临终关怀服务是由包括全科医生、社区护士、社工、义工等多学科团队成员组成，每位团队人员都有自己的专长，既是专家，也是全才；应具备良好的职业道德素质、科学文化素质、专业素质和心理素质，其中良好的职业道德是基本条件。

2. 社区临终关怀实践属于姑息医学范畴，是针对临终患者及其家属实施持续性及动态的照料服务。

3. 照护是社区临终关怀服务的核心。

4. 社区临终关怀服务的对象不分年龄、性别、社会地位、民族籍贯、宗教信仰等，一律提供平等的、人道主义的临终关怀服务。

5. 社区临终关怀是对患者的生理、心理、精神和心灵四个层面的照护。

（三）社区临终关怀专业发展

随着疾病谱改变和老龄化社会的到来，社区临终关怀专业将迎来全方位的快速发展。

1. 服务对象扩大化　由以晚期恶性肿瘤终末期为主要对象扩大为包括所有慢性病终末期及高龄衰老的临终患者。

2. 服务场所拓展化　由以医院为主要场所逐步转为以社区卫生服务机构、老年护理院及家庭对临终关怀的主要场所。

3. 服务重点日益完善　以照护关怀为重点的临终关怀服务，完善临终关怀服务质量保障体系，提升服务质量和水平，提高临终患者及其家属的满意度。

4. 人员角色全面化　不断扩大临终关怀服务团队，完善多学科团队成员合作，根据临终关怀发展情况设置临终关怀专科护士、高级临终关怀咨询者、临终关怀管理者等角色。

5. 健全临终关怀教育体系　建设多层次、多元化的临终关怀教育体系及培训网络，在高等医科院校开设临终医学和护理教育课程、临终关怀岗位培训、继续教育项目等将不断得到完善和提高。

6. 深化社区临终关怀实践　以临终关怀学、社会学、伦理学等相关理论为指导，专业性逐步增强，临终关怀实践应用越来越多。

7. 完善临终关怀管理体制 管理科学化、标准化的程度越来越高，临终关怀的法律、法规不断完善，标准化的临终关怀管理体制将逐步取代经验式管理，社区临终关怀管理更具科学化、规范化和标准化。

（四）居家临终关怀

居家临终关怀是社区临终关怀服务的一种形式，也是现阶段我国临终关怀的主要服务形式。居家临终关怀是由社区临终关怀服务团队为居住在自己家里的临终患者及其家属提供的缓和性和支持性照顾，为临终患者在生命的最后一段减轻其心理和生理上的痛苦，维护其尊严，使逝者无憾，生者无愧。

1. 意义 居家临终关怀是实现真正意义上有尊严的死亡，是人口老龄化日益严重、临终关怀服务需求持续增长的需要；可以帮助有效缓解临终关怀机构相对缺乏、医疗配备不足的情况；节省医疗费用，减轻家庭经济负担，符合我国的民俗习惯。

2. 方法与内容 居家临终关怀通过全科团队设置家庭病床的方式进行，医护人员根据患者需求定期上门开展医疗护理服务，通过加强与二级、三级医院肿瘤科的沟通交流，建立居家与机构临终关怀的相互转介制度。服务内容主要是对临终患者进行身心整体的全面照护，不仅最大程度地满足患者生理上的需求，还要对其进行精神和心理方面的照护，通过语言或非语言交流减轻患者的焦虑恐惧感。

（1）疼痛和症状控制：如镇痛、镇静、抗惊厥、止吐、通便、利尿等。

（2）基础护理。

（3）心理、社会及精神支持。

（4）支持和关心家属：尊重患者的自主权，让患者和家属参与症状控制计划的制订。

（5）非药物治疗和哀伤辅导。

（6）发挥中医药优势与特色：如中药内服、经络疗法、食疗药膳等。

3. 服务对象入选标准 以居住在辖区内的晚期肿瘤患者为主，遵守"肿瘤、晚期、疼痛"的六字方针。

（1）必备条件：晚期肿瘤是指原发肿瘤无切除或淋巴转移、血行转移、局部复发患者；肿瘤患者需提供二级及以上医院的明确病理学诊断或明确影响学诊断，对骨转移患者需要有相应的 MRI 或 CT 诊断报告证实；有服务需求、自愿、接受协议患者。

（2）优先条件：KPS 评分 70 以下；预计生存期 3 个月或以下；确定癌症疼痛患者。

4. 服务流程 详见图 12-1。

临终关怀的沟通技巧

临终关怀服务过程中，医护人员和临终患者及其家属、临终患者与其家属及朋友、临终患者及其家属与社会工作者及志愿者等人与人之间信息交流或传递的过程，包括人与人之间面对面或借助媒介的交流过程，称为临终关怀中的人际沟通。信息交流和人际沟通是临终关怀整体服务过程中的一个重要部分，是社区临终关怀服务工作实践中的重要内容。

（一）沟通步骤

沟通既是一种科学的工作方法，也是一门艺术，是临终关怀服务工作中的一个重要环节。临终关怀人际沟通中，医患之间完成一次正式的沟通一般需要以下六个步骤。

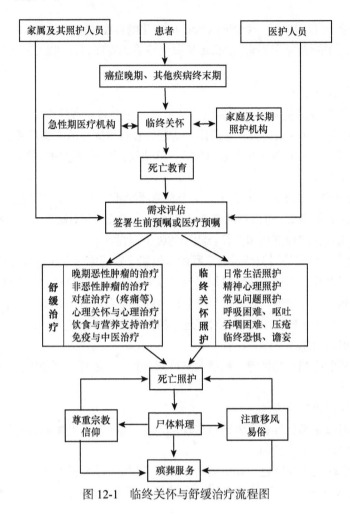

图 12-1　临终关怀与舒缓治疗流程图

1. 事先准备　沟通之前做好准备有助于获得事半功倍的效果。主要内容是了解临终患者的一般情况，如文化背景、宗教信仰、家庭关系等，观察患者的性格特征；掌握患者疾病诊疗情况、患者对疾病的认知，明确需要患者或家属配合的要点；明确医患沟通的目标，选择适当的沟通方式；制定医患沟通的主要内容；对困惑或异议的问题进行预分析。

2. 需求确认　沟通过程中，通过倾听、提问等关键方式，充分理解患者的需求、目的，并有效确认临终患者的真实需求。

3. 阐述观点　临终关怀人际沟通应具有明确的目的性。通过全面清晰地表达使患者及其家属能听得明白，乐于接受。沟通中应使用通俗易懂、简洁清楚的语言将观点阐述清晰，避免专业术语或含糊其辞，切忌遗漏；注意语言艺术和讲话策略。

4. 处理异议　沟通中遇到异议时，医护人员应不急于说服对方，而是从临终患者及其家属的立场思考，通过"同理心""共情""倾听"等方法了解他们的观点和需求、理解他们的情绪反应及心理压力，换位思考、耐心解释。

5. 达成共识　是否完成沟通，取决于是否能达成共识。医护人员应准确评估临终患者对沟通内容的了解和接受程度，评估患者的需求是否得到满足，并进行确认。

6. 共同实施　好的临终关怀服务方案是在医护双方共同努力下进行的。因此，医患达成共识后，理想的状态是医护人员积极引导患者配合、参与临终关怀诊疗过程，促进医患关系向有利于患者积极性的方面转化。

（二）常用的沟通技巧

1. 了解文化背景　了解患者的价值观、情感、态度及文化背景。

2. 尊重和接纳患者　尊重和接纳是良好沟通的开始，用符合患者文化背景的方式表达对其的尊重，尊重患者及其家属的人格，维护他们的权利。除了语言沟通，可以采用身体姿势、恰当的目光、适宜的距离来表达对患者的尊重和接纳。

3. 富有同理心　通过换位思考，将心比心，站在患者的角度考虑，理解临终患者及其家属的感受，使患者及其家属真正感受到医护人员是站在患者利益的角度。

4. 使用开放式谈话　通过开放式谈话，引导患者如何宣泄情绪、表达情感，使医护人员更好地了解患者需求，从而促进双方沟通交流。

5. 积极的倾听态度　倾听是医患沟通时最重要、最基本的一项技巧，是发展良好医患关系的重要步骤之一。

6. 传递温暖的感觉　在临终关怀中，无论是外在环境方面还是医护人员的行为言谈方面，都要传递给患者一种温馨、关爱的感觉。

7. 巧用非语言沟通　合理应用非语言沟通，可以很好地表达医护人员对患者的尊重、关心与支持。例如，沉默会给对方充分的思考及调节时间，使人能够充分宣泄自己的情感；适宜的触摸行为是积极有效的医患、护患沟通方式。反之，临终患者的非语言也蕴含着很多信息，因此在临终关怀工作中医护人员尤其要注意对患者体态、眼神、面部表情的变化，以获得更多更准确的信息。

8. 及时做出反馈　反馈是沟通过程中的重要环节，通过复述、澄清、沉默等反馈方式，帮助患者表达自己的想法、情绪和需求。

链接

临终关怀人际沟通"十不要"

（1）不要使用患者不熟悉的词语或不专业的医学术语。

（2）不要使用概念不清、意思隐晦、模棱两可的词语。

（3）不要为临终患者或其家属的焦虑而与患者说敷衍了事的安慰话。

（4）除非病情需要，不要主动打听患者的隐私。

（5）不要使用耳语、嘀咕。

（6）不要在患者及其家属的面前评价临终关怀团队中的成员。

（7）不要伤害临终患者的自尊心。

（8）不要当着患者的面抗辩。

（9）不要假装在听。

（10）不要因为知道疾病的基本过程，就理所当然地认为已经了解临终患者及其家属的需求。

（三）特殊情况下的沟通技巧

临终患者可能会有多种不同情绪表现，针对患者的不同情况，护士可采用不同的沟通技巧。

1. 求生欲望过强、要求过高的临终患者　该类患者多对周围一切有抱怨情绪，认为患病后并没得到别人足够的重视和同情，也可能认为经过积极治疗后自己的疾病会治愈康复，尤其是长期患病的服务对象。医护人员应：①多与患者沟通，并仔细观察患者的表现，允许抱怨并给予适当回应。②非语言沟通技巧有时也是对患者的关怀。③对部分要求过高或抱怨的患者，医护人员在对患者表示理解的同时，也需要实事求是对患者的不合理要求进行一些限制。

2. 发怒的临终患者　该类患者常表现为烦躁，无意识地迁怒他人，对医护人员及家属恶言相加，提出不合理要求等。医护人员应：①选择在患者情绪相对稳定时进行沟通。②对于迁怒行为表示宽容和理解，提供表达和释放内心情感的适宜环境。③关注患者情况，通过非语言沟通表达对患者的关心、理解和支持。

3. 悲哀的临终患者　该类患者常表现为情绪低落、抑郁的情况。医护人员应：①选择在患者情绪稳定时主动与患者沟通。②鼓励患者及时表达自己的悲哀情绪。③鼓励患者发泄，哭泣有时也是一种有效的、有益的健康反应。④运用倾听、移情、沉默等沟通技巧，如静静陪伴、轻轻触摸，对患者表示理解、支持和关心，尽可能陪伴患者度过悲伤期。⑤鼓励家属参与对患者的沟通。

4. 自杀倾向的临终患者　对有自杀倾向的临终患者，医护人员应：①适当表示体贴与关怀，以亲切和蔼的态度，简短向患者提问。②及时对患者需求做出反应，使患者感到医护人员的关怀。③及时让家属参与患者的沟通，了解真实的原因并给予劝导。

5. 病情严重的临终患者　对病情严重的临终患者，医护人员应：①尽量缩短沟通时间，对意识清晰患者，沟通时间不要超过 10～15 分钟。②对意识障碍的临终患者，可重复一句话，以同样的语调反复与患者沟通，以观察患者的反应。③对昏迷的临终患者，可根据具体情况增加刺激，如触摸患者、与患者交谈，以观察患者是否有反应等。

目标检测

A₁ 型题

1. 濒死体验的心理表现不包括（　　）
   A. 安详和轻松阶段
   B. 意识丧失阶段
   C. 通过"黑洞"阶段
   D. 与亲朋好友欢聚阶段
   E. 高兴中的回顾阶段

2. 下列不属于临床死亡期特点的是（　　）
   A. 心跳、呼吸完全停止
   B. 瞳孔散大
   C. 各种生理反射减弱或消退
   D. 组织细胞仍有微弱而短暂的代谢活动
   E. 此期一般持续 5～6 分钟

3. 实施死亡教育的目的是（　　）
   A. 否认死亡　　　B. 蔑视死亡
   C. 接受死亡　　　D. 盼望死亡
   E. 无视死亡

A₂ 型题

4. 患者，男，肝癌晚期，经治疗后无好转，近日来病情恶化，家属发现患者情绪低落，有悲观厌世情绪，护士在与患者沟通时应避免（　　）
   A. 患者情绪稳定时主动与患者沟通
   B. 等待患者主动进行沟通
   C. 鼓励患者表达自己的悲哀情绪
   D. 鼓励患者发泄
   E. 鼓励家属参与对患者的沟通

5. 实习护士小王准备与临终患者周某进行一次沟通，内容不包括（　　）
   A. 了解患者的一般情况
   B. 掌握患者对疾病的认知
   C. 明确沟通的目标
   D. 制定医患沟通的主要内容
   E. 忽略有困惑或异议的问题

（宋莉娟）

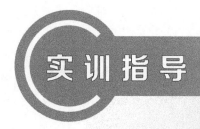

实训指导

实训1 流行病学与统计学实训

通过本次实训使学生增强对流行病学与卫生统计学理论知识的掌握，提高在社区护理工作中应用流行病学和卫生统计学的能力。

某地共有6所初级中学，其中红星中学共有960名初中学生，年龄为12~16岁。为了解2016年当地青少年青春期发育状况，当地政府相关部门拟开展一次抽样调查，重点调查该地青少年的身高、体重、营养状况、男孩首次遗精时间、女孩初潮时间等发育指标，红星中学被抽中为调查单位，你若是这次抽样调查的设计者，该如何为该校设计科学的调查方案。

讨论：1. 流行病学研究方法有哪些？

2. 现况调查方法有哪些？

3. 如果在红星中学开展抽样调查，如何抽样？

4. 抽样调查的设计与实施包含哪些内容？

【实训目的】

1. 了解计量资料和计数资料统计学指标。

2. 熟悉现况研究的方法及应用。

3. 掌握算数平均数、几何均数和中位数的使用范围及计算方法。

【实训准备】

1. 调查表。

2. 计算器。

【实训内容】

1. 设计本次抽样调查方案。

2. 若本次调查中抽中的初二（3）班共调查了16名男生，测量的身高（cm）分别为162、168、165、175、182、163、169、170、176、159、171、166、168、170、167、169，请选择合适的平均数指标并计算出这个班被调查学生的平均身高。

【实训评价】

1. 能正确运用所学知识，完成实践任务。

2. 对知识点融会贯通，能举一反三。

3. 能发挥团队合作的力量，集思广益，正确设计出抽样调查方案并完成统计指标的正确选择与计算。

【注意事项】

1. 实训前复习流行病学与卫生统计学部分相关知识。

2. 准备好实践用具，如计算器、纸张等。

3. 准备必要的参考资料，如现况调查项目的设计、实施资料。

4. 培养团队合作精神，创新思维。

【实训作业】

1. 完成调查方案设计。

2. 完成统计指标的选择与计算。

实训 2　社区健康教育

通过实践帮助学生更深入熟悉社区健康教育的重要性和关键步骤，掌握社区健康教育资料收集方法、注意事项等。

某社区有糖尿病患者 210 位，经调查发现有 42 位患者未能正确控制血糖，社区护士为提高血糖控制不良者的自我管理能力，决定开展健康教育，该如何进行？

【实训目的】

1. 通过制定社区健康教育计划，熟悉社区健康教育程序，掌握社区健康教育的评估、诊断、制订计划的方法。

2. 根据案例，对有相同健康问题的人群采取办班的方法，学会不同的方式对社区群体进行健康教育。

【实训内容】

1. 收集社区居民健康教育需求的主观和客观资料。

2. 制定社区健康教育计划。

3. 查阅资料，根据社区居民的健康问题，制定相应的健康教育内容。

4. 实施健康教育办班的步骤和方法。

5. 应用与办班主题相关的知识进行健康教育和保健指导。

【实训方法】

1. 分析教师选择的社区案例和教师准备的相关资料。

根据案例资料进行社区健康教育评估，从社区居民群体健康状况和社区环境等方面入手，整理和分析社区居民的一般状况、健康状况、生活方式、学习能力、健康知识掌握情况，社区环境、医疗卫生服务资源及教育者等资料。

2. 进行社区健康教育诊断，根据所收集的资料，确定需优先解决的健康教育问题。

3. 制定一项社区健康教育计划，确定健康教育的长期、短期目标，实施健康教育的时间、地点、方法和内容，具体活动日程。

4. 每 5 人为一小组，讨论并发表健康教育计划。接受同学和老师的提问。

5. 进行模拟办班，随机抽取 1 组（各 5 人）为办班主持人和教育者，3 组（15 人）为教育对象，以此类推，模拟办班。

6. 总结并完成实验报告。

【注意事项】

1. 充分评估学习要求、学习者、教育者、教育环境的情况，对学习者的知识、技能、态度情况做出诊断。

2. 正确选择合适的健康教育目标、内容、时间、方法、地点及评价的指标。

3. 实施过程中注意及时评估学习者的情况，并及时做出有效调整。

4. 及时做好评价工作，并给予反馈，注重调动学习者的积极性。

实训 3 社区居民健康档案的建立训练

通过分组，情景模拟建立个人、家庭、社区健康档案。

分组，每 4 人一组，2 人为调查人员，2 人为被调查人员，完成调查后角色互换。为小组同学的家庭及家庭的老年人建立一份家庭与个人的健康档案。

讨论：家庭、个人、社区的健康档案的建立分别应该选择什么问卷？在填写问卷过程中，要注意哪些问题？

【实训目的】

1. 了解建立社区健康档案的目的和意义。

2. 熟悉个人、家庭与社区健康档案的内容与管理。

3. 掌握社区健康档案的建立方法。

【实训准备】

1. 用物准备：个人、家庭社区健康档案建立的表格。

2. 操作者准备：着装准备、熟悉建档表格内容。

3. 患者准备：进行标准化患者培训。

【操作流程及护理配合】

建档评估： 入户前准备、家庭档案的收集、个人档案的收集

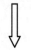

数据处理： 入资料的整理，录入电脑，分析，理出问题户前准备

档案的管理：档案的保管、使用，数据的更新；针对存在的问题提出应对策略

【实训评价】

1. 调查前准备充分，着装整齐，符合社区卫生服务工作者的基本要求。

2. 携带调查工具、用物齐全、无遗漏。

3. 操作熟练、询问方式易被人接受，语言表达准确得体。

4. 收集资料齐全、准确、无遗漏。

5. 建立一份居民健康档案,填写的资料信息正确、完整。

【注意事项】

1. 分组后应进行不同角色的训练,并提出要求,保证整个实训接近真实。

2. 所用的各种表格资料由学生自己取用,不得事先为其装订成册。

3. 开展小组调查、获取居民健康信息时要求有详细记录。

4. 收集资料要及时、准确。

5. 收集资料过程中要求学生注意人际沟通技巧的应用。

【实训作业】

撰写本次实验报告,同时以组为单位,每组完成一份"城市社区居民健康档案知识问答"的宣传手抄报。

实训4 新生儿家庭访视实践-新生儿体重测量及健康检查

【实训目的】

1. 了解新生儿家庭访视中体重测量及相关健康检查的方法。

2. 熟悉新生儿家庭访视的过程。

3. 掌握正确测量新生儿营养状态和生长发育情况的方法,能正确观察和发现生长发育过程中的异常或疾病,能有技巧地与新生儿家长沟通和交流。

【实训方法与内容】

1. 实践方法

(1)学生分组:4~5人为一组,2人分别扮演产妇及其家属,2人扮演家庭访视的社区护士。

(2)按上述步骤,模拟新生儿家庭初次访视。

(3)以小组为单位,讨论、分析和总结新生儿家庭访视过程中存在的不足。

(4)召开班级实习讨论会,请各实习小组发表实习体验,交流经验。

(5)教师进行总结与评价。

2. 实践步骤　模拟新生儿家庭初次访视,按以下步骤进行模拟训练。

(1)用物准备:体重秤、浴巾、托板、托板软垫、托布兜、清洁白大衣。

(2)室温:保持在20~25℃,关好门窗,避免新生儿着凉。

(3)时间安排:测量体重时须避开新生儿睡眠、哭闹和哺乳后30分钟内。

(4)测量者准备:换上清洁白大衣,洗手、暖手。

(5)准备体重秤:将体重秤归零,托板放入新生儿托布兜内,再把托板软垫放在托板上。

(6)新生儿准备:将浴巾展开放于床上,将新生儿轻轻放在浴巾中央。脱去新生儿的衣物及尿布,观察衣物的质地、薄厚是否适宜;观察新生儿皮肤色泽、脐带、臀部、肢体活动等是否有异常情况。

(7)安放位置:用浴巾包裹新生儿后,将其放于托布兜内的托板软垫的中央。

(8)测量体重:测量者双腿分开与肩同宽,保持平稳。一手持稳体重秤提起新生儿托布兜,另一手保护新生儿。家长在新生儿托布兜下方双手呈托式,构成第二次保护,以防新生儿坠落造成意外伤害。

(9)读数:测量者的眼睛与体重秤的指针在同一水平线上、正视读取数值。

(10)测量后,把新生儿托布兜轻放于床上,将新生儿抱出,帮助家长为其穿好衣物。

（11）计算体重：测量浴巾重量，计算新生儿净体重时把浴巾重量扣除。

（12）评价新生儿体重增减的情况，并将检查结果如实地转告家长。

【注意事项】

1. 合理安排访视时间，切忌过长或过短。

2. 注意访视时携带物品的整理。

3. 事前应做好新生儿测量的训练。

【实训评价】

1. 整理物品是否规范。

2. 访视时间是否安排合理。

3. 测量操作是否做到轻柔、准确。

4. 测量值计算是否准确。

5. 沟通能力情况。

附：新生儿家庭访视记录表

姓名：					编号：			
性别	0 未知的性别　1 男　2 女 □ 9 未说明的性别			出生日期	□□□□ □□ □□			
身份证号				家庭住址				
父亲	姓名		职业	联系电话			出生日期	
母亲	姓名		职业	联系电话			出生日期	
出生孕周＿＿＿周		母亲妊娠期患病疾病情况　1 糖尿病　2 妊娠期高血压　3 其他＿＿＿						□
助产机构名称		出生情况 1 顺产 2 头吸 3 产钳 4 剖宫 5 双多胎 6 臀位 7 其他						□/□
新生儿窒息　1 无　2 有（轻　中　重）								□
是否有畸形　1 无　2 有								□
新生儿听力筛查　1 通过　2 未通过　3 未筛查								□
新生儿出生体重　　　kg			出生身长　　　cm		喂养方式 1 纯母乳 2 混合 3 人			□
体温　　　℃				呼吸频率　　　次/分钟				
脉率　　　次/分钟				面色 1 红润　2 黄染　3 其他				□/□
前囟　　　cm×　　　cm　1 正常　2 膨隆　3 凹陷　4 其他								□
眼	1 未见异常　2 异常		□	四肢活动度　1 未见异常　2 异常				□
耳	1 未见异常　2 异常		□	颈部包块　　1 无　　　2 有				□
鼻	1 未见异常　2 异常		□	皮肤　1 未见异常　2 湿疹　3 糜烂　4 其他				□/□
口腔	1 未见异常　2 异常		□	肛门　1 未见异常　2 异常				□
心肺	1 未见异常　2 异常		□	外生殖器　1 未见异常　　2 异常				□
腹部	1 未见异常　2 异常		□	脊柱　　　1 未见异常　　2 异常				□
脐带　1 未脱　　2 脱落　3 脐部有渗出　4 其他								□
转诊　1 无　　2 有								□
指导 1 喂养指导　2 母乳喂养　3 护理指导　4 疾病预防指导								□/□/□/□
本次访视日期　　　年　　月　　日				下次随访地点				
下次随访日期　　　年　　月　　日				随访医生签名				

新生儿家庭访视表填表说明

1. 姓名：填写新生儿的姓名。如没有取名则填写母亲姓名＋之男或之女。

2. 出生日期：按照年（4位）、月（2位）、日（2位）顺序填写，如19490101。

3. 身份证号：填写新生儿身份证号，若无，可暂时空缺，待户口登记后再补填。

4. 父亲、母亲情况：分别填写新生儿父母的姓名、职业、联系电话、出生日期。

5. 出生孕周：指新生儿出生时母亲怀孕周数。

6. 新生儿听力筛查：询问是否做过新生儿听力筛查，若做过，询问是否通过；若未做，建议家长带新生儿到有资质的医疗卫生机构做新生儿听力筛查，并及时随访和记录筛查结果。

7. 查体

眼：当外观无异常，婴儿有目光接触，眼球能随移动的物体移动，结膜无充血、溢泪、溢脓时，判断为未见异常，否则为异常。

耳：当外耳无畸形、外耳道无异常分泌物，婴儿能对摇铃声（或击掌声）做出反应时，判断为未见异常，否则为异常。

鼻：当外观正常且双鼻孔通气良好时，判断为未见异常，否则为异常。

口腔：当无唇腭裂、高腭弓，无口炎或鹅口疮时，判断为未见异常，否则为异常。

心肺：当未闻及心脏杂音，心率和肺部呼吸音无异常时，判断为未见异常，否则为异常。

腹部：肝脾触诊无异常时，判断为未见异常，否则为异常。

四肢活动度：上下肢活动良好且对称，判断为未见异常，否则为异常。

皮肤：当无色素异常，无黄疸、发绀、苍白、皮疹、包块、硬肿、红肿等，腋下、颈部、腹股沟部、臀部等皮肤皱褶处无潮红或糜烂时，判断为未见异常，否则为其他相应异常。

肛门：当肛门完整无畸形时，判断为未见异常，否则为异常。

外生殖器：当男孩无阴囊水肿、隐睾，女孩无阴唇粘连，外阴颜色正常时，判断为未见异常，否则为异常。

8. 指导：做了哪些指导请在对应的选项上划"√"，可以多选，未列出的其他指导请具体填写。

9. 下次随访日期：根据儿童情况确定下次随访的日期，并告知家长。

实训5　社区慢性病保健与护理实践

【实训目的】

1. 掌握社区高血压、冠心病、糖尿病、脑卒中、恶性肿瘤患者的保健与护理措施。

2. 熟悉慢性病的危险因素。

3. 了解慢性病的概念、特点、分类。

【实训方法与内容】

1. 实践方法　实地参观、家庭访视、讲授法、交谈法、讨论法。

2. 实践内容准备

（1）联系实践基地（社区卫生服务中心或社区卫生服务站）。

（2）资料准备，社区人群、地理环境和社会系统的相关资料。

3. 实践步骤

（1）带教教师指导学生分组，并向学生提供社区人群、地理环境和社会系统的相关资料。

（2）参观社区卫生服务站，该站负责人介绍社区慢性病管理的基本情况。

（3）在带教老师的指导下，学生以小组为单位对社区常见的慢性病患者进行家庭访视，访视时间为1小时左右。

（4）学生书写实践报告（重点是家庭访视情况、护理计划的制订）。

（5）教师总结。

【实训评价】

1. 常见的社区慢性病有哪些？

2. 社区高血压、冠心病、糖尿病、脑卒中、恶性肿瘤患者的保健与护理措施有哪些？

3. 社区慢性病患者护理计划制定的注意事项。

实训6 社区康复护理

同学们利用角色扮演的方法，依据护理程序，针对社区各类康复人群（残疾人、智障患者、精神障碍患者）分小组开展康复护理活动。

1. 患者，男，35岁，个体商贩，半年前因车祸失去右下肢，现在家中康复。患者由于肢体残疾和失业，心情不佳，情绪低落，经常向家人大吼大叫，家人向社区卫生服务中心求助。

2. 患者，女，78岁，退休工人，阿尔茨海默病病史2年，近期记忆力严重减退，出门后经常忘记家的位置，个人日常活动能力下降，个人卫生方面有时需要家人帮助。患者的女儿和女婿平时工作忙，不能长时间在家陪伴母亲，家人向社区卫生服务中心求助。

3. 患者，男，25岁，精神分裂症病史7年，稳定期3个月，患者父母由于担心长期服药会产生不良反应，遂自行将女儿药物减量。近几天家人发现患者夜间入睡困难，反复诉说有人在背后议论她不好，拒绝服药，家人向社区卫生服务中心求助。

讨论：作为社区卫生服务人员，我们可以为在社区中各种康复患者提供哪些服务，如何实施？

【实训目的】

1. 了解　社区护理进行社区康复护理的对象及意义。

2. 熟悉　社区常见伤残、智力低下及精神障碍患者的临床表现。

3. 掌握　能争取运用社区常见的康复护理技术对社区常见伤残、智力低下及精神障碍患者进行护理。

【实训准备】

1. 用物准备　三向扶梯、下肢康复训练椅、轮椅、白大衣、帽子、口罩、手套等。

2. 操作者及患者准备　8～10人为一小组，其中1人扮演患者，2～3人扮演患者家属，其余同学扮演社区服务人员。

【实训方法与内容】

（1）在社区实验室进行社区康复护理前的准备，每组从上面3个病例中自由选择一名患者作为服务对象。

（2）在社区护理的实验室，分小组进行练习。

（3）依据护理程序的步骤合理运用社区常见的康复护理技术进行模拟康复护理实训。

（4）对康复结果以小组为单位讨论。

（5）全班集合，各小组发表其实训体验。

（6）教师总结。

社区康复护理的具体步骤：

社区康复护理评估→ 社区康复护理诊断→社区康复护理计划→社区康复护理实施→社区康复护理评价

【实训评价】

教师依据社区康复护理的具体步骤和各类疾病的康复护理技术要点，制定评分标准，根据评分标准对各组同学表现进行评价。

【注意事项】

在角色扮演中尽可能地贴近实际，语言通俗易懂，便于患者理解和掌握。

【实训作业】

完成实训报告。

参考文献

陈长香，2015. 社区护理学. 北京：北京大学医学出版社.

陈峥，2010. 老年人综合征管理指南. 北京：中国协和医科大学出版社.

冯洪，谢家兴，李淑会，2014. 品管圈在脑卒中康复护理健康教育中的应用. 中国康复理论与实践，8（20）：794-797.

巩玉秀，郑修霞，姚岚，2008. 社区护理学. 北京：人民卫生出版社.

江载芳，申昆玲，沈颖，2015. 诸福棠实用儿科学（上、下册）. 第 8 版. 北京：人民军医出版社.

姜月平，2006. 国外访视护理现状与发展. 现代护理学报，8.

乐杰，2011. 妇产科学. 第 1 版. 北京：人民卫生出版社.

李春玉，2012. 社区护理学. 第 3 版. 北京：人民卫生出版社.

马超，郝利新，马静，等，2011. 中国 2010 年麻疹流行病学特征与消除麻疹进展.中国疫苗和免疫，17（3）：242-248.

徐国辉，2013. 社区护理. 北京：科学出版社.

杨思源，陈树宝. 乐杰，2012. 小儿心脏病学.第 4 版.北京：人民卫生出版社：93-106.

赵秋利，2007. 社区护理学. 北京：人民卫生出版社.

郑景山，刘大卫，2011. 吸附无细胞百白破、灭活脊髓灰质炎和 b 型流感嗜血杆菌（结合）联合疫苗应用技术指南. 中华流行病学杂志，32（3）：311-315.

中华医学会儿科学分会消化学组，2012. 中国儿童功能性消化不良诊断和治疗共识.中华儿科杂志，50：423-424.

Carpenito-Moyet L J，2008. 护理诊断手册. 第 11 版. 景曜，译. 北京：世界图书出版公司.

《社区护理》教学基本要求

一 教学内容和要求

教学内容	教学要求			教学活动参考
	了解	熟悉	掌握	
一、社区护理概述				
（一）社区				
1. 社区的概念	√			
2. 社区的构成要素	√			
3. 社区的分类	√			
4. 社区的功能		√		
（二）社区卫生服务				
1. 社区卫生服务的概念		√		
2. 社区卫生服务的特点			√	
3. 社区卫生服务的工作内容			√	
4. 发展社区卫生服务的必要性	√			理论讲授 多媒体
5. 社区卫生服务组织模式	√			
（三）社区护理				
1. 社区护理的概念		√		
2. 社区护理的特点			√	
3. 社区护理的工作内容与方法			√	
4. 社区护理发展的现状	√			
（四）社区护士				
1. 社区护士的角色		√		
2. 社区护士的职责			√	
3. 社区护士的能力			√	

教学内容	教学要求			教学活动参考
	了解	熟悉	掌握	
二、流行病学与医学统计学在社区护理中的应用				
（一）流行病学概述				
1. 流行病学的概念	√			
2. 流行病学研究的内容	√			
3. 流行病学研究的方法		√		
（二）流行病学在社区护理中的应用				理论讲授 多媒体 实训
1. 进行社区护理诊断	√			
2. 发现高危人群	√			
3. 评价护理干预措施		√		
（三）社区护理常用的卫生统计学知识				
1. 计量资料的统计指标			√	
2. 计数资料的统计指标			√	
三、社区健康教育和健康促进				
（一）健康与健康相关行为				
1. 健康	√			
2. 健康行为与健康相关行为	√			
3. 健康相关行为改变的理论		√		
4. 健康相关行为的干预		√		
（二）社区健康教育概述				
1. 社区健康教育基本概念			√	理论讲授 多媒体 实训
2. 开展社区健康教育的意义	√			
3. 社区健康教育内容		√		
4. 社区健康教育基本原则		√		
5. 社区健康教育形式		√		
6. 社区健康教育方法			√	
（三）健康促进				
1. 健康促进概述	√			
2. 健康促进理论与模式	√			
四、社区健康档案的建立与管理				
（一）社区健康档案的概述				
1. 社区健康档案的概念		√		理论讲授 多媒体
2. 建立社区健康档案的目的和意义	√			
3. 建立社区健康档案的原则及方法			√	

续表

教学内容	教学要求			教学活动参考
	了解	熟悉	掌握	
4. 建立社区健康档案的注意事项		√		
（二）居民健康档案的建立				
1. 健康档案的基本内容		√		
2. 社区健康档案的建立			√	
3. 社区健康档案的管理			√	
五、以家庭为对象的社区护理				
（一）家庭概述				
1. 家庭与家庭类型	√			
2. 家庭的结构与功能		√		
3. 家庭生活周期与护理要点			√	
4. 家庭对个体健康的影响		√		
5. 健康家庭的特征		√		
6. 家系图的制作原则及其作用			√	
（二）家庭访视				理论讲授 多媒体
1. 家庭访视的概念与目的	√			
2. 家庭访视的种类与对象		√		
3. 家庭访视的内容与程序			√	
4. 家庭访视的安全管理			√	
（三）家庭护理				
1. 家庭护理的概念		√		
2. 家庭护理的目的与原则	√			
3. 家庭护理中社区护士的职责			√	
4. 家庭护理程序			√	
六、社区环境与健康				
（一）环境				
1. 环境概述	√			
2. 生态系统与生态平衡		√		
3. 环境与人群健康的关系	√			理论讲授 多媒体
（二）环境污染				
1. 环境污染的概念		√		
2. 环境污染对健康的危害		√		
（三）社区生活环境与健康				
1. 空气与健康		√		

教学内容	教学要求			教学活动参考
	了解	熟悉	掌握	
2. 生活饮用水与健康		√		
3. 土壤与健康		√		
4. 居住与健康		√		
七、传染病的社区护理				
（一）传染病概述				
1. 传染病的概念	√			
2. 传染病的分类		√		
3. 传染病的预防原则		√		
（二）常见传染病的社区护理				
1. 社区传染病的居家护理	√			
2. 社区传染病的访视		√		
3. 社区常见传染病的社区管理			√	理论讲授 多媒体
（1）结核			√	
（2）乙型肝炎			√	
（3）艾滋病			√	
4. 社区传染病的消毒与隔离				
（1）消毒隔离概念		√		
（2）常用消毒方法和隔离技术		√		
（3）社区和家庭常见传染病的消毒技术			√	
（4）社区常见传染病的消毒		√		
八、社区灾害与紧急救护				
（一）社区灾害与护理管理				
1. 灾害概述	√			
2. 社区灾害的救治及管理		√		
3. 社区护士在灾害预防工作中的职责			√	
（二）社区常见急性病症的护理与预防				
1. 高热		√		理论讲授 多媒体
2. 出血			√	
3. 昏迷			√	
4. 休克		√		
（三）社区常见急性意外损伤的护理与预防				
1. 骨折			√	
2. 烧伤		√		

教学内容	教学要求			教学活动参考
	了解	熟悉	掌握	
3. 一氧化碳中毒			√	
4. 毒虫蜇伤			√	
九、社区重点人群的保健与护理				
（一）社区儿童保健与护理				
1. 儿童生长发育	√			
2. 儿童各年龄段的分期及行为特点与保健		√		
3. 儿童免疫规划		√		
4. 儿童常见疾病及护理			√	
（二）社区青少年健康保健与护理				
1. 青少年生长发育特点	√			
2. 青少年保健			√	
3. 学校健康保健		√		
（三）社区妇女健康保健与护理				理论讲授 多媒体
1. 妇女一生各阶段的年龄分期及生理特点	√			
2. 妇女各期的保健与护理要点		√		
（四）社区中年人健康保健与护理				
1. 中年人的特点	√			
2. 中年人常见的问题与需求		√		
3. 中年人的保健与护理措施			√	
（五）社区老年人的健康保健与护理				
1. 老年人的特点	√			
2. 社区老年人常见的身心健康问题及需求		√		
3. 老年人的健康保健与护理			√	
十、社区慢性非传染性疾病的保健与护理				
（一）慢性非传染性疾病概述				
1. 慢性病的概念与特点		√		
2. 慢性病的分类	√			
3. 慢性病的危险因素		√		理论讲授 多媒体
4. 慢性病对社区人群健康的影响			√	
（二）常见慢性非传染性疾病的保健与护理				
1. 高血压			√	
2. 糖尿病			√	
3. 冠状动脉粥样硬化性心脏病		√		

教学内容	教学要求			教学活动参考
	了解	熟悉	掌握	
4. 脑卒中		√		
5. 肿瘤		√		
十一、社区康复护理				
（一）概述				
1. 社区康复护理的基本概念	√			
2. 社区康复护理的对象与特点			√	
3. 社区康复护理的内容和实施原则	√			理论讲授
4. 社区康复护理的基本方法		√		多媒体
（二）社区康复护理				
1. 社区残疾人与疾病后遗症的康复			√	
2. 社区智力低下者的康复护理		√		
3. 精神障碍患者的社区康复护理		√		
十二、社区临终关怀				
（一）死亡教育				
1. 死亡概述	√			
2. 临终教育		√		理论讲授
（二）临终关怀				多媒体
1. 临终关怀概述		√		
2. 临终关怀的沟通技巧			√	

二 学时分配建议（54 学时）

教学内容	学时数		
	理论	实践	小计
一、社区护理概述	2		2
二、流行病学与卫生统计学在社区护理中的应用	4	2	6
三、社区健康教育和健康促进	2	2	4
四、社区健康档案的建立与管理	2	2	4
五、以家庭为对象的社区护理	4	2	6
六、社区环境与健康	4		4
七、传染病的社区护理	4		4
八、社区灾害与紧急救护	4		4
九、社区重点人群的保健与护理	8		8
十、社区慢性非传染性疾病的保健与护理	4	2	6
十一、社区康复护理	2	2	4
十二、社区临终关怀	2		2
机动			
合计	42	12	54

目标检测选择题参考答案

第一章

1. D 2. A 3. B 4. E 5. C

第二章

1. C 2. E 3. B 4. E 5. D 6. D 7. A 8. E 9. D 10. A 11. B 12. A 13. E

第三章

1. B 2. D 3. D 4. E 5. C 6. C 7. B 8. D 9. E 10. E 11. C 12. C

第四章

1. E 2. C 3. E

第五章

1. A 2. E 3. C 4. B 5. C 6. D 7. B 8. A 9. E 10. D 11. D

第六章

1. C 2. D 3. E 4. B 5. E 6. C 7. A 8. B 9. C 10. B 11. C 12. C

第七章

1. C 2. D 3. C 4. D 5. E 6. D 7. D 8. D 9. B 10. A 11. E 12. B 13. A 14. B 15. E
16. B 17. E

第八章

1. D 2. D 3. B 4. D

第九章

1. C 2. C 3. D 4. A 5. C 6. E 7. D 8. E 9. E 10. C 11. A 12. B 13. D 14. D
15. A 16. D 17. B 18. A 19. C 20. C 21. D 22. A 23. C 24. B 25. A 26. D 27. D
28. E 29. D 30. E

第十章

1. E 2. C 3. E 4. A 5. C 6. A

第十一章

1. B 2. A 3. B 4. A 5. D 6. C 7. D 8. B 9. B 10. A

第十二章

1. B 2. C 3. C 4. B 5. E